# LOS PILARES
# DE LA NUTRICIÓN

# LOS PILARES DE LA NUTRICIÓN

Carla Nieto Martínez

LIBSA

© 2023, Editorial LIBSA
C/ Puerto de Navacerrada, 88
28935 Móstoles (Madrid)
Tel.: (34) 91 657 25 80
e-mail: libsa@libsa.es

www.libsa.es
Textos: Carla Nieto Martínez
Maquetación: Roberto Menéndez González
Diseminando Diseño Editorial
ISBN: 978-84-662-4247-9

DL: M 12949-2023

# CONTENIDO

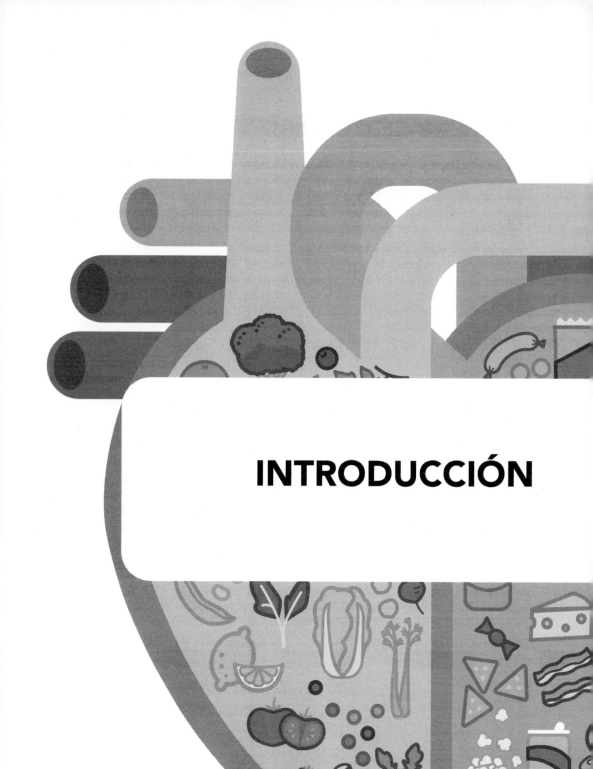

# INTRODUCCIÓN

# LOS PILARES DE LA NUTRICIÓN

Nadie duda de que el ámbito de la nutrición —todo lo relacionado con alimentos, ingestas, aportes recomendados, patrones dietéticos, déficits nutricionales, sostenibilidad y seguridad alimentaria— es uno de los que suscita mayor interés en la actualidad, tanto entre la población como entre los investigadores y profesionales de la salud y del bienestar.

En el siglo XX, avances tan importantes como el descubrimiento de las vitaminas supuso que la nutrición fuera adquiriendo progresivamente un papel protagonista en el ámbito de la salud. Sin embargo, el estrecho vínculo entre el tipo de alimentación y el estado de salud existe desde los albores de la humanidad, o al menos desde el siglo V a. C. cuando Hipócrates, considerado el padre de la medicina, hizo la celebérrima recomendación de «que tu medicina sea tu alimento y el alimento, tu medicina».

El término nutrición es muy amplio y engloba a su vez un buen número de conceptos asociados que, para comprenderlos, es preciso recurrir a la bioquímica, la fisiología o la biología molecular. Hay que destacar, además, el exceso de información nutricional que existe hoy en día, resultado de la intensa producción de evidencia científica y de la divulgación que se hace de estos hallazgos y, en ocasiones, de otras cuestiones que poco o nada tienen que ver con las pautas avaladas por los principales organismos e instituciones nacionales e internacionales.

Por otro lado, hay que señalar que el tipo de alimentación y el estilo de vida de nuestra sociedad actual son muy distintos a los de las generaciones precedentes, lo que obliga a replantearse aquello que tradicionalmente se entendía por «alimentación saludable» o «nutrición equilibrada». Así lo señala la Organización Mundial de la Salud (OMS) en su informe sobre «Alimentación sana»: «El aumento de la producción de alimentos procesados, la rápida urbanización y el cambio de estilos de vida han dado lugar a una transformación de los hábitos alimentarios. Actualmente, la población consume más alimentos hipercalóricos, grasas, azúcares libres y sal/sodio. Por otra parte, muchas personas no consumen suficiente fruta, verdura y fibra dietética».

Con el objetivo de poner un poco de «orden» a tal cantidad de información, en este libro abordaremos los principales conceptos, estrategias y tendencias relacionadas con la nutrición; hablaremos de las evidencias científicas más recientes sobre los beneficios de los nutrientes y alimentos, así como de las recomendaciones de los organismos y autoridades competentes a nivel mundial (OMS, FAO, USDA) con respecto a cuestiones tan importantes como el etiquetado o la manipulación de los alimentos. Todos estos contenidos están estructurados en siete apartados, cada uno de los cuales podemos considerarlo como un «pilar» de la nutrición en el contexto actual.

El primero de estos pilares es el conocimiento, comprensión y manejo de los conceptos nutricionales básicos, ya que el punto de partida para asegurarse una nutrición adecuada, equilibrada y saludable es saber cuál es la composición de los alimentos. Para ello profundizaremos en la diferencia que existe entre nutrición y alimentación, y explicaremos los principales elementos y factores que determinan la calidad del estilo nutricional: requerimientos, Ingesta Recomendada de Nutrientes (IR), energía y pirámide alimentaria.

En los tres bloques siguientes analizaremos los tipos de nutrientes (sustancias químicas contenidas en los alimentos, fundamentales para el correcto funcionamiento del organismo) que constituyen el eje para una alimentación adecuada: los macronutrientes (proteínas, hidratos de carbono y grasas), los micronutrientes (vitaminas y minerales) y otros nutrientes con particularidades específicas, como la fibra y el agua.

Otro pilar de la nutrición consiste en saber identificar todos los grupos y tipos de alimentos a través de un análisis de sus características, del consumo recomendado y de los beneficios probados, entre otros aspectos.

El creciente interés por la nutrición ha ido en consonancia con el desarrollo de nuevas disciplinas, relacionadas con el área de las ciencias de la salud y el importante avance de la tecnología alimentaria, lo que ha generado perspectivas novedosas en este ámbito y nuevas necesidades en cuanto a la legislación, regulación y seguridad alimentarias.

Hablaremos también de las pautas para la adquisición e identificación de los alimentos y su correcta conservación y almacenamiento, así como del etiquetado nutricional y la importancia de interpretarlo correctamente, una cuestión a la que los especialistas otorgan cada vez mayor relevancia.

Por último, analizaremos la manipulación y preparación de los alimentos (técnicas de cocción, refrigerado, congelación…) desde el punto de vista de la higiene y la seguridad alimentaria.

Para llevar una vida saludable es preciso alimentarse bien y, para ello, es necesario conocer los nutrientes, que son los responsables de otorgar energía al cuerpo, de alimentar nuestros órganos internos, renovar el organismo y hacer que el metabolismo funcione correctamente. Por eso es imprescindible «alimentarse bien». Porque como dijo el escritor y filósofo francés François de La Rochefoucauld: «Comer es una necesidad, pero alimentarse de forma inteligente es un arte».

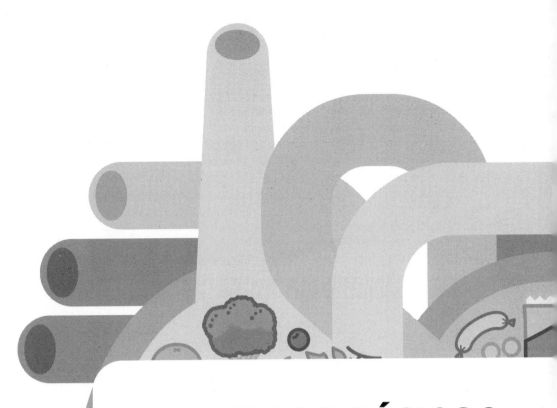

# CONCEPTOS BÁSICOS PARA ENTENDER LA NUTRICIÓN

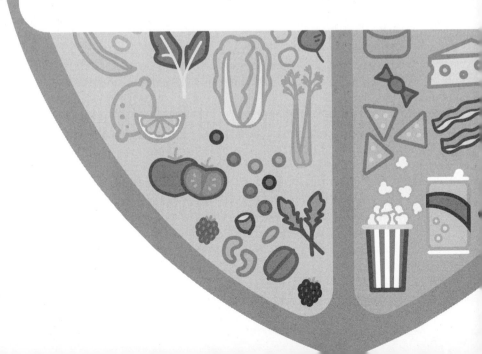

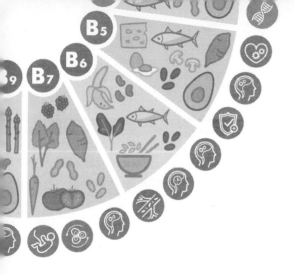

# NUTRICIÓN Y ALIMENTACIÓN

E s preciso hacer una distinción entre nutrición y alimentación porque, pese a que son conceptos que están estrechamente relacionados y que suelen confundirse, no son lo mismo.

La nutrición es el proceso biológico a través del cual nuestros órganos internos asimilan los alimentos para el buen funcionamiento de nuestro organismo. O dicho de otro modo: el proceso por el cual el organismo ingiere, digiere, absorbe, transporta, utiliza y excreta las sustancias alimenticias, lo que permite el crecimiento, el mantenimiento y la reparación de nuestras funciones vitales.

Sin embargo, la alimentación es el proceso que consiste en el acto de ingerir los alimentos, es decir, es el acto o proceso mediante el cual los seres vivos consumen diversos tipos de alimentos con el fin de adquirir los nutrientes necesarios para su organismo y poder vivir. El tipo de alimentación variará según la elección de los alimentos, los gustos, hábitos y necesidades personales. La alimentación depende de factores sociales, económicos, psicológicos y geográficos.

Otro concepto que está estrechamente relacionado con los dos anteriores es la dieta, es decir, el conjunto, cantidad y mezcla de alimentos que se consumen habitualmente. La dietética es la disciplina que estudia los tipos de alimentación para cada persona o grupo de personas según su estado fisiológico y circunstancias personales.

## LOS NUTRIENTES

Ya hemos visto cuál es la diferencia entre nutrición y alimentación, pero veamos ahora qué son los nutrientes. Se trata de compuestos químicos que están en los alimentos (grasas, proteínas, vitaminas, carbohidratos o minerales) y que el cuerpo utiliza para desarrollarse y crecer. Gracias a ellos el organismo es capaz de desempeñar las funciones de crecimiento, reparación y reproducción de tejidos, así como la energía necesaria para poder moverse y vivir.

Los nutrientes satisfacen tres tipos de necesidades: energéticas, estructurales o plásticas y reguladoras:

## Función energética

Los nutrientes que suministran energía al cuerpo son los llamados macronutrientes (proteínas, carbohidratos, grasas o lípidos). Su cometido es proporcionar la energía necesaria para reponer el gasto que producen las funciones del organismo, como el movimiento, la respiración, la actividad física, la temperatura corporal, etc.

## Función estructural o plástica

Las proteínas, los minerales y el agua son los nutrientes que suministran las sustancias necesarias para producir y formar tejidos (crecimiento) o reponer y reparar aquellos que estén gastados o dañados.

## Función reguladora

Los nutrientes que suministran las sustancias necesarias para realizar las funciones orgánicas son las vitaminas y los minerales, es decir, los que se conocen como micronutrientes, que son los que controlan, además, las reacciones químicas del metabolismo.

Si bien cada tipo de nutriente desempeña un papel determinado en el organismo, todos son igual de importantes desde el punto de vista nutricional, y el déficit o consumo inadecuado de cualquiera de ellos puede dar lugar a enfermedades o provocar desnutrición.

Los nutrientes esenciales son aquellos que el organismo no es capaz de producir por sí mismo y debe obtenerlos de los alimentos. Este es el caso de las proteínas (concretamente algunos aminoácidos) determinados ácidos grasos, las vitaminas, las sales minerales y el agua.

> La densidad de nutrientes es la cantidad de nutriente por unidad de energía de la dieta (por ejemplo: 1 000 kcal). Cuanto mayor es la densidad de nutrientes de una dieta, mayor es la calidad de la misma.

Las necesidades nutricionales son las cantidades de energía y nutrientes esenciales que cada persona necesita para que su organismo se mantenga sano y pueda desarrollar todas sus funciones. Las necesidades nutricionales dependen de la edad, el sexo, la actividad física y el estado fisiológico de cada individuo.

En cuanto a los alimentos, estos son productos naturales o elaborados, susceptibles de ser ingeridos y digeridos, cuyas características los hacen aptos y agradables al consumo, constituidos por una mezcla de nutrientes que cumplen determinadas funciones en el organismo. De acuerdo con el Código Alimentario Español (CAE), los alimentos son todas las sustancias o productos de cualquier naturaleza —sólidos o líquidos, naturales o transformados— que por sus características, aplicaciones, componentes, preparación y estado de conservación son susceptibles de ser utilizados de forma habitual para la alimentación humana.

Se entiende por alimento sano aquel que no solo aporta la energía y los nutrientes que el organismo necesita, sino que, además, está exento de contaminantes, es decir, no contiene pesticidas ni colorantes ni conservantes, en comparación al alimento contaminado, que contiene microorganismos como bacterias, virus, hongos, parásitos o toxinas producidas por los microorganismos, así como sustancias químicas tóxicas, como detergentes o insecticidas.

La contaminación de los alimentos es el proceso por el cual la presencia de microbios o sustancias en ellos se encuentran en cantidades suficientes como para producir una alteración o descomposición en el organismo.

Según la definición del Departamento de Agricultura de EE.UU. (USDA, por sus siglas en inglés), los alimentos y bebidas ricos en nutrientes son aquellos que proporcionan vitaminas, minerales y otros componentes que potencian la salud y aportan poca cantidad de azúcares añadidos, grasa saturada y sodio.

La biodisponibilidad es la proporción de un nutriente que está presente en un alimento y que es realmente digerida, absorbida y utilizada por el organismo. Es, por lo tanto, la cantidad de un nutriente que llega a los tejidos corporales después de ser ingerido.

Además de los nutrientes, los alimentos aportan energía y otros componentes bioactivos que son necesarios para la salud. No hay alimentos buenos o malos en sí mismos, sino tipos de alimentación nutricionalmente equilibrados o desequilibrados. Por lo tanto, seguir una dieta variada constituye la mejor garantía para un equilibrio nutricional.

# MACRONUTRIENTES Y MICRONUTRIENTES

Los nutrientes se clasifican en macronutrientes y micronutrientes. La principal diferencia entre ambos se halla en la cantidad de ellos que necesita el organismo.

Los macronutrientes son los hidratos de carbono, las grasas o lípidos, y las proteínas. Se trata de sustancias esenciales que el organismo ingiere en mayor cantidad (se expresan en gramos). Son los únicos nutrientes que proporcionan energía, además de cumplir otras importantes funciones en el organismo. Deben consumirse diariamente en cantidades de varios gramos (variables en función de la edad, etapa vital, condiciones específicas, etc.).

Los micronutrientes es el grupo constituido por las vitaminas y los minerales. Como el cuerpo las necesita en cantidades mucho menores, de ahí que se midan en miligramos (mg) o microgramos (mcg).

# GRUPOS Y TIPOS DE ALIMENTOS

Los alimentos pueden clasificarse de acuerdo a distintos criterios:

- Según su procedencia: de origen vegetal o animal.
- Según su aporte energético: hipercalóricos (aquellos aportan muchas calorías) e hipocalóricos (aquellos que contienen una cantidad baja de calorías).
- Según sus funciones: energéticos, plásticos o estructurales y reguladores.
- Según la forma en la que se distribuyen: naturales y procesados.
- Según sus componentes mayoritarios: ricos en proteínas, lípidos e hidratos de carbono.

La clasificación más utilizada es aquella que clasifica a los alimentos según su procedencia, dando lugar a dos grandes grupos: alimentos de origen vegetal y alimentos de origen animal.

## Alimentos de origen vegetal

Forman parte de este grupo: cereales y derivados; verduras y hortalizas; legumbres; frutas; aceites y grasas culinarias; azúcares y dulces. Destacan por su alto contenido en agua (frutas y verduras); hidratos de carbono complejos (legumbres y cereales); ácidos grasos monoinsaturados y poliinsaturados (aceites), micronutrientes (vitaminas C, E y K, carotenos, folatos, potasio y magnesio) y otras sustancias bioactivas (fitoquímicos). No aportan vitamina D, retinol ni vitamina $B_{12}$ y carecen de colesterol.

## Alimentos de origen animal

Es el grupo compuesto por la leche y derivados; huevos; carnes y derivados; pescados y mariscos. Por lo general son una fuente de proteínas de alto valor biológico; ácidos grasos poliinsaturados omega 3 (pescados); minerales de alta biodisponibilidad (calcio, hierro, zinc) y vitaminas D, A y del grupo B. No aportan fibra.

# COMPONENTES BIOACTIVOS O FITOQUÍMICOS

Los compuestos bioactivos —también llamados fitoquímicos o fitonutrientes— son sustancias que no son nutrientes en sí mismas, pero tienen efectos beneficiosos para la salud. Están presentes en los alimentos de origen vegetal. Muchas de las propiedades saludables de estas sustancias —fundamentalmente antioxidantes— aún están en fase de estudio, y faltan por determinar en muchos casos cuestiones como su biodisponibilidad, su mecanismo de acción o las cantidades en las que es necesario consumirlos. Por ello, actualmente no existen recomendaciones dietéticas (RD) de estas sustancias. La dieta mediterránea puede servir como referencia en este sentido, y según este patrón alimenticio la ingesta estimada considerada como óptima es de entre 1,5 a 3,5 g al día.

Veamos a continuación cuáles son los **componentes bioactivos** presentes en los alimentos de origen vegetal más estudiados hasta el momento y sus principales características:

## Polifenoles

Destacan por su potente acción antioxidante frente a los radicales libres, culpables en gran medida de todos los procesos relacionados con el envejecimiento, ciertos tipos de cáncer y patologías cardiacas. Las numerosas investigaciones realizadas sobre estos compuestos han demostrado su acción vasodilatadora, antiinflamatoria, antitrombótica y antiaterogénica, así como un potencial de efecto probiótico.

## Flavonoides

Es el grupo más amplio de polifenoles (hay más de 3 000) y tienen la propiedad añadida de que interaccionan con otras sustancias vegetales, como las vitaminas (sobre todo la C, por lo que el potencial antioxidante se duplica). Se encuentran en los vegetales más coloridos y suelen concentrarse en la piel y las capas más externas de estos alimentos. Pertenecen al grupo de los flavonoides las antocianinas, que además de actuar como antioxidantes ofrecen beneficios antiinflamatorios, antivirales y anticancerígenos. Se encuentran en frutas y verduras de color púrpura, morado y azul (mora, arándano, ciruela, maracuyá, remolacha, repollo colorado y berenjena). Otro flavonoide que cabe destacar son las catequinas, con potenciales propiedades antibióticas y antitumorales y que se encuentran en alimentos como manzanas, peras, cerezas, frutos secos o legumbres.

## Resveratrol

Es un tipo de flavonoide cuyo poder antioxidante es incluso superior al de la vitamina E. También hay evidencias científicas de sus propiedades anticancerígenas y cardioprotectoras. Se encuentra en la piel de la uva, en el vino, en el zumo de uva (mosto) y en los arándanos.

## Terpenoides o terpenos

Son las sustancias que proporcionan las características organolépticas (aroma y sabor) a las plantas y que constituyen la mayor parte del aceite esencial producido por las plantas aromáticas. El grupo más abundante son los carotenoides, y estos pueden ser de dos tipos:

## Carotenos

Se trata de pigmentos de color rojo, naranja y amarillo, principalmente. Se encuentran en los vegetales (se han aislado más de 300). Los más activos —y también los más conocidos— son los beta-carotenos. Otros carotenos presentes en vegetales y hortalizas son los alfa-carotenos, gamma-carotenos y betacriptoxantina. Todos ellos abundan en los vegetales de color naranja (zanahoria, mango, albaricoque, melón). Los beta-carotenos se encuentran, además, en las verduras de color verde oscuro (espinacas, acelgas) y en el tomate y derivados. También forma parte de este grupo el licopeno, presente en alimentos de color rojo como el tomate, la sandía, el rábano, el pimiento rojo o el pomelo rosado.

## Xantofilas

Los compuestos pigmentados más destacables son la luteína y la zeaxantina, que se encuentran en los vegetales verdes y en otros alimentos (naranjas, patatas, maíz, aguacate, melón).

## Fitoesteroles y fitoestanoles

Se trata de sustancias de origen vegetal que poseen una estructura muy parecida a la del colesterol. Tienen la capacidad de impedir que el colesterol procedente de los alimentos sea absorbido por el intestino. Están presentes en los aceites vegetales (oliva, maíz, girasol, soja), cereales, legumbres, frutos secos, hortalizas y alimentos enriquecidos.

## Compuestos azufrados

Los compuestos azufrados son de dos tipos: glucosinolatos, presentes en las hortalizas de la familia brásicas (brécol, coles, rábanos) y los compuestos azufrados de las alliaceas (ajos, cebollas, puerros). Son responsables del sabor y olor característico de estas hortalizas y sufren transformaciones químicas durante su cocción y la digestión en el tracto gastrointestinal.

# ADITIVOS

Los aditivos son las sustancias de carácter natural o sintético que independientemente de su valor nutricional se incorporan a los alimentos, en cantidades controladas, con la intención de actuar (mantener, mejorar o conservar) sobre las características propias del alimento en cuestión. Concretamente, el objetivo de los aditivos es:

- Mejorar la conservación, mediante la preservación de las propiedades iniciales de los alimentos y evitando que los microorganismos y los procesos de oxidación los deterioren.

- Mantener el valor nutritivo, evitando la alteración y degradación de nutrientes como las vitaminas, las proteínas esenciales o los ácidos grasos, y también reponiendo las pérdidas producidas por tratamientos previos.

- Asegurar y preservar la textura y consistencia de los alimentos, garantizando su regularidad y estabilidad.

- Mejorar u optimizar sus cualidades organolépticas (color, sabor, olor…).

Los aditivos pueden ser de distinta procedencia: de origen vegetal (colorantes aislados de semillas, frutos o vegetales enteros), reproducción de sustancias naturales por síntesis química o biosíntesis (ácido cítrico, ácido ascórbico), productos de transformación de sustancias naturales (emulsionantes derivados de grasas y ácidos, almidones modificados) y sustancias obtenidas por síntesis química (antioxidantes, colorantes).

> Los aditivos más habituales son los conservantes, colorantes, potenciadores del sabor o agentes que actúan sobre la textura del alimento (estabilizantes, espesantes, gelificantes, etc.).

Tanto el tipo de aditivos utilizados como su cantidad figuran en el etiquetado de los productos de acuerdo a la legislación vigente de cada país.

# ¿QUÉ SE ENTIENDE POR ALIMENTACIÓN EQUILIBRADA?

La alimentación saludable o equilibrada es aquella que aporta los nutrientes esenciales y la energía que necesita cada individuo para mantenerse sano. Su objetivo es conseguir una nutrición óptima a través del consumo de alimentos saludables y adecuados para que el organismo pueda nutrirse y funcionar correctamente. Para conseguir este estado nutricional óptimo la alimentación equilibrada debe cumplir los siguientes objetivos:

- Aportar una cantidad de nutrientes energéticos (calorías) suficiente para llevar a cabo los procesos metabólicos y de trabajo físico.

- Suministrar los suficientes nutrientes con funciones plásticas (formación de las estructuras y renovación del organismo) y reguladoras (proteínas, vitaminas y minerales).

- Ser variada: la variedad de opciones es importante, teniendo en cuenta que no existe ningún alimento que contenga todos los nutrientes esenciales.

- Favorecer que las cantidades de cada uno de los nutrientes estén equilibradas entre sí.

Según la OMS, llevar una dieta sana y equilibrada a lo largo de la vida ayuda a prevenir tanto la malnutrición en todas sus formas como diferentes trastornos y enfermedades. Este organismo —junto con el resto de entidades y expertos en el ámbito de la nutrición— establece y concreta una serie de alimentos y nutrientes que debe incluir una dieta sana:

## Para adultos

- Frutas, verduras, legumbres, frutos secos y cereales integrales (por ejemplo, maíz, mijo, avena, trigo o arroz integral no procesados).

- Al menos 400 g (unas 5 porciones) de frutas y hortalizas al día, excepto las patatas, batatas, la mandioca y otros tubérculos feculentos.

- Menos del 10 % de la ingesta calórica total de azúcares libres (el equivalente a 50 g o unas 12 cucharaditas rasas) en las personas con un peso corporal saludable que consuman aproximadamente unas 2 000 calorías al día, aunque para obtener beneficios de salud adicionales lo ideal sería un consumo inferior al 5 % de la ingesta calórica total.

- Menos del 30 % de la ingesta calórica diaria debe proceder de las grasas. Las grasas no saturadas (presentes en pescados, aguacates, frutos secos y aceites vegetales, como los de soja, girasol, canola y oliva) son preferibles a las grasas saturadas (que forman parte de la composición de la carne grasa, la mantequilla, los aceites de palma y de coco, la nata, el queso, la mantequilla clarificada y la manteca de cerdo) y las grasas trans de todo tipo, en particular las producidas industrialmente (se encuentran en productos como pizzas congeladas, tartas, galletas, pasteles, obleas, aceites de cocina y pasta untables) y las grasas trans de rumiantes (presentes en la carne y los productos lácteos de vaca, oveja, cabra y camellos). En este sentido, se ha sugerido reducir la ingesta de grasas saturadas a menos del 10 % de la ingesta total de calorías, y la de grasas trans a menos del 1 %.

- Menos de 5 g (aproximadamente una cucharadita al día) de sal, que debería ser yodada.

## Para lactantes y niños

En los dos primeros años de la vida de un niño, una nutrición óptima fomenta un crecimiento sano y mejora el desarrollo cognitivo. Además, reduce el riesgo de sobrepeso y obesidad así como de enfermedades. Si bien los consejos para una alimentación saludable durante la lactancia y la niñez son los mismos que en el caso de los adultos, es preciso tener en cuenta una serie de elementos importantes:

- Se recomienda alimentar a los lactantes exclusivamente con leche materna durante los primeros 6 meses de vida.

- A partir de los 6 meses, la lactancia materna se debería complementar con diferentes alimentos nutritivos. En los alimentos complementarios no deben añadirse ni sal ni azúcares.
- La lactancia materna debe continuar al menos hasta los dos años.

## VALOR NUTRICIONAL DE LOS ALIMENTOS

Cada alimento tiene un valor nutricional distinto que está determinado por una serie de factores, entre ellos:

- Su composición en crudo, esto es, tal y como es comprado.
- El grado en el que se alteran o modifican los nutrientes durante la preparación, según la técnica de cocción empleada.
- La interacción de los nutrientes que contiene el alimento con otros componentes de la dieta. Dicha interacción puede ser o bien positiva (por ejemplo, la naranja, rica en vitamina C, aumenta la absorción del hierro de origen vegetal y, por lo tanto, su biodisponibilidad) o bien negativa (sustancias como los fitatos, presentes en el salvado de los cereales, en las legumbres y en las semillas, pueden disminuir la absorción de algunos minerales).
- La cantidad consumida y la frecuencia de consumo son dos factores determinantes que definen el valor nutritivo de un alimento.

## VALOR ENERGÉTICO: LAS CALORÍAS

La energía es el «combustible» que utiliza el cuerpo para realizar todas sus funciones. Proviene de los macronutrientes de los alimentos (grasas, proteínas e hidratos de carbono) y de la utilización que hacen de ellos las células. Todos los alimentos, según los nutrientes que contengan, aportan, en mayor o menor medida, energía, que se expresa en calorías.

En el ámbito de la física, la caloría es la cantidad de energía necesaria para elevar la temperatura de 1 g de agua hasta 1 °C. Aplicado al ámbito nutricional, se refiere a la unidad de medida de la energía que producen los alimentos al ser digeridos.

La medida que se utiliza para calcular la energía es la kilocaloría (kcal). En el ámbito de la nutrición, los términos «caloría» y kilocaloría se utilizan indistintamente, aunque realmente no se trata de unidades iguales, ya que 1 kcal son 1 000 calorías o una caloría grande.

El cuerpo utiliza esta energía (calorías) en una serie de funciones y procesos: el crecimiento (una etapa que implica un gasto energético importante, de ahí que se necesite un mayor aporte calórico que en otros momentos de la vida), el movimiento (según sea el nivel de actividad física, el aporte de energía que necesita el organismo será mayor o menor) y mantener la temperatura y las funciones vitales (respiración, circulación, digestión) en reposo.

Todos los alimentos, en mayor o menor medida, proporcionan energía al organismo según sea su contenido en macronutrientes y en alcohol. Veamos a continuación cuáles son los aportes energéticos de estos nutrientes:

- Hidratos de carbono: 4 kcal/g.
- Proteínas: 4 kcal/g.
- Grasas: 9 kcal/g.
- Fibra: 2 kcal/g.
- Alcohol: Si bien no es un nutriente, produce energía que es metabólicamente utilizable y que se traduce en 7 kcal/g.

El valor calórico de un alimento, o lo que es lo mismo, sus **calorías**, se refiere a la energía que se suministra al organismo por la oxidación de los hidratos de carbono, proteínas, grasas, fibra y alcohol.

Para cubrir estos gastos energéticos del organismo y asegurar su correcto funcionamiento, este debe ingerir una cantidad suficiente de calorías. Un exceso o un déficit de ellas puede ocasionar trastornos de salud. Así, se entiende por necesidades energéticas la cantidad de energía (calorías) que una persona precisa para su metabolismo basal, el cual consume energía para mantener todas las funciones vitales del organismo; los procesos implicados en la digestión, absorción y metabolización de los nutrientes; y la actividad física.

Cada persona tiene unas necesidades energéticas distintas, que dependen de una serie de factores y circunstancias. Veamos cuáles son:

- **La edad:** A mayor edad, menor gasto calórico, debido principalmente a que disminuyen tanto la grasa magra como la regeneración de los tejidos. Por tanto, la ingesta de calorías es menor.
- **El género:** Las mujeres suelen tener más tejido adiposo (grasa) que los hombres y, por tanto, gastan, o queman, menos calorías (aproximadamente un 10 % menos que los hombres).
- **La constitución corporal:** Las personas que tienen mucha masa muscular (masa magra) queman más calorías que las que tienen un alto porcentaje de masa grasa. La razón es que la masa grasa carece prácticamente de actividad metabólica.
- **Los periodos de descanso:** El sueño reduce el gasto calórico en un 10 %.

- **La temperatura:** Cuanto más alta sea la temperatura ambiental, menos calorías se queman. Por ejemplo, en la zona de los Trópicos, el metabolismo basal puede disminuir hasta un 10%. Por el contrario, los climas fríos aumentan las necesidades energéticas.

- **Determinadas situaciones vitales:** El embarazo, la lactancia, el estrés y algunas enfermedades pueden aumentar el gasto calórico.

- **La actividad física:** La práctica de ejercicio aumenta el gasto calórico. Asimismo, las personas que hacen deporte de forma habitual tienen más masa muscular y, por lo tanto, su gasto calórico es mayor.

## CALIDAD NUTRICIONAL DE LA DIETA

La calidad nutricional o valor nutritivo de la dieta que consume una persona viene determinada fundamentalmente por dos factores: la combinación de todos los alimentos que incluye y las necesidades nutricionales individuales.

Para determinar la mayor o menor calidad de una dieta se deben tener en cuenta una serie de criterios o parámetros de referencia, entre ellos:

- Los hábitos de alimentación y la variedad del estilo alimentario.

- El número de comidas que se realizan al día y la cantidad de energía (calorías) aportada por cada una de ellas.

- La adecuación de la ingesta de nutrientes y energía a las cantidades recomendadas.

- La energía (número total de calorías que aporta la dieta diaria).

- La densidad de nutrientes.

- La calidad de la grasa y de la proteína.

- La fibra dietética.

- Los micronutrientes: vitaminas y minerales.

## NÚMERO DE INGESTAS, CANTIDADES Y RACIONES

El número de ingestas diarias es una cuestión que depende, principalmente, del estilo de vida, las preferencias y las condiciones de trabajo de una persona, pero también de las costumbres o del momento del año (vacaciones, por ejemplo). Lo habitual es que se hagan 3 o 4 comidas al día, pero no hay reglas fijas establecidas al respecto.

La distribución de los nutrientes también es variable, aunque las recomendaciones se ajustan al siguiente esquema:

- Desayuno: Entre el 20 y el 25% de las calorías totales.

- Media mañana: 10%.

- Comida: 30-35 %.
- Merienda: 10 %.
- Cena: 20-30 %.

La ración es la porción estimada a partir de datos medios de consumo habitual procedentes de diversas investigaciones realizadas en población sana de un país determinado. La ración generalmente se expresa como la cantidad de alimento que se recomienda consumir al día. Aunque el tamaño y la cantidad de las raciones pueden variar ligeramente de un país a otro, las medidas son bastante similares. Como muestra orientativa, estas son las raciones recomendadas para la población adulta española distribuida en grupos de alimentos:

| Leche y derivados | Frecuencia recomendada: 2-4 raciones al día. | |
|---|---|---|
| | Peso de cada ración (en crudo y neto) y medidas caseras equivalentes: | |
| | 200-250 ml de leche: | Un vaso/taza. |
| | 200-250 g de yogur: | Dos unidades. |
| | 40-60 g de queso curado: | 2-3 lonchas. |
| | 80-125 g de queso fresco: | Una porción individual. |

| Pan, cereales, arroz, pasta, patatas | Frecuencia recomendada: 4-6 raciones al día. | |
|---|---|---|
| | Peso de cada ración (en crudo y neto) y medidas caseras equivalentes: | |
| | 40-60 g de pan: | 4-6 raciones al día. Dos puñados o un plato de alimento cocinado. |
| | 60-80 g de pasta, arroz: | |
| | 150-200 g de patatas: | Una patata grande o dos pequeñas. |

| Verduras y hortalizas | Frecuencia recomendada: Al menos dos raciones al día. | |
|---|---|---|
| | Peso de cada ración (en crudo y neto) y medidas caseras equivalentes: | |
| | 150-200 g: | Un plato de ensalada variada; un plato de verdura cocida; un tomate grande, dos zanahorias. |

| | |
|---|---|
| **Frutas** | Frecuencia recomendada: Al menos tres raciones al día. |
| | Peso de cada ración (en crudo y neto) y medidas caseras equivalentes: |
| | 120-200 g: Una pieza mediana, una taza de cerezas, de fresas, etc., dos rodajas de melón. |
| **Aceite (preferiblemente de oliva)** | Frecuencia recomendada: 3-6 raciones al día. |
| | Peso de cada ración (en crudo y neto) y medidas caseras equivalentes: |
| | 10 ml: Una cucharada sopera. |
| **Legumbres** | Frecuencia recomendada: 2-4 raciones a la semana. |
| | Peso de cada ración (en crudo y neto) y medidas caseras equivalentes: |
| | 60-80 g: Dos puñados o un plato de legumbre cocinada. |
| **Frutos secos** | Frecuencia recomendada: 3-7 raciones a la semana. |
| | Peso de cada ración (en crudo y neto) y medidas caseras equivalentes: |
| | 20-30 g: Un puñado pequeño o 18-20 avellanas o almendras peladas. |
| **Pescados y mariscos** | Frecuencia recomendada: 3-4 raciones a la semana. |
| | Peso de cada ración (en crudo y neto) y medidas caseras equivalentes: |
| | 125-150 g: Un filete pequeño. |
| **Grupo de alimentos: Carnes magras, aves** | Frecuencia recomendada: 3-4 raciones a la semana (alterando el consumo). |
| | Peso de cada ración (en crudo y neto) y medidas caseras equivalentes: |
| | 100-125 g: Un filete pequeño; un cuarto de pollo. |

| | |
|---|---|
| **Huevos** | Frecuencia recomendada: 3-4 raciones a la semana. |
| | Peso de cada ración (en crudo y neto) y medidas caseras equivalentes: |
| | Un huevo mediano (53-63 g): 1-2 huevos. |

| | | |
|---|---|---|
| **Embutidos y carnes grasas** | Frecuencia recomendada: Ocasional y moderado. | |
| | Peso de cada ración (en crudo y neto) y medidas caseras equivalentes: | |
| | 50-60 g: | 10-12 rodajas de chorizo, salchichón o salami. |

| | | |
|---|---|---|
| **Grupo de alimentos: Dulces, aperitivos, refrescos** | Frecuencia recomendada: Ocasional y moderado. | |
| | Peso de cada ración (en crudo y neto) y medidas caseras equivalentes: | |
| | 10 g de azúcar: | Dos cucharadas de postre rasas. |
| | 50 g de patatas chips: | Una bolsa pequeña. |

| | | |
|---|---|---|
| **Margarina, mantequilla, bollería** | Frecuencia recomendada: Ocasional y moderado. | |
| | Peso de cada ración (en crudo y neto) y medidas caseras equivalentes: | |
| | 12,5 g de mantequilla: | Una ración pequeña, de cafetería. |
| | 60-80 g de bollería: | Una unidad mediana. |

| | | |
|---|---|---|
| **Agua (bebida)** | Frecuencia recomendada: 4-8 raciones al día. | |
| | Peso de cada ración (en crudo y neto) y medidas caseras equivalentes: | |
| | 200 ml: | Un vaso o botellita. |

| | | |
|---|---|---|
| **Vino/cerveza** | Frecuencia recomendada: Consumo opcional y moderado en adultos. | |
| | Peso de cada ración (en crudo y neto) y medidas caseras equivalentes: | |
| | 100 ml de vino: | Una copa. |
| | 200 ml de cerveza: | Un botellín (1/5). |

*Fuente: Guía de la Alimentación Saludable. Sociedad Española de Nutrición Comunitaria (SENC).

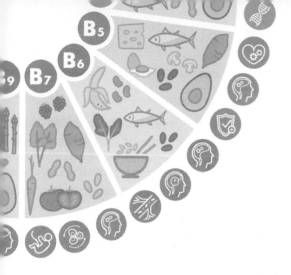

# ESTÁNDARES O VALORES DE REFERENCIA NUTRICIONALES

C on el objetivo de determinar qué cantidad de nutrientes hay que consumir para satisfacer las necesidades del organismo y llevar a cabo las funciones vitales y la actividad diaria según las particularidades de los distintos grupos de población se emplea una serie de estándares o valores de referencia, que pueden clasificarse en dos categorías:

- Las Ingestas Recomendadas (IR) y las Ingestas Dietéticas de Referencia (IDR): Se refieren a los nutrientes y la energía que están dirigidas a subgrupos de población.

- Los Objetivos Nutricionales (ON) y las Guías Alimentarias Basadas en Alimentos (GABA), ambas van dirigidos a toda la población.

## INGESTAS RECOMENDADAS DE NUTRIENTES (IR) E INGESTAS DIETÉTICAS DE REFERENCIA (IDR)

Una dieta saludable y equilibrada debe contener los nutrientes y la energía necesarios, en la cantidad y con la calidad adecuadas, para mantener la salud de un grupo determinado de la población. El baremo que mide esta necesidad son las llamadas Ingestas Recomendadas (IR) o Ingestas Dietéticas de Referencia (IDR). La cifra incluye la cantidad suficiente de cada nutriente que garantiza la cobertura de dichas necesidades.

Veamos a continuación algunos aspectos que es preciso tener en cuenta para comprender mejor en qué consisten las IR y su utilización:

- Hay distintos estándares o valores que determinan estas ingestas y que difieren según los países (estas están recogidas en las tablas que los organismos competentes de cada país elaboran para la población a la que van dirigidas) y se adaptan a un grupo definido de individuos teniendo en cuenta sus características.

- Las cifras se estiman para determinados grupos homogéneos de edad y género, y se expresan por persona y día. Así, por ejemplo, en el caso de España, las IR están establecidas para los hombres/mujeres no gestantes, sanos, de una edad comprendida entre 20 y 39 años, con una actividad física moderada.

- La base de esta medida o baremo es el concepto de requerimiento nutricional, que es la cantidad mínima de energía y de nutrientes esenciales necesarios para mantener un estado nutricional satisfactorio y prevenir las enfermedades.

- Las IR e IDR son pautas orientativas, ya que las necesidades nutricionales pueden variar de una persona a otra y dependen de factores personales, como el ritmo de crecimiento, la composición corporal, el estilo de vida (consumo de alcohol, tabaquismo); de factores ambientales (temperatura, contaminación, exposición a la radiación UVB); o bien de la ingesta de los propios alimentos: calidad y cantidad de determinados nutrientes en la dieta; interacciones con otros nutrientes o fármacos; alteraciones asociadas al proceso de elaboración, etc.

- Las IR e IDR de energía se refieren al nivel de ingesta que se corresponde con el gasto energético para una determinada composición corporal y un nivel de actividad física determinados.

- En el caso del agua y las bebidas, el baremo utilizado es el IDR, que alude a la ingesta total de agua, incluyendo agua (del grifo), el agua de los alimentos y toda clase de bebidas (refrescos, zumos, infusiones).

Las IR e IDR presentan distintas siglas según los países. Por ejemplo:

- RNI: Recommended Nutrient Intakes (Reino Unido).
- RDI: Recommended Daily Intake DV: Daily Values (Reino Unido).
- RDA: Recommended Dietary Allowances (EE.UU. y Canadá).
- DRI: Dietary Reference Intakes DRV: Dietary Reference Values (Reino Unido y Unión Europea).

En EE.UU. y Canadá (países con patrones dietéticos similares) se ha adoptado desde hace unos años el baremo de Ingestas Dietéticas de Referencia (DRI) y, de igual forma, en Reino Unido y la Unión Europea se emplea el de Valores Dietéticos de Referencia (DRVs). Se trata de un nuevo enfoque que hace referencia a la cantidad de un nutriente que debe aportar la dieta para prevenir las enfermedades deficitarias, reducir las enfermedades crónicas y conseguir una salud óptima, aprovechando el potencial máximo de cada nutriente.

Frente al modelo tradicional de las IR e IDR, este nuevo enfoque incorpora cuatro valores de referencia: Requerimiento Estimado (EAR, por sus siglas en inglés), Nuevas Ingestas Recomendadas (RDA), Ingesta Adecuada (AI) e Ingesta Máxima Tolerable (UL).

## OBJETIVOS NUTRICIONALES Y GUÍAS ALIMENTARIAS

Cuando las ingestas recomendadas no están definidas, se recurre a los Objetivos Nutricionales (ON), que son pautas dietéticas dirigidas a toda la población, especialmente enfocadas a prevenir o retrasar la aparición de enfermedades crónicas y degenerativas. Se trata de recomendaciones cuantitativas y cualitativas de determinados macro y micronutrientes, enmarcadas en la política nutricional de cada país (para su elaboración se tienen en cuenta los hábitos alimentarios de la población a la que van destinados y los problemas de salud más predominantes en ese sector de la población).

Dichos objetivos nutricionales se formulan en términos cuantitativos y numéricos y, en la mayoría de los casos, se expresan como porcentaje de energía o como densidad de nutrientes. Pueden plantearse a corto, medio o largo plazo y son iguales para toda la población.

Las Guías Alimentarias Basadas en Alimentos (GABA) son pautas de carácter práctico y divulgativo que tienen como finalidad orientar al consumidor para que consiga alcanzar los objetivos nutricionales. Suelen ofrecer un resumen actualizado —en función de las evidencias más recientes al respecto— del consumo de alimentos más recomendables para una dieta saludable y equilibrada.

Una de las guías de referencia a nivel mundial son las *Dietary Guidelines for Americans* (Guías alimentarias para los estadounidenses) que, desde 1980, publica el Departamento de Agricultura de EE.UU. (USDA, por sus iniciales en inglés). En ellas se brindan consejos sobre qué comer y beber para satisfacer las necesidades de nutrientes, promover la salud y ayudar a prevenir enfermedades crónicas. Tal y como explican los autores de estas guías, las recomendaciones están centradas en la importancia de adoptar un patrón dietético saludable como un todo, y no nutrientes individuales, alimentos o grupos de alimentos de forma aislada.

Estas guías alimentarias pueden resumirse en cuatro pautas o recomendaciones que van dirigidas a toda la población:

1. Seguir un patrón dietético saludable en cada etapa de la vida.

2. Personalizar y disfrutar de las opciones de bebidas y alimentos ricos en nutrientes según las preferencias personales, las tradiciones culturales y otras cuestiones (entre ellas, las económicas).

3. Cubrir las necesidades nutricionales mediante alimentos y bebidas ricos en nutrientes.

4. Limitar el consumo de bebidas y comidas con un alto contenido en azúcares añadidos, grasas saturadas y sodio, y limitar las bebidas alcohólicas. Como opciones alternativas a estos alimentos proponen las verduras, frutas, cereales integrales, pescados y mariscos, huevos, legumbres, frutos secos, semillas (sin sal), lácteos desnatados y semidesnatados, carnes magras y aves de corral.

# DIFERENTES MODELOS GRÁFICOS DE RECOMENDACIONES ALIMENTARIAS

Las guías alimentarias distribuyen los alimentos de forma muy visual y comprensible según la mayor o menor frecuencia de consumo recomendada. Se trata de una herramienta didáctica en la que se agrupan los diferentes alimentos según las proporciones que precisa la alimentación diaria de un individuo adulto sano.

Estas herramientas también resultan útiles para los profesionales sanitarios y expertos en nutrición, ya que les permiten transmitir de forma coherente y actualizada las pautas y la evidencia científica a la población, y evitar así falsas creencias y tendencias alimentarias/dietéticas que pueden resultar nocivas para la salud.

Los modelos de representación visual varían según los países. La Organización de las Naciones Unidas para la Alimentación y la Agricultura (FAO) recoge en su página web una visión general de todas las guías y sus representaciones gráficas. En todos los casos, las recomendaciones siguen la misma línea, aunque las pautas están adaptadas a las particularidades de una determinada población de individuos.

Los dos modelos más frecuentes son el formato «triángulo-pirámide» y el formato «plato». En muchos casos, ambos modelos se complementan. Cabe destacar, por ejemplo, la «pagoda alimentaria» de China (dividida en 5 niveles que representan los principales grupos de alimentos que deben incluirse en la alimentación diaria); el triángulo nutricional, empleado en países como Finlandia (complementándose con el formato plato), el «plato ovalado» que se utiliza en Reino Unido, y el circular, en Alemania y Portugal, o bien la pirámide nutricional, utilizada en España. En EE.UU. se emplea el «MyPlate», elaborado por la USDA, que cuenta con una versión mejorada del «plato de Harvard».

Veamos a continuación, algunas de las características de la pirámide de alimentación, tal y como se utiliza en España, y del método del plato de Harvard.

## La pirámide de la alimentación

La pirámide nutricional utilizada en las guías alimentarias españolas presenta tres niveles en los que se sitúan los distintos alimentos según su frecuencia de consumo recomendada: diaria, semanal y ocasional. También se incluyen recomendaciones sobre la práctica de actividad física.

- **Alimentos a consumir todos los días (en la base de la pirámide):**
  - Verduras: Se recomienda consumir 5 raciones diarias de frutas y verduras (pueden ser 2 raciones de verduras).
  - Frutas: 5 raciones al día de frutas y verduras (pueden ser 3 raciones de fruta).
  - Lácteos: Leche, yogur, quesos, varias veces al día.
  - Aceite de oliva virgen: En pequeñas cantidades, para aliñar y cocinar, a diario varias veces al día.

- ○ Agua y otros líquidos: Al menos 1,5 litros al día (5-8 vasos de agua u otros líquidos al día).
  - ○ Farináceos (cereales) integrales: Pan, pasta, arroz, cuscús, patata y otros tubérculos en cada comida.

- **Alimentos a consumir semanalmente (en la parte media de la pirámide):**
  - ○ Pescado: 3-4 veces a la semana, entre pescados blancos y azules. Se incluyen aquí los mariscos.
  - ○ Carne y derivados cárnicos: 3-4 veces a la semana (y dos veces a la semana carne roja). No más de dos veces al día.
  - ○ Huevos: 3-4 veces a la semana. No más de dos veces al día.
  - ○ Legumbres: 2-3 veces a la semana. No más de dos veces al día.
  - ○ Frutos secos: De 3 a 7 raciones a la semana (30 g ración).

- **Alimentos a consumir ocasionalmente:**
  - ○ Dulces.
  - ○ Refrescos.
  - ○ Chucherías/golosinas.
  - ○ Patatas fritas y snacks similares.

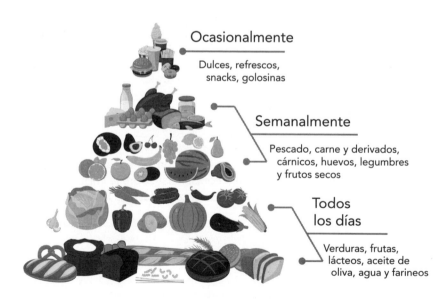

Ocasionalmente
Dulces, refrescos, snacks, golosinas

Semanalmente
Pescado, carne y derivados, cárnicos, huevos, legumbres y frutos secos

Todos los días
Verduras, frutas, lácteos, aceite de oliva, agua y farineos

*Fuente: AESAN (Agencia Española de Seguridad Alimentaria y Nutrición).

# El método del plato

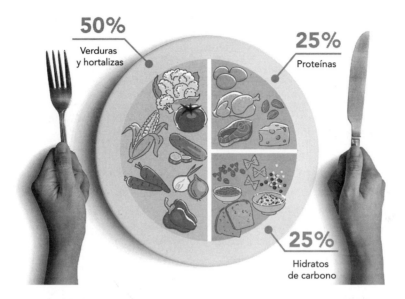

50%
Verduras
y hortalizas

25%
Proteínas

25%
Hidratos
de carbono

El origen de este método, creado en 2011 por expertos del departamento de Nutrición de la Escuela de Salud Pública de la Universidad de Harvard (EE.UU.), fue subsanar las deficiencias observadas en My Plate, la herramienta que recopila las pautas dietéticas recomendadas por el Departamento de Agricultura de EE.UU. (USDA), y que también utilizan un plato como soporte. Con respecto al «plato del USDA», el de Harvard ofrece mayor información nutricional: recomienda el agua como bebida durante las comidas (en vez de leche, que es la pauta del USDA), prioriza los vegetales, orienta sobre el tipo de proteínas y cereales más adecuados e incluye recomendaciones específicas con respecto a las grasas y aceites.

Actualmente se considera una de las pautas nutricionales más efectivas y recomendables, y ha dado lugar a distintas adaptaciones o versiones en todo el mundo, siendo una de las herramientas más utilizadas en las consultas de educación nutricional y en el ámbito comunitario para concienciar sobre la importancia de comer de una manera sana y equilibrada. Entre sus ventajas destaca la de ser un método visual y conceptual, que ayuda a planificar comidas y cenas garantizando que estas sean nutricionalmente completas y calóricamente equilibradas, ya que permite incluir todos los grupos alimenticios en proporciones delimitadas.

El planteamiento de estratificar o dividir en bloques la ingesta diaria de los principales nutrientes es similar al de la pirámide nutricional. De hecho, según los expertos de Harvard, se trata de enfoques complementarios (se han llevado a cabo estudios que demuestran los beneficios de seguir el estilo alimentario propuesto por ambas pautas en la reducción del riesgo cardiovascular, por ejemplo).

El método del plato original admite distintas adaptaciones según las costumbres alimentarias y las necesidades de cada individuo, pero el esquema básico de distribución de los alimentos es el siguiente:

- **Medio plato:** Verduras y hortalizas. Es la opción preferente. Sirve cualquier verdura y hortaliza en cantidad libre, siempre que se incluya en el plato el resto de ingredientes. Se pueden añadir crudas, en ensalada o cremas frías (gazpacho), hervidas, al vapor o en forma de purés. Cuanto más color haya en el plato, más rico en antioxidantes será. En este apartado se incluye la fruta, que en el método original ocupa una parte menor de esta mitad, pero que puede incluirse en la misma cantidad fuera de las dos ingestas principales.

- **Un cuarto de plato:** Proteínas de calidad. Tanto de origen animal como vegetal: huevo, carne, pescado, marisco, lácteos o legumbres, así como de derivados como el tofu, la soja o el tempeh.

- **Un cuarto de plato:** Hidratos de carbono. Legumbres, arroz y pasta integral, patata (no está incluida en el método original) o boniato, cuscús, quinoa, trigo sarraceno o pan integral. Se aconseja limitar los cereales refinados como el arroz y el pan blancos.

- **Grasas:** La opción preferente es incluirlas a través de aceites vegetales saludables (el de oliva) para cocinar o condimentar, y de determinados alimentos como el aguacate, las aceitunas, los frutos secos y las semillas.

- **Bebidas:** Agua (uno o dos vasos en las comidas principales). También admite café y té. Evitar las bebidas azucaradas; limitar la leche y los productos lácteos a una o dos raciones al día y reducir el zumo de fruta a un vaso pequeño.

Con respecto a muchos de los planteamientos alimenticios tradicionales, en este método el aporte calórico pasa a un segundo plano, para poner el foco de atención en las proporciones o volumen de alimentos en los platos, lo que resulta más cómodo e intuitivo.

* Fuente: Universidad de Harvard. Fuente de Nutrición, Departamento de Nutrición, Escuela de Salud Pública de Harvard, http://www.thenutritionsource.org y Publicaciones de Salud de Harvard, health.harvard.edu.

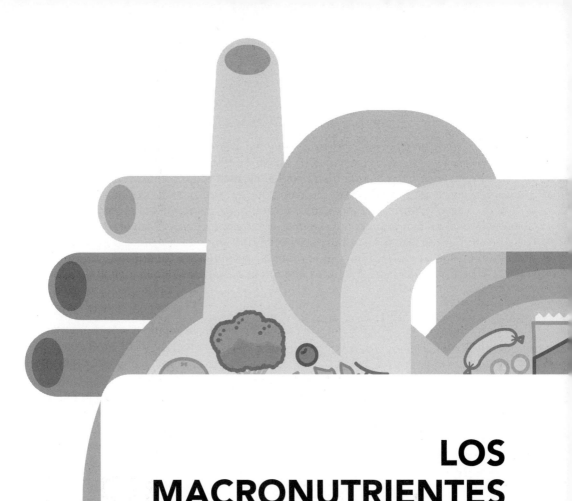

# LOS
# MACRONUTRIENTES

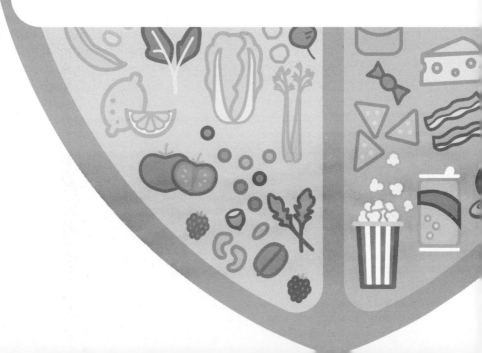

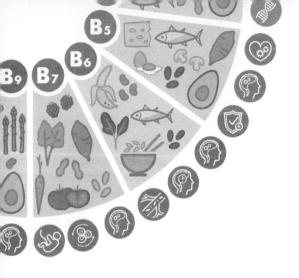

# LAS PROTEÍNAS

Las proteínas son la principal fuente de nitrógeno del organismo. Se trata de los nutrientes que desempeñan un mayor número de funciones en las células de los seres vivos. No en vano su nombre deriva de la palabra griega *proteios*, que puede traducirse como «de gran importancia» o «primer elemento».

Estructuralmente, se trata de grandes moléculas, compuestas por aminoácidos, que contienen nitrógeno y que están unidos entre sí por cadenas de aminas. Según el orden en el que se unen estos aminoácidos y la configuración que adoptan se forman distintas proteínas. Ni las grasas ni los hidratos de carbono pueden sustituir a las proteínas ya que, a diferencia de estas, no contienen nitrógeno.

Las proteínas son el constituyente principal de las células y, por tanto, forman parte de los tejidos, los músculos, los huesos, los órganos, la piel y la sangre. Además, tienen una importante función metabólica: forman parte de las enzimas, que son las encargadas de las reacciones del metabolismo, y también de algunas hormonas. Ejercen también un papel destacado en la reparación y permanente renovación de los tejidos corporales. Participan en la defensa e inmunidad del organismo (forman parte de los anticuerpos) y en la regulación y control de las funciones y de las reacciones químicas corporales.

Las proteínas son esenciales en el proceso de coagulación (los factores de la coagulación sanguínea son proteínas producidas por el hígado) y para transportar sustancias por la sangre. Además, son una fuente considerable de energía (un gramo de proteína proporciona 4 kcal). Cuando en la dieta no hay suficiente cantidad de grasas o hidratos de carbono, las proteínas actúan como fuente energética. Igualmente, las proteínas consumidas en exceso (aquellas que el organismo no necesita para el crecimiento o el recambio proteico) son quemadas por las células corporales para producir energía.

# LOS AMINOÁCIDOS

El ser humano necesita un total de 20 aminoácidos, que son los que se combinan entre sí para dar lugar a las proteínas corporales. Estos aminoácidos pueden clasificarse en tres grandes grupos:

- **Aminoácidos esenciales:** Son 9 los aminoácidos que el organismo humano no es capaz de sintetizar por sí mismo y que, por lo tanto, tienen que ser aportados a través de la alimentación: fenilalanina, isoleucina, leucina, valina, treonina, lisina, metionina, histidina y triptófano.

  Las proteínas de los alimentos proporcionan los aminoácidos esenciales al organismo, que son indispensables para formar y reparar órganos y tejidos, así como para sintetizar hormonas y enzimas, segregar jugos digestivos y producir anticuerpos y otros constituyentes orgánicos.

  La importancia de estos aminoácidos es tal que si falta uno solo de ellos o está presente en poca cantidad (aminoácido limitante) no es posible sintetizar ninguna de las proteínas en las que es requerido ese aminoácido esencial y, en consecuencia, el organismo no puede utilizar eficazmente todas las proteínas aportadas por los alimentos. La principal consecuencia del déficit de uno o varios aminoácidos esenciales —el triptófano, la lisina y la metionina son los más problemáticos en este sentido— es la desnutrición, frecuente en aquellas poblaciones cuya dieta se basa en los tubérculos y cereales.

- **Aminoácidos no esenciales:** Son aquellos que pueden ser sintetizados por el organismo: alanina, ácido aspártico, ácido glutámico, arginina, glicina, prolina, hidroxiprolina y serina.

- **Aminoácidos condicionalmente esenciales**: Son aquellos que solo son necesarios en algunas etapas de la vida y en determinas alteraciones metabólicas que puede padecer un organismo, o bien cuando las necesidades exceden la capacidad de síntesis (histidina, en niños, por ejemplo).

# ¿QUÉ SON LAS PROTEÍNAS DE ALTO VALOR BIOLÓGICO?

Los aminoácidos esenciales están directamente relacionados con otro factor clave en el papel que juegan las proteínas en el organismo: el concepto de **calidad proteica**. La cantidad de aminoácidos esenciales que contiene una proteína establece su calidad: si la proteína ingerida posee los aminoácidos esenciales en las proporciones necesarias para el ser humano, se considera que es de «alta calidad proteica» o de «alto valor biológico». Por el contrario, si solo tiene pequeñas cantidades de uno de estos aminoácidos (aminoácido limitante), su proteína se define como de menor calidad.

Las proteínas de alto valor biológico se encuentran principalmente en los alimentos de origen animal, sobre todo en la carne, los lácteos, los huevos, los pescados y los mariscos. La razón de este mayor valor biológico con respecto a los alimentos de origen vegetal se debe, además de a la presencia de los aminoácidos esenciales, a que su composición en dichos aminoácidos es más parecida a la de las proteínas corporales. La carne, por ejemplo, contiene los aminoácidos esenciales en proporciones similares a las que necesita el cuerpo humano; mientras que las proteínas del huevo tienen un valor biológico de 1 (esto es, eficacia del 100 %), por lo que se usan como proteínas de referencia.

En cuanto a las proteínas de origen vegetal, las de las verduras y las legumbres se consideran de «muy buena calidad», ya que estos alimentos, además de aportar cantidades importantes de proteínas, contienen casi todos los aminoácidos esenciales. En el caso de los frutos secos, aunque son muy ricos en proteínas, estas son más incompletas en lo que a aminoácidos esenciales se refiere.

La calidad individual de las proteínas está estrechamente asociada a lo que se conoce como suplementación de proteínas distintas, cuyo objetivo es conseguir que las proteínas vegetales alcancen una calidad óptima, lo que implica consumir en la misma comida dos alimentos con aminoácidos limitantes, de forma que se compensen las deficiencias en este sentido. El ejemplo más representativo de esta suplementación es la ingesta conjunta de cereales (concretamente el trigo y el arroz) o de la patata, que son deficitarios en lisina, pero muy ricos en metionina, y de legumbres (ricas en lisina y pobres en metionina). Platos como los potajes (de arroz y garbanzos, lentejas con fideos) favorecen esta complementación, que tiene especial importancia en las personas que siguen un tipo de alimentación vegetariana y también en aquellas poblaciones con una dieta escasa en proteínas de origen animal. Otra opción para aumentar la calidad proteica es añadir pequeñas cantidades de huevo, carne o pescado a las recetas con cereales o leguminosas.

## TIPOS DE PROTEÍNAS

Las proteínas procedentes de la dieta son de dos tipos:

- **Proteínas de origen animal:** También llamadas de primera clase o completas, se trata de moléculas mucho más grandes y complejas, y también más difíciles de digerir que las proteínas vegetales. La parte del animal que contiene las proteínas es el músculo (la carne o parte magra propiamente dicha). Las proteínas de origen animal permiten cubrir más fácilmente los requerimientos de este nutriente en el ser humano. Se encuentran en carnes, aves, pescados, huevos, lácteos y mariscos.

- **Proteínas de origen vegetal:** Los cereales, los frutos secos, las legumbres, la soja, los champiñones, las algas y las semillas oleaginosas son las principales fuentes de este tipo de proteínas. El resto de los alimentos de origen vegetal (frutas, verduras, hortalizas) aportan muy poca cantidad de proteínas y, en general, son de baja calidad (con excepción de la patata), de ahí que se consideren una fuente mínima de este nutriente.

## A tener en cuenta

Aunque las proteínas aportan la misma cantidad de energía que los hidratos de carbono (4 kcal/g), su combustión es más compleja y, además, provoca reacciones químicas que producen residuos metabólicos (como el amoniaco y las aminas) que resultan tóxicos para el organismo. El hígado transforma estos residuos en urea que, a su vez, los riñones eliminan en forma de orina.

## Dosis diaria recomendada

En general, se recomiendan entre 40 y 60 g de proteínas al día para un adulto, pero esta cantidad depende de factores como la edad (durante el periodo de crecimiento las necesidades se duplican o triplican, y lo mismo ocurre en el embarazo), el estado de los intestinos y de los riñones (un elemento clave ya que de él depende la capacidad de absorción de este macronutriente) y también del valor biológico de las proteínas consumidas a través de la dieta. En una dieta equilibrada, las proteínas deben constituir entre el 10 y el 15% de todas las calorías diarias. A modo orientativo, veamos las cantidades equivalentes a unos 20 g de proteína animal:

- 100 g de filete de ternera o de buey.
- 80 g de pechuga de pollo o pavo.
- 123 g de salchichas de ave (no ahumadas).
- 65 g de jamón sin grasa.
- 70 g de salmón ahumado.
- 120 g de bacalao, sardina, caballa, merluza o rodaballo.
- 110 g de gambas.
- 100 g de atún o fletán.
- Tres huevos de gallina.

Veamos a continuación los alimentos con mayor contenido proteico:

- Lomo embuchado: 50 g/100 g de porción comestible.
- Queso manchego curado: 33,7 g/ 100 g de porción comestible.
- Atún: 30 g/100 g de porción comestible.
- Pavo: 29 g/100 g de porción comestible.
- Lentejas: 24 g/100 g de porción comestible.
- Langostinos: 22 g/100 g de porción comestible.
- Sardinas en conserva: 22 g/100 g de porción comestible.
- Carne magra de vacuno/cerdo: 20,7 g/100 g de porción comestible.
- Almendras: 20 g/100 g de porción comestible.
- Rape/salmón: 19 g/100 g de porción comestible.

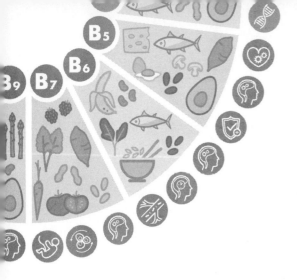

# HIDRATOS DE CARBONO

Estos macronutrientes tienen varias denominaciones: hidratos de carbono, carbohidratos (CHO), azúcares o glúcidos. Se llaman hidratos de carbono porque contienen carbono, hidrógeno y oxígeno. Desde el punto de vista de su composición, son el resultado de la suma de unas estructuras o sustancias llamadas **monosacáridos**. Su función principal es la de proporcionar energía al organismo de forma rápida y directa siendo, de hecho, su principal fuente energética. En este sentido, aunque aportan la misma cantidad de energía que las proteínas (4 kcal por gramo), ambos macronutrientes utilizan esta energía para desempeñar funciones distintas.

Nuestro organismo convierte los hidratos de carbono en glucosa. La glucosa (azúcar en sangre) es la principal fuente de energía para las células, tejidos y órganos corporales, y puede actuar de dos maneras: abastecer de inmediato las distintas funciones y necesidades del organismo, a modo de «combustible»; o cumplir una función de reserva, transformándose en glucógeno (una forma de glucosa que se almacena principalmente en los músculos y en el hígado en pequeñas cantidades) o en grasa (aproximadamente una décima parte puede transformase en grasa y depositarse en las células adiposas) para ser utilizada posteriormente.

Tanto la glucosa como el glucógeno suministran aproximadamente la mitad de toda la energía que los músculos y otros tejidos necesitan para llevar a cabo sus funciones cotidianas y mantener la temperatura corporal. La otra mitad de la energía se obtiene de las grasas. Asimismo, los carbohidratos juegan un papel esencial para el sistema nervioso, ya que la glucosa proporciona casi toda la energía que el cerebro utiliza diariamente.

En el proceso de metabolización de los hidratos de carbono se forman compuestos que resultan imprescindibles para la síntesis de los ácidos nucleicos (ADN y ARN) y son unos macronutrientes importantes para la metabolización de los fármacos.

# TIPOS DE HIDRATOS DE CARBONO

Los hidratos de carbono los podemos clasificar:

- **Según su estructura química:**
    - ○ Azúcares o hidratos de carbono simples: monosacáridos, disacáridos y oligosacáridos. Hidratos de carbono complejos o almidones.

- **Según la forma en la que el organismo los metaboliza:**
    - ○ Simples o de absorción rápida. Complejos o de absorción lenta.

- **Según su origen:**
    - ○ Naturales y añadidos.

De forma simplificada, podemos hablar de dos tipos de hidratos de carbono.

# HIDRATOS DE CARBONO SIMPLES (DE ABSORCIÓN RÁPIDA)

Aunque se suele aplicar el término de azúcares a todas las sustancias que forman parte de esta categoría, lo cierto es que son distintas entre sí. Son los responsables del característico sabor dulce de los alimentos. Una vez ingeridos se descomponen rápidamente en el organismo, que los transforma en glucosa (fuente de energía). Esta rapidez se refleja en una elevación rápida del nivel de azúcar en sangre, y hace que se experimente un aumento de energía y, también, una sensación de bienestar a nivel anímico. En la información nutricional de los productos suelen identificarse como «azúcares». Se encuentran de forma natural en la leche, la fruta y las hortalizas. Pero también pueden formar parte de alimentos procesados y refinados como pasteles, dulces y otros productos que incorporan azúcar refinado como los refrescos, los almíbares o los jarabes.

Según su composición, los hidratos de carbono simples se dividen en tres tipos:

## Monosacáridos

Son los carbohidratos más sencillos, ya que están formados por una sola molécula (de ahí su nombre), y suelen recibir la denominación de azúcares simples. Todos los carbohidratos que se consumen deben «transformarse» en esta forma más simple antes de ser absorbidos por el organismo. Por lo tanto, son el producto final del metabolismo de los carbohidratos más complejos. La mayoría de las comidas que ingerimos terminan siendo procesadas y convertidas en monosacáridos (principalmente glucosa). Nutricionalmente, los más relevantes son la glucosa, la fructosa y la galactosa:

1. **Glucosa**: También denominada dextrosa, se considera el hidrato de carbono más importante, ya que es el nutriente que utilizan los seres humanos

para obtener energía y resulta imprescindible para el funcionamiento del cerebro. Forma parte de la mayoría de los disacáridos y es la unidad básica de casi todos los polisacáridos. Suele encontrarse en combinación con otros azúcares, en algunas frutas y vegetales.

2. **Fructosa**: Se encuentra principalmente en la fruta y la miel, pero también forma parte de la composición de algunas verduras y hortalizas.

3. **Galactosa**: Se trata de hidrato de carbono simple (o azúcar natural) que solo se encuentra en el reino animal, formando parte del azúcar de la leche (lactosa).

## Disacáridos

Están formados por la unión de dos monosacáridos, uno de los cuales es casi siempre la glucosa. Entre ellos destacan los siguientes:

1. **Sacarosa**: Glucosa + fructosa. Es el tipo de hidrato de carbono que da lugar al azúcar común (el azúcar tanto blanco como moreno es básicamente sacarosa). Se encuentra en algunas frutas y verduras y se obtiene para su consumo de la caña de azúcar y la remolacha azucarera.

2. **Lactosa**: Glucosa + galactosa. Se trata del azúcar que se encuentra en la leche y en algunos productos lácteos. Tiene la peculiaridad de ser menos dulce que otros azúcares.

3. **Maltosa**: Glucosa + glucosa. También conocida como «azúcar de malta», está presente en bebidas como la cerveza.

4. **Oligosacáridos**: Compuestos por entre 3 y 9 moléculas (monosacáridos). Se encuentran en algunas legumbres, cereales y verduras.

# HIDRATOS DE CARBONO COMPLEJOS (DE ABSORCIÓN LENTA)

Es el resultado de la unión de tres o más moléculas que, por lo general, forman una cadena. Debido a su complejidad, el organismo va metabolizándolos de forma más gradual, por lo que se absorben lentamente. Esta es la razón por la que resultan más saciantes que los carbohidratos simples, del mismo modo que favorecen que el nivel de azúcar (glucosa) en sangre se mantenga más estable. Se encuentran de forma natural en las legumbres, el arroz, los cereales, el pan, la patata, la pasta y algunos vegetales.

El almidón o fécula es el tipo de hidrato de carbono complejo más abundante. Se encuentra principalmente en los cereales, las legumbres, las semillas, las raíces y los tubérculos (patatas). También pertenecen a este grupo alimentario la fibra dietética, tanto la insoluble (celulosa) como la soluble (pectina y hemicelulosa). Por sus peculiaridades (*véase* el capítulo *Minerales y otros nutrientes*).

## Dosis recomendadas

Según la Organización Mundial de la Salud (OMS), entre el 50 y el 75 % de las calorías diarias deberían provenir de los hidratos de carbono. Sin embargo, no todos los componentes de este nutriente tienen la misma importancia fisiológica, de modo que la OMS recomienda que este consumo sea mayoritariamente de hidratos de carbono complejos. Por su parte, las *Dietary Guidelines for Americans* (Guías alimentarias para estadounidenses) recomiendan que los carbohidratos representen entre el 45 y el 65 % de las calorías diarias. Esto significa que si se consumen 2 000 calorías al día, entre 900 y 1 300 de esas calorías deberían ser carbohidratos. Eso se traduce en entre 225 y 325 g de este nutriente al día.

## ¿QUÉ ES EL ÍNDICE GLUCÉMICO?

El Índice Glucémico (IG) es una clasificación fisiológica, de 0 a 100, que se emplea para indicar cómo un alimento que contiene hidratos de carbono provoca un aumento en los niveles de azúcar en sangre (glucosa). Las cantidades de hidrato de carbono con las que se determina esta clasificación son 50 g, y se contemplan tres grupos de alimentos según su índice glucémico: IG alto, IG moderado e IG bajo.

- **Alimentos con un IG alto (de 70 a 100):**
  - Patatas: IG 95. Pan blanco: IG 95. Miel: IG 90. Arroz blanco y de cocción rápida: IG 85. Cereales procesados y avena instantánea: IG 70. Sandía, piña: IG 70. Maíz: IG 70. Frutos secos: IG 65.

- **Alimentos con un IG medio o moderado (de 56 a 69):**
  - Arroz integral: IG 68. Cuscús: IG 65. Uvas pasas: IG 64. Calabaza (cocida): IG 64. Pan de pita, pan de centeno: IG 53.

- **Alimentos con un IG bajo (de 0 a 55):**
  - Zanahorias, vegetales verdes sin almidón: IG por debajo de 15. Manzanas, naranjas, uvas, y muchas otras frutas: IG por debajo de 15. Cacahuetes: IG 15. Otros frutos secos: IG 30. Pasta integral: IG 30. Legumbres (lentejas, garbanzos): IG 30. Productos lácteos: IG 35. Copos de avena/cereales integrales sin azúcar: IG 40-50.

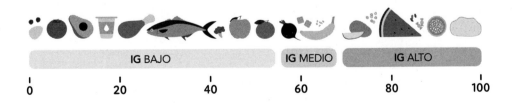

| IG BAJO | IG MEDIO | IG ALTO |
|---|---|---|

0   20   40   60   80   100

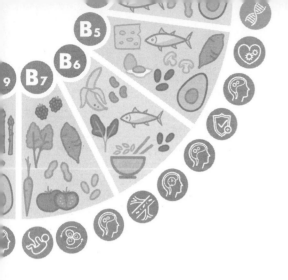

# GRASAS O LÍPIDOS

Se trata de un grupo heterogéneo de sustancias de estructura diversa. Los lípidos están compuestos principalmente por triglicéridos (comúnmente denominados grasas), los fosfolípidos y los esteroles (principalmente el colesterol). Su principal función es energética: aportan 9 kg por gramo (más del doble que los otros macronutrientes). Actúan como un gran almacén de energía en el organismo, ya que si la ingesta de grasa supera las necesidades diarias, el exceso se almacena directamente en el tejido adiposo, en forma de triglicéridos.

También tienen una función estructural, pues forman parte de la estructura de las membranas celulares. Constituyen entre el 50 y el 60 % de la masa cerebral. Protegen muchos de los órganos corporales (corazón, riñones), actuando como amortiguadores con respecto a potenciales traumatismos. También realizan una función de aislamiento térmico, ayudando a mantener la temperatura corporal.

Las grasas son elementos integrantes de algunas hormonas, vitaminas (la D) y ácidos biliares; y están implicadas en la absorción y el transporte de las vitaminas liposolubles y de compuestos bioactivos como los carotenoides. Se caracterizan por ser insolubles en agua y solubles en disolventes orgánicos.

En los alimentos se encuentran en forma de grasa «visible», de aspecto untuoso o aceitoso (mantequilla, aceites, grasa de la carne) y grasa invisible que no se distingue y que forma parte de la composición de alimentos como el aguacate, los frutos secos, la leche o los embutidos. En los vegetales se acumulan en las semillas.

Por su estructura química, las grasas se dividen en: saturadas, monoinsaturadas, poliinsaturadas y trans (otras clasificaciones consideran las monoinsaturadas y poliinsaturadas dentro del grupo de las insaturadas).

Organolépticamente, las grasas aumentan la palatibilidad de los alimentos (esto es, los hacen más agradables al paladar) y sirven de vehículo para los componentes que les proporcionan sabor, olor y textura.

# GRASAS, TRIGLICÉRIDOS Y ÁCIDOS GRASOS

Algunas fuentes se refieren a las grasas como ácidos grasos (AGE), pero se trata de los mismos macronutrientes (esto es, lípidos). Esta diferente denominación tiene su explicación en la composición de estos macronutrientes: en los alimentos, las grasas se encuentran principalmente en forma de triglicéridos, y desde el punto de vista químico, los triglicéridos son moléculas de grasa compuestas por tres ácidos grasos unidos a una molécula de glicerol (un alcohol). Por lo tanto, los ácidos grasos se suelen encontrar formando parte de los triglicéridos, y es la composición de esos ácidos grasos la que distingue unas grasas de otras.

Así, y según el grado de saturación de los ácidos grasos (algo que depende de su estructura química interna) se distingue entre grasas saturadas y grasas insaturadas. Otro factor diferenciador es la longitud de cadena de dichos ácidos: hay ácidos grasos de cadena corta, de cadena larga y de cadena muy larga. Esta peculiaridad es importante, porque la absorción, digestión y metabolización de estos ácidos es diferente en cada caso.

Por su parte, los populares ácidos grasos son los componentes primarios de las grasas, y entre ellos hay que destacar principalmente tres: los omega 3, los omega 6 y los omega 9.

# ¿QUÉ ES EL COLESTEROL?

Junto a los triglicéridos y los fosfolípidos, los lípidos contienen esteroles, entre los que destaca el **colesterol**. No se trata de un nutriente esencial, ya que puede ser sintetizado por el organismo. Este colesterol endógeno es fabricado por el hígado en cantidades de entre 800 y 1 500 mg al día. Sin embargo, la principal fuente de aporte de colesterol es la dieta (colesterol exógeno).

Su ingesta es importante, ya que esta sustancia juega un papel clave en la formación de las membranas celulares, y también actúa como precursor en la síntesis de la vitamina D y las hormonas sexuales, además de ser un componente esencial de la bilis.

Otras funciones del colesterol son su participación en numerosos procesos metabólicos y el papel que juega en la embriogénesis y la división celular.

Las principales fuentes alimenticias de colesterol exógeno son de origen animal: la yema de huevo, las vísceras (sesos, hígado), los lácteos enteros y las carnes (especialmente las de cerdo y cordero).

El problema que presenta el colesterol para la salud son sus niveles elevados en sangre (concretamente del LDL, lipoproteínas de baja densidad), pero se sabe que esta circunstancia no depende tanto de la ingesta de colesterol propiamente dicha (a través de los alimentos que lo contienen) como de la relación entre las grasas insaturadas y saturadas que existe en la dieta habitual. Asimismo, hay factores, como la presencia de fibra vegetal en la dieta, que regulan la absorción del colesterol exógeno, evitando un aumento de colesterol sanguíneo. Equivalentes al colesterol, pero de origen vegetal, son los fitoesteroles. Se trata de componentes naturales que se encuentran en los aceites vegetales (de oliva, girasol, maíz), las frutas, las hortalizas y las verduras.

# TIPOS DE GRASAS

## Grasas saturadas

Por lo general, son muy estables y sólidas a temperatura ambiente (a diferencia de las monoinsaturadas y poliinsaturadas, que tienden a ser líquidas). Es recomendable consumirlas en la menor cantidad posible, ya que el hígado las convierte fácilmente en colesterol, de ahí que aumenten el LDL (colesterol malo) más que cualquier otro tipo de grasa. Se encuentran principalmente en los alimentos de origen animal: grasa de la carne roja y la carne de cerdo; embutidos; mantequilla, manteca, lácteos enteros, quesos, yema de huevo, a excepción de las presentes en los aceites de coco y de palma, que son alimentos de origen vegetal (se suelen utilizar en la bollería industrial, aperitivos salados y alimentos ultraprocesados).

## Grasas insaturadas

La mayoría de los aceites vegetales que son líquidos a temperatura ambiente tienen grasas insaturadas. Son el tipo de grasas consideradas cardiosaludables, ya que han demostrado tener importantes beneficios para la salud del corazón, siendo el más destacable el aumento que producen del colesterol HDL (el bueno) y una reducción del LDL (el malo), junto a una disminución del nivel de triglicéridos en sangre. Se encuentran en alimentos de origen vegetal, principalmente en los aceites vegetales (oliva, girasol, maíz). También hay evidencias del papel que juegan en la prevención de otras enfermedades como las inflamatorias, las cutáneas y algunos tipos de cáncer. Se clasifican a su vez en grasas (o ácidos grasos) monoinsaturadas y ácidas (o ácidos grasos) poliinsaturados:

1. **Grasas monoinsaturadas**

   Representan el mayor porcentaje recomendable de consumo de lípidos: entre el 15 y el 20% del total. El principal ácido graso monoinsaturado es el ácido oleico, presente en el aceite de oliva (puede alcanzar el 75-80% de su contenido). También está presente en el aceite de colza, el aguacate, las aceitunas. En menor cantidad, son fuente de grasas monoinsaturadas algunas carnes, el aceite de girasol y frutos secos (nueces y almendras).

2. **Grasas poliinsaturadas**

   Al igual que las monoinsaturadas, son líquidas a temperatura ambiente y se muestran inestables al contacto con el oxígeno, lo que favorece su enranciamiento. Se encuentran principalmente en alimentos de origen vegetal, como en los aceites vegetales (girasol, maíz, cártamo, germen de trigo, pepita de uva, borraja y cacahuete) y en los frutos secos. También en los pescados y mariscos. Las fuentes concretas de los distintos ácidos grasos son las siguientes:

La recomendación de consumo de este tipo de grasas en la dieta es de entre el 6 y el 10% de las calorías totales. Se trata de componentes imprescindibles para las membranas celulares y también son precursores de las prostaglandinas (moléculas mediadoras en la inflamación). Existen tres familias: ácidos grasos omega 3, ácidos grasos omega 6 y ácidos grasos omega 9. La mayoría de estos ácidos pueden ser sintetizados por el organismo a partir de los hidratos de carbono de la dieta:

○ **Ácidos grasos omega 3:** Los más destacables son el ácido linolénico (proveniente de semillas, frutos secos como las nueces y cereales); el ácido eicosapentaenoico (EPA) y el ácido docosahexaenoico (DHA), presentes ambos en las grasas de pescados y mariscos. Destacan por su acción antiagregante y vasodilatadora, así como por su efecto sobre la disminución de la presión arterial y la trombosis. Destacan los pescados azules (sardina, salmón, atún, caballa); nueces y algunos alimentos enriquecidos.

○ **Ácidos grasos omega 6:** Destacan el ácido linoleico, presente fundamentalmente en aceites de semillas (girasol, soja y maíz); frutos secos como las almendras y cereales; y el ácido araquidónico, que se encuentra en la manteca de cerdo y algunos pescados.

○ **Ácidos grasos omega 9:** A diferencia de los omega 3 y omega 6, no son esenciales y, además, el organismo puede fabricarlos por sí mismo. Sus dos formas más conocidas son el ácido oleico y el ácido erúcico, presentes en los aceites de girasol alto oleico y en el de oliva. Tiene un grado de oxidación muy elevado, de ahí la recomendación de recurrir a su versión en crudo siempre que sea posible. También están presentes en los frutos secos (avellanas, pistachos, anacardos), aceitunas y aguacate. Se trata de un tipo de grasa que se encuentra en las membranas celulares y en los vasos sanguíneos, de ahí derivan sus demostradas propiedades cardiosaludables.

3. **Grasas trans (o parcialmente hidrogenadas)**

Hay dos tipos fundamentales de ácidos grasos trans: los naturales y los artificiales o industriales. Las grasas trans naturales proceden de animales rumiantes (vaca, cabra, oveja). Las bacterias presentes en el rumen (una de las cuatro cavidades que forman el estómago de los rumiantes) realizan una hidrogenación parcial de una parte de los ácidos grasos monoinsaturados (oleico) y poliinsaturados (linoleico y linolénico) presentes en las hojas, tallos y raíces que consumen estos animales y también en el contenido de los piensos que se les proporcionan. Estas grasas trans son absorbidas e incorporadas a los músculos y a la leche de estos animales, lo que explica su presencia —en pequeña cantidad— en la leche entera y en la vaca de ternera, cordero o cabrito. Las grasas trans procedentes de esta fuente son escasas (suponen aproximadamente un 5% del consumo total de este tipo de lípidos), y se trata principalmente de productos como la mantequilla, la crema, la nata, la leche entera y la carne grasa.

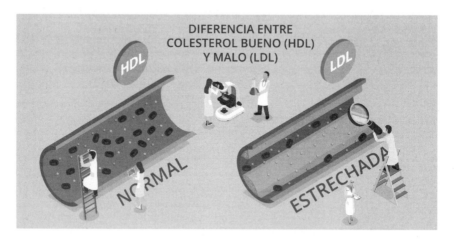

La principal fuente de grasas trans (y las más perjudiciales para la salud) son las industriales, que se forman a partir de ácidos grasos insaturados que se hidrogenan parcialmente, de ahí que se trate de grasas más sólidas, más plásticas y más estables. La mayor parte de las grasas trans se producen durante la elaboración de las margarinas y mantecas y las grasas de repostería como resultado de la hidrogenación parcial o total de aceites vegetales (que se añaden a los alimentos para mejorar la perdurabilidad, la textura y el sabor) o aceites de pescado insaturados. El principal objetivo del proceso de hidrogenación es obtener una grasa más sólida para la elaboración de los alimentos.

Tal y como se advierte desde la Sociedad Española de Endocrinología y Nutrición (SEEN), el consumo de ácidos grasos trans provoca en el organismo un efecto más negativo que la grasa saturada, ya que aumenta los niveles de colesterol LDL y de triglicéridos y reduce el de HDL, por lo que es preciso que la ingesta de este nutriente sea lo más baja posible (se recomienda un consumo inferior al 1% de las calorías totales de la dieta). Desde abril de 2021 la Comisión Europea limita el uso de las grasas trans a un máximo de 2 g por cada 100 g de grasa de los alimentos.

Se encuentran en casi todos los alimentos procesados u horneados comercialmente, de ahí que su presencia sea muy amplia y resulten muy difíciles de detectar. Suelen aparecer bajo el término «grasas hidrogenadas», pero también se refieren a ellas otras denominaciones como «grasas vegetales hidrogenadas», «aceite hidrogenado de palma» o «grasas vegetales hidrogenadas». Entre los alimentos con mayor contenido en grasas trans destacan las galletas, la bollería industrial, alimentos precocinados, snacks, helados, cremas y batidos.

# Dosis recomendadas

La Sociedad Española de Endocrinología y Nutrición (SEEN) y la Sociedad Española de Nutrición Comunitaria (SENC) recomiendan que el consumo de grasa no supere el 30-35 % de las calorías diarias ingeridas. Para una dieta media de 2 000 calorías, el contenido calórico procedente de las grasas sería de 600-700 calorías, el equivalente a una toma diaria de aproximadamente 70-78 g de grasas.

En cuanto al tipo de grasas, la proporción recomendada es la siguiente: grasas monoinsaturadas, 15-20 %; grasas saturadas, 7-8 %; grasas poliinsaturadas, 5 % (omega 6 y omega 3 en una relación de 5:1); y colesterol, menos de 300 g al día.

En la misma línea, las recomendaciones de *Dietary Guidelines for Americans 2020-2025 (Guías alimentarias para los estadounidenses* 2020-2025) contemplan que no se debe obtener de las grasas más del 25 al 30 % de las calorías diarias y limitar las grasas saturadas a menos del 10 %. Para una dieta de 2 000 calorías, esto es el equivalente a 200 kcals o 22 g de grasas saturadas al día. Como ejemplo gráfico de esta cantidad, las guías recuerdan que solo una cucharada (15 ml) de mantequilla contiene 7 g de grasa saturada (casi un tercio de la asignación diaria).

## A tener en cuenta

- La mayoría de los alimentos contienen una combinación de distintas grasas. Es preferible elegir alimentos con contenidos más altos en grasas saludables, como las monoinsaturadas y poliinstaturadas.

- Es importante no exceder las recomendaciones con respecto al porcentaje de grasas en la dieta, ya que esta es una de las principales causas de sobrepeso y obesidad.

- Organismos como la Federación Española de Sociedades de Nutrición recomiendan sustituir las grasas saturadas por insaturadas, y muy especialmente por aceite de oliva virgen y virgen extra. Por su parte, la Unión Europea comparte esta recomendación incidiendo en que es el modo de mantener los niveles normales de colesterol sanguíneo.

- La carencia de alguno de los ácidos grasos esenciales (AGE) puede desencadenar signos y síntomas específicos, entre ellos, retardo en el crecimiento, problemas en la reproducción (parto prematuro, bajo peso al nacer) y alteraciones de la agudeza visual, entre otros.

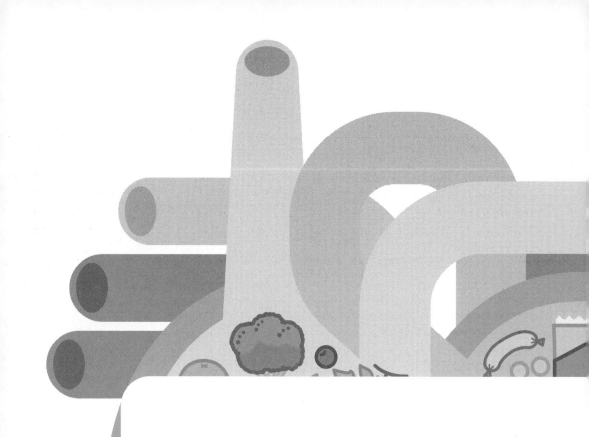

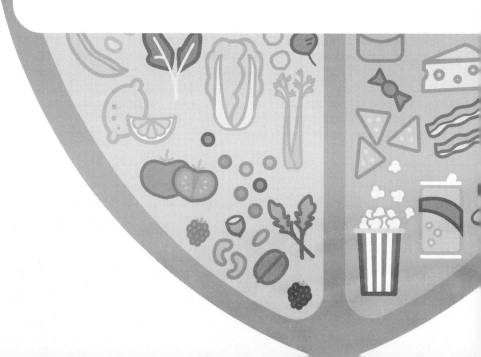

# LOS
# MICRONUTRIENTES

# LAS VITAMINAS

Según la Organización Mundial de la Salud (OMS), los micronutrientes son sustancias derivadas de la ingesta de alimentos que el cuerpo necesita en pequeñas cantidades para desempeñar sus funciones celulares diarias. Resultan esenciales para el organismo y son de dos tipos: vitaminas y minerales.

Por lo general el organismo no puede sintetizar las vitaminas y minerales por sí mismo y en los casos en los que sí es capaz de fabricarlos, lo hace en cantidades que no son suficientes para no provocar un déficit. Esta es la razón por la que deben ser aportados a través de la alimentación o, en determinadas circunstancias, con complementos alimenticios.

Las vitaminas son sustancias orgánicas, sin valor energético, es decir, no aportan calorías, presentes en los alimentos. El organismo las necesita en cantidades pequeñas para el desarrollo de las funciones metabólicas.

Se trata de nutrientes esenciales en los procesos básicos para la vida: el crecimiento, la reparación de los tejidos, la defensa del organismo frente a las enfermedades (sistema inmune) o la conversión de los alimentos en energía.

Las necesidades de vitaminas son muy pequeñas (se expresan en miligramos o microgramos) y suelen cubrirse sin mayor problema a través de la alimentación (siempre que esta sea saludable, variada y equilibrada). De hecho, los expertos en nutrición insisten en que con una pauta dietética sana se asegura, en la mayoría de los casos, el aporte diario recomendado de todas y cada una de las vitaminas.

Las dosis diarias recomendadas se ajustan a criterios como el sexo y la etapa vital del individuo. Hay que tener en cuenta que existen algunos grupos, situaciones o edades en los que el requerimiento de estos micronutrientes es mayor y, por lo tanto, están más expuestos a presentar un déficit. Es el caso de los niños y adolescentes (están en pleno proceso de crecimiento); las embarazadas y mujeres en periodo de lactancia (sus necesidades vitamínicas se incrementan); las personas mayores o las convalecientes tras un problema de salud o intervención quirúrgica, por ejemplo.

La principal consecuencia de la falta o carencia de una determinada vitamina en la alimentación provoca un trastorno con unos síntomas característicos que suele solucionarse al ingerir la vitamina deficitaria (ya sea a través de la alimentación o recurriendo a complementos).

Una cuestión importante es conocer la presencia de las vitaminas en los alimentos, algo que depende de dos variables: por un lado, la cantidad de vitamina que contiene el alimento y, por otro, la biodisponibilidad, es decir, la cantidad absorbida y utilizada por el organismo de ese micronutriente. La mayor o menor biodisponibilidad depende a su vez de numerosos factores: el estado nutricional de la persona, la eficacia del proceso digestivo y el método de cocción al que se somete el alimento, entre otros.

# CLASIFICACIÓN DE LAS VITAMINAS POR GRUPOS

Las vitaminas puedan clasificarse según distintos criterios:

1. **Según la capacidad o no del organismo de producirla.** Hay que destacar, por un lado, las que pueden sintetizarse endógenamente en cantidades variables, que son la D (a partir de la exposición a la radiación UV del sol); las vitaminas $B_1$, $B_2$, la vitamina K (sintetizadas por bacterias intestinales) y la $B_3$ (a partir de un aminoácido esencial, el triptófano); y, por otro lado, todas las demás.

2. **La clasificación más importante es la que se hace en función de su solubilidad (afinidad con el agua o la grasa) y que da lugar a dos grandes grupos de vitaminas:**

   o Hidrosolubles: Vitamina C y vitaminas del grupo B. Son solubles en agua y se absorben en el intestino delgado desde donde, por diferentes mecanismos, pasan a la sangre, siendo la mayoría de ellas eliminadas por la orina.

   o Liposolubles: Vitamina A, vitamina D, vitamina E y vitamina K. Son solubles en las grasas, pero no en el agua, por lo que suelen estar vehiculizadas en los lípidos de los alimentos (de hecho, se encuentran principalmente en los alimentos grasos). Se absorben en las células del intestino y, desde ahí, pasan al sistema linfático. Suelen almacenarse en el hígado, el tejido adiposo o el músculo; se excretan a través de la bilis y se eliminan por las heces.

3. **Hay otras clasificaciones o denominaciones de las vitaminas en función de algunas de sus propiedades:** Las antioxidantes (C, E), antihemorrágica (K), antianémicas ($B_{12}$, ácido fólico o $B_9$), antirraquítica (D) y antixeroftálmica (A).

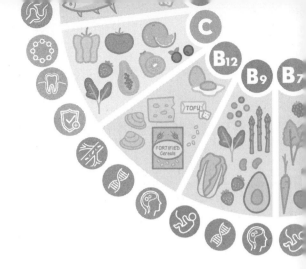

# VITAMINA A

Se trata de una vitamina liposoluble que se almacena en el hígado. Se encuentra en dos formas en los alimentos:

- **Retinol** (vitamina A ya preformada): Se halla en los alimentos de origen animal como el hígado, los aceites de pescado (sardinas, atún), los lácteos (leche entera y mantequilla) y la yema de huevo.

- **Carotenos** (provitamina A): Se encuentran en los vegetales, especialmente en las verduras de hoja verde (espinacas, grelos, berros, brécol) y hortalizas, y algunas frutas de color rojo-naranja (zanahorias, tomates, pimientos rojos, boniatos, albaricoques, melocotones, mango).

Es esencial para un buen crecimiento y desarrollo, así como para mantener sanos los tejidos corporales, especialmente los de la piel (epiteliales) y las mucosas del aparato respiratorio y del aparato digestivo. También juega un papel importante en la nutrición de las membranas oculares, manteniéndolas sanas y asegurando los niveles adecuados de humedad. Otra de sus funciones a nivel ocular es la de asegurar la síntesis de la rodopsina, un pigmento de las células de la retina que, entre otras cosas, permite que esta se ajuste a los cambios de luz para mantener así la visión nocturna.

## Beneficios para el organismo

Fortalece el sistema inmune, asegurando su función de defensa ante las enfermedades (especialmente las infecciosas). También desempeña un rol importante en el buen estado de la piel, los huesos, las uñas y la dentadura. Es un nutriente fundamental en la reproducción (transcripción genética, desarrollo embrionario) e interviene en el metabolismo del colesterol.

## Dosis recomendadas

Los requerimientos de vitamina A se expresan en equivalentes de retinol y se miden en microgramos. Las necesidades varían de 400 a 900 mcg diarios.

## Signos y síntomas de déficit

La principal consecuencia de la falta de vitamina A en la dieta es la aparición de una enfermedad llamada xeroftalmia, que se caracteriza por el endurecimiento y ulceración de la córnea y que es la principal causa de ceguera en los niños. También favorece otros problemas oculares, como la visión nocturna defectuosa. Otras consecuencias de su déficit es el debilitamiento del sistema inmune y, por lo tanto, la disminución de su resistencia a las infecciones, así como alteraciones cutáneas, digestivas, nerviosas y musculares.

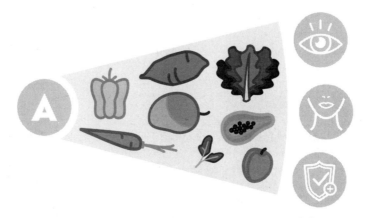

## Alimentos ricos en vitamina A

- Hígado: 13 540 mcg/100 g de alimento.
- Foie gras y patés: 8 300 mcg /100 g de alimento.
- Zanahorias: 1 333 mcg/100 g de alimento.
- Espinacas: 942 mcg/100 g de alimento.
- Margarina: 900 mcg/100 g de alimento.
- Mantequilla: 828 mcg/100 g de alimento.
- Boniato y batata: 667 mcg/100 g de alimento.
- Acelgas: 338 mcg/100 g de alimento.
- Albaricoque: 250 mcg/100 g de alimento.
- Tomate: 207 mcg/100 g de alimento.
- Mango: 201 mcg/100 g de alimento.
- Huevo de gallina: 140 mcg/100 g de alimento.

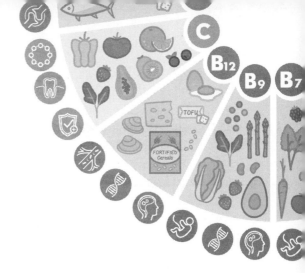

# VITAMINAS DEL GRUPO B

S e trata del grupo o complejo más numeroso de vitaminas y, aunque cada una de ellas desempeña una serie de funciones concretas, todas tienen en común la ayuda que prestan al organismo para que este utilice de manera adecuada la energía suministrada por los macronutrientes (transformando en energía los aportes de grasas, proteínas e hidratos de carbono). También favorecen el correcto funcionamiento del sistema nervioso.

Se trata de un grupo vitamínico que juega un papel esencial en los problemas y patologías relacionadas con la edad: enfermedad cardiaca, problemas musculares, osteoporosis, alteraciones derivadas de la menopausia y situaciones frecuentes en los ancianos, como los problemas digestivos, que pueden dificultar la absorción de ciertos nutrientes.

Están presentes principalmente en carnes, lácteos, huevos, vísceras, legumbres y verduras de hoja verde oscuro. Las vitaminas que forman parte de este grupo son:

- Vitamina $B_1$ (Tiamina).
- Vitamina $B_2$ (Riboflavina).
- Vitamina $B_3$ (Niacina).
- Vitamina $B_5$ (Ácido pantoténico).
- Vitamina $B_6$ (Piridoxina).
- Vitamina $B_8$ (Biotina).
- Vitamina $B_9$ (Ácido fólico).
- Vitamina $B_{12}$ (Cianocobalamina).

## VITAMINA $B_1$ (TIAMINA)

Es altamente hidrosoluble (se evapora hasta en un 50 % cuando se cocinan las frutas y verduras que la contienen) y se destruye fácilmente por el calor. La duración del calentamiento o la cocción es determinante para el nivel de destrucción.

Es esencial para el crecimiento y el desarrollo adecuados. Su función es fundamental en el metabolismo de los hidratos de carbono y de los aminoácidos, contribuyendo así al adecuado aporte energético. Se halla en los cereales integrales (germen de trigo, arroz), carnes (especialmente la de cerdo), vísceras, hígado, huevos, levadura de cerveza, legumbres (habas, guisantes).

## Beneficios para el organismo

Funciona como coenzima vital para la respiración tisular (intercambio gaseoso que se produce entre la sangre y los diferentes tejidos del cuerpo). Interviene en procesos de conducción nerviosa (la transmisión de impulsos nerviosos a través de las neuronas).

Acelera el proceso de recuperación de los trastornos gastrointestinales, y es sabido que los alimentos ricos en tiamina contribuyen al correcto funcionamiento del corazón.

### A tener en cuenta

Es indispensable para la liberación de energía de los alimentos ricos en carbohidratos, por lo que cuanto más rica en hidratos de carbono sea la dieta, mayores serán los requerimientos de esta vitamina. Además de las altas temperaturas, la luz solar y los medios alcalinos (sal, bicarbonato) también alteran esta vitamina. Por ejemplo, en un pH de 10,8, desaparece en un 90%. La congelación, sin embargo, no tiene ningún efecto sobre el contenido de tiamina de los alimentos que la aportan.

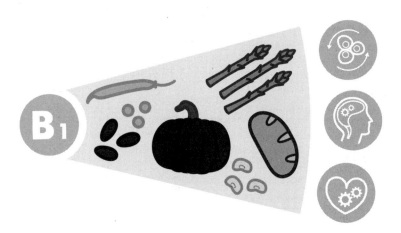

## Dosis recomendadas

Las cantidades recomendadas se calculan en función de la ingesta energética (0,4 mg de vitamina $B_1$ por 1000 kcal diarias). Como media, la dosis se sitúa en 1,2 mg diarios.

## Signos y síntomas de déficit

La enfermedad más asociada a la falta de vitamina de $B_1$ es el beri-beri (una patología poco frecuente en los países desarrollados), que se manifiesta con síntomas como debilidad, alteraciones musculares y neurológicas y trastornos cardiacos. También puede haber déficit en las personas con alcoholismo crónico, ya que el alcohol aumenta la excreción de esta vitamina a través de la orina.

## Alimentos ricos en vitamina $B_1$

- Chuleta de cerdo: 0,9 mg/100 g de alimento.
- Lomo embuchado: 0,8 mg/100 g de alimento.
- Soja en granos: 0,85 mg/100 g de alimento.
- Guisantes secos: 0,7 mg/100 g de alimento.
- Cacahuetes/avellanas: 0,6 mg /100 g de alimento.
- Harina de maíz: 0,5 mg/100 g de alimento.
- Lentejas: 0,5 mg/100 g de alimento.
- Yema de huevo: 0,4 mg/100 g de alimento.
- Cereales de desayuno: 0,41 mg /100 g de alimento.
- Harina de trigo integral: 0,35 mg /100 g de alimento.
- Avena: 0,25 mg/100 g de alimento.
- Espárragos: 0,16 mg/100 g de alimento.

## VITAMINA $B_2$ (RIBOFLAVINA)

Es hidrosoluble, se tolera bien y su ingesta en cantidades elevadas no tiene efectos dañinos. Se encuentra de forma natural en varios alimentos de distinto tipo y se añade a muchos productos fortificados. Se trata de una vitamina muy sensible a la irradiación y a la radiación solar (hay que tenerlo en cuenta a la hora de conservar los alimentos que la contienen, especialmente las legumbres), sin embargo es estable al calor, por lo que no se destruye con el cocinado.

Favorece la formación de anticuerpos y glóbulos rojos e interviene en el mantenimiento de las mucosas y del tejido epitelial (el que reviste las superficies internas y externas del cuerpo), en especial el de la córnea ocular.

La inclusión de los lácteos en la dieta diaria asegura las dosis necesarias de esta vitamina. Está presenta también en el hígado, los huevos, los cereales integrales, las legumbres y los frutos secos.

## Beneficios para el organismo

Es imprescindible para la oxidación de los carbohidratos (reacción a través de la que se obtiene la energía de los alimentos) y para la utilización de las proteínas y de las grasas por parte del organismo. Participa en los procesos de respiración celular y en el desarrollo embrionario. Está vinculada a la absorción de hierro y es importante para mantener el tono muscular y el buen funcionamiento de los sistemas digestivo y cardiaco.

## Dosis recomendadas

Sus necesidades dependen del contenido calórico de la dieta (0,6 mg/1 000 kcal). Como referencia orientativa, en los hombres la dosis diaria se sitúa en 1,6 mg y en las mujeres en 1,4 mg.

## Signos y síntomas de déficit

La deficiencia de esta vitamina es muy rara y se manifiesta por alteraciones en la piel (úlceras en las comisuras de los labios; lesiones en la lengua, la nariz y los órganos genitales; irritaciones; piel excesivamente grasa). Otro síntoma es la irritación en los ojos, fotofobia y disminución de la agudeza visual. Hay determinadas situaciones o pacientes que pueden presentar déficit de riboflavina: las personas con diarrea crónica, casos de alcoholismo y pacientes de enfermedades hepáticas o en tratamiento de diálisis.

## Alimentos ricos en vitamina B$_2$

- Almendra: 0,67 mg/100 g de alimento.
- Anchoas: 0,5 mg/100 g de alimento.
- Queso tipo Burgos: 0,3 mg/100 g de alimento.
- Solomillo de ternera: 0,27 mg /100 g de alimento.
- Jamón cocido: 0,26 mg/100 g de alimento.
- Guisantes: 0,25 mg/100 g de alimento.
- Acelgas/espinacas: 0,2 mg/100 g de alimento.
- Lentejas: 0,2 mg/100 g de alimento.
- Nueces/pistachos: 0,2 mg/100 g de alimento.
- Pavo/pollo: 0,2 mg/100 g de alimento.
- Brotes de soja: 0,16 mg/100 g de alimento.
- Leche entera: 0,15 mg/100 g de alimento.

### A tener en cuenta

Algunos estudios apuntan a que los suplementos de riboflavina podrían ser efectivos para la prevención de la migraña, aunque los resultados obtenidos no han sido suficientemente concluyentes. En las personas estrictamente vegetarianas, las que no incluyen lácteos en su dieta y las que siguen una alimentación inadecuada o desequilibrada, podrían estar indicados (siempre bajo supervisión médica) los suplementos de esta vitamina.

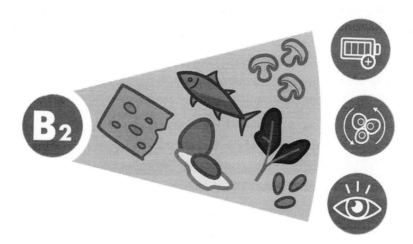

# VITAMINA B₃ (NIACINA)

Esta vitamina incluye dos compuestos con actividad vitamínica similar: el ácido nicotínico y la nicotamida. También se identifica genéricamente como vitamina PP. Es mucho menos sensible a la acción del calor que otras vitaminas hidrosolubles. Su papel es fundamental en el metabolismo energético de los macronutrientes, especialmente en los de la glucosa (un hidrato de carbono) y el de las grasas y también en el del alcohol.

Está presente en alimentos tanto de origen vegetal (cereales, legumbres, patatas, verduras de hoja verde, frutos secos) como animal (carnes blancas, carne de res, huevos, leche, pescado). La carne proporciona entre el 35 y el 40 % de las necesidades de esta vitamina. También está presente en alimentos enriquecidos y fortificados (panes y cereales, principalmente).

## Beneficios para el organismo

Interviene en la producción de hormonas sexuales, del colesterol y en la síntesis del glucógeno. También tiene funciones relacionadas con la digestión, el sistema nervioso y la piel. Investigaciones recientes han demostrado los beneficios de dosis altas de niacina (en forma de ácido nicotínico) en la prevención del infarto de miocardio y el ictus en las personas con arterioesclerosis. Este efecto se explica por la capacidad de este nutriente de reducir los niveles del colesterol LDL (el «malo») y de triglicéridos, y de elevar los niveles de colesterol HDL (el «bueno»).

## Dosis recomendadas

La cantidad diaria recomendada depende de la edad y del sexo, pero la media se sitúa en 16 mg para hombres y en 14 mg para mujeres.

## Signos y síntomas de déficit

La deficiencia grave de esta vitamina es la causa principal de una enfermedad llamada pelagra, poco común en los países desarrollados y cuyos síntomas son fatiga, pérdida de apetito, alteraciones digestivas (diarrea), erupciones cutáneas (dermatitis), enrojecimiento de la lengua, pérdida de memoria, depresión y, en los casos más extremos, demencia. Hay algunos grupos de población y circunstancias en los que puede ser necesario recurrir a suplementos de niacina. Es el caso de las personas inmunodeprimidas (VIH), con enfermedad inflamatoria intestinal, anorexia o cirrosis hepática. También puede haber déficit de esta vitamina si se toman fármacos como la isoniazida y la pirazinamida (para el tratamiento de la tuberculosis), ya que estos interfieren en la capacidad del organismo de convertir el triptófano en niacina.

## Alimentos ricos en vitamina $B_3$

- Cacahuetes: 21,3 mg/100 g de alimento.
- Bonito y atún: 17,8 mg/100 g de alimento.
- Pollo/pavo: 14 mg/100 g de alimento.
- Jamón serrano: 12 mg/100 g de alimento.
- Bacalao: 10,5 mg/100 g de alimento.
- Salmón: 10,4 mg/100 g de alimento.

- Cordero: 10 mg/100 g de alimento.
- Carne magra de cerdo: 8,7 mg /100 g de alimento.
- Cigalas, langostinos, gambas: 7,4 mg/100 g de alimento.
- Chuletas de vacuno: 7,2 mg /100 g de alimento.
- Rape/merluza: 6,9 mg/100 g de alimento.
- Queso curado: 6,7 mg/100 g de alimento.

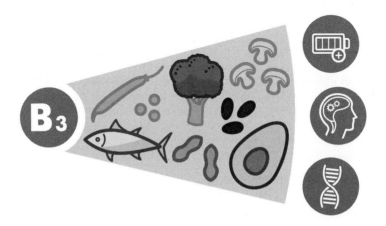

## A tener en cuenta

La niacina puede obtenerse directamente de la dieta, consumiendo alimentos ricos en esta vitamina, y también a partir del triptófano, un aminoácido que está presente en las proteínas y que se encuentra en la leche, los huevos y el pavo, principalmente. Así, al consumir estos alimentos con alto contenido en triptófano, parte de este aminoácido se convierte en niacina en el hígado. Para obtener 1 mg de niacina se necesitan cerca de 60 mg de triptófano. Esta es la razón por la que el contenido de vitamina $B_3$ de los alimentos se expresa como «equivalentes de niacina» (EN), con la siguiente equivalencia: 1 mg de equivalente de niacina = 1 mg de niacina o 60 mg de triptófano.

# VITAMINA $B_5$ (ÁCIDO PANTOTÉNICO)

Es hidrosoluble, se destruye fácilmente con el calor durante el cocinado y es uno de los componentes principales de la coenzima A, clave para el desarrollo de muchas de las reacciones necesarias para el funcionamiento del organismo. En los suplementos dietéticos se encuentra generalmente en forma de pantotenato de calcio o pantetina. Está presente de forma natural en muchos alimentos y también se agrega a algunos, como los cereales para el desayuno y las bebidas energéticas. Se encuentra asimismo en las carnes blancas (vacuno, pollo), mariscos, vísceras, huevos, leche, verduras (brécol, boniatos, patatas), cereales integrales (avena, arroz integral), frutas (aguacate), legumbres (garbanzos), guisantes, champiñones y setas (especialmente shiitakes).

Tiene un papel importante en muchos procesos metabólicos: en la transformación de los alimentos en energía, en el metabolismo de las grasas y en numerosas etapas de la síntesis de lípidos.

## Beneficios para el organismo

Resulta esencial en los procesos de producción de hormonas (como las esteroideas), la formación de los glóbulos rojos y la síntesis de neurotransmisores como la acetilcolina, un elemento que las neuronas utilizan para comunicarse entre ellas, y la melatonina, una hormona relacionada con la regulación del sueño.

## Dosis recomendadas

La ingesta adecuada para un adulto es de 5 mg al día.

## Signos y síntomas de déficit

Su deficiencia es muy inusual, y solo puede aparecer en casos de desnutrición severa. Si este déficit es grave puede producir entumecimiento y ardor en las manos y en los pies, cansancio extremo, dolor de cabeza, debilidad muscular, irritabilidad, alteración de los patrones de sueño, problemas estomacales y pérdida de apetito.

## Alimentos ricos en vitamina B$_5$

- Lomo de ternera: 13 mcg/100 g de alimento.
- Hígado de ternera: 7,9 mcg/100 g de alimento.
- Pipa de girasol pelada: 7,5 mcg/100 g de alimento.
- Cereales de desayuno: 5,1 mcg/100 g de alimento.
- Yema de huevo: 3,7 mcg/100 g de alimento.
- Leche en polvo desnatada: 3,23 mcg/100 g de alimento.
- Cacahuete: 2,7 mcg/100 g de alimento.
- Cigala/bogavante: 2,4 mcg/100 g de alimento.
- Salvado de trigo: 2,18 mcg/100 g de alimento.
- Níscalo/champiñón: 2,1 mcg/100 g de alimento.
- Guisante seco: 2 mcg/100 g de alimento.
- Aguacate: 1,10 mcg/100 g de alimento.

### A tener en cuenta

Hay investigaciones en marcha con esta vitamina, concretamente en su forma de pantetina, sobre su papel en la reducción de los niveles de colesterol LDL y las concentraciones de triglicéridos.

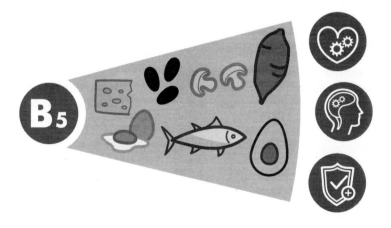

# VITAMINA B$_6$ (PIRIDOXINA)

También recibe el nombre de vitamina piridoxal, piridoxina o piridoxamina. Se encuentra en una amplia variedad de alimentos y, al ser hidrosoluble, puede perderse parte de ella con el cocinado. Está presente en la mayoría de los suplementos multivitamínicos, sola o combinada con otras vitaminas del grupo B. También en las carnes rojas, pescados (salmón, atún, sardinas), aves, vísceras, patatas y otros vegetales que contienen almidón, frutas (excepto los cítricos), frutos secos, legumbres (lentejas).

Su papel es esencial para el funcionamiento adecuado de más de 60 enzimas del organismo, es decir, las proteínas que regulan los procesos químicos corporales. También es necesaria para el balance corporal electrolítico y para mantener el funcionamiento de las células nerviosas.

## Beneficios para el organismo

Transforma el triptófano en ácido nicotínico y en serotonina. Influye en el desarrollo cerebral durante el embarazo y la infancia. Participa en la formación de la hemoglobina (glóbulos rojos) y de los anticuerpos y en la síntesis de los ácidos nucleicos (el ADN y el ARN) y de la lecitina. Interviene en la función cognitiva, el sistema inmunitario y la actividad de las hormonas esteroideas (sustancias producidas por las glándulas endocrinas, encargadas de la regulación metabólica de determinados tejidos).

## Dosis recomendadas

Las ingestas diarias recomendadas en adultos oscilan entre 1,6 a 1,8 mg al día.

## Signos y síntomas de déficit

Debido a su amplia presencia en los alimentos, el déficit de esta vitamina no es frecuente. Si se produce, se manifiesta en una serie de síntomas: alteraciones en la piel (erupciones con picazón, grietas en las comisuras de los labios, inflamación de la lengua), depresión, anemia, dolor de cabeza, confusión y debilitamiento del sistema inmune. Asimismo, hay determinados grupos que tienen un riesgo mayor de presentar un déficit de vitamina B$_6$: los que tienen problemas renales y los pacientes de trastornos autoinmunes (celiaquía, artritis reumatoide, enfermedad inflamatoria intestinal). Algunos medicamentos contra la epilepsia y para el tratamiento del asma y otros problemas pulmonares pueden disminuir los niveles de vitamina B$_6$.

El consumo excesivo de esta vitamina no es habitual, pero si se produce (por ingesta de altos niveles a través de suplementos y durante varios meses) puede provocar síntomas de toxicidad a nivel del sistema nervioso central, como la pérdida del control y coordinación de los movimientos corporales (ataxia) y neuropatía periférica.

## Alimentos ricos en vitamina B$_6$

- Sardinas: 0,96 mg/100 g de alimento.
- Salmón/langosta: 0,75 mg/100 g de alimento.
- Nueces: 0,73 mg/100 g de alimento.
- Lentejas: 0,6 mg/100 g de alimento.
- Hígado: 0,53 mg/100 g de alimento.
- Plátano: 0,51 mg/100 g de alimento.
- Pollo/gallina: 0,5 mg/100 g de alimento.
- Atún/bonito: 0,46 mg/100 g de alimento.
- Morcilla: 0,44 mg/100 g de alimento.
- Aguacate: 0,42 mg/100 g de alimento.
- Carne de vacuno: 0,33 mg/100 g de alimento.
- Patatas: 0,25 mg/100 g de alimento.

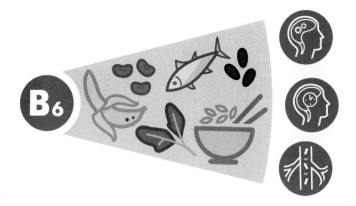

## A tener en cuenta

Una de las líneas de investigación sobre los efectos positivos de la vitamina B$_6$ en el estado de salud que ha arrojado más evidencias es la de su función en el alivio de los síntomas del síndrome premenstrual (SPM). Por otro lado, y en base a varios estudios realizados en este sentido, entidades como el Congreso Norteamericano de Obstetras y Ginecólogos (ACOG por sus siglas en inglés) recomiendan el consumo de vitamina B$_6$, bajo vigilancia médica, en mujeres embarazadas para aliviar las náuseas y los vómitos que se producen sobre todo en los primeros meses de la gestación.

# VITAMINA B$_8$ (BIOTINA)

También conocida como vitamina H o vitamina B$_7$, es hidrosoluble, estable al calor, pero sensible a las radiaciones ultravioletas, por lo que es susceptible de oxidación. Además de su aporte a través de la alimentación, se sabe que también es sintetizada por las bacterias del tracto gastrointestinal, aunque se desconoce su biodisponibilidad (la cantidad de ella que se absorbe). Interviene en el metabolismo de los hidratos de carbono, los ácidos grasos y algunos aminoácidos, transformándolos en energía que el cuerpo almacena. Está presente en el aguacate, el huevo, la coliflor, el hígado, el cerdo, los frutos rojos (frambuesas), el salmón y los cereales integrales.

## Beneficios para el organismo

Participa en la gluconeogénesis, que es la síntesis de la glucosa de aquellas moléculas que no son hidratos de carbono (aminoácidos, ácidos grasos), y en el metabolismo de la leucina (un aminoácido que juega un papel importante en el rendimiento físico). Desempeña un rol esencial durante el embarazo para el desarrollo fetal y la prevención del riesgo de anomalías congénitas.

## Dosis recomendadas

La ingesta adecuada en adultos es de 30 mcg al día. Estos requerimientos son mayores durante el embarazo y la lactancia.

## Signos y síntomas de déficit

Su déficit es poco frecuente, y puede causar dermatitis, pérdida de cabello, inflamación de la lengua, uñas quebradizas (onicorrexis), palidez, fatiga, náuseas y pérdida de apetito.

Se ha demostrado que el consumo diario de grandes cantidades de clara de huevo cruda puede producir un déficit de esta vitamina. La razón es que la clara cruda contiene una proteína, la avidina, que al unirse a la biotina impide su absorción.

## Alimentos ricos en vitamina B$_8$

- Cacahuetes: 101,4 mcg/100 g de alimento.
- Avellanas: 75 mcg/100 g de alimento.
- Salvado de trigo: 44,4 mcg/100 g de alimento.
- Hígado: 30 mcg/100 g de alimento.
- Huevo (yema cocida): 16,5 mcg/100 g de alimento.
- Anacardos (merey): 13,7 mcg/100 g de alimento.
- Pan integral: 6,1 mcg/100 g de alimento.
- Acelga: 6 mcg/100 g de alimento.

- Salmón: 5 mcg/100 g de alimento.
- Batata: 4,3 mcg/100 g de alimento.
- Cebolla: 3,8 mcg/100 g de alimento.
- Aguacate: 3,6 mcg/100 g de alimento.

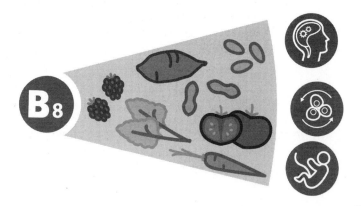

## A tener en cuenta

Actualmente se está investigando la función de la biotina para tratar la esclerosis múltiple. Las evidencias apuntan a que esta vitamina podría tener efectos beneficiosos que limitarían o revertirían algunas de las alteraciones funcionales asociadas a esta enfermedad. Este efecto tendría su explicación en la función de la biotina en la síntesis de los ácidos grasos, que a su vez es fundamental para la formación de la mielina, la sustancia que envuelve y protege ciertas células nerviosas del cerebro y la médula espinal y cuyo déficit es la causa de la esclerosis múltiple.

# VITAMINA $B_9$ (ÁCIDO FÓLICO)

También denominada ácido fólico o folato, su nombre deriva de la palabra latina *follium*, que significa hoja y, en efecto, se encuentra en grandes cantidades en los vegetales de hoja verde. Interviene en las reacciones que determinan o limitan la velocidad de síntesis del ADN. También participa en la formación de células sanas y en el traspaso del código genético de padres a hijos. Junto con la vitamina $B_{12}$ y la vitamina C, trabaja para ayudar al cuerpo a descomponer, utilizar y crear nuevas proteínas. Está presente sobre todo en las verduras de hoja verde (espinacas, coles de Bruselas), en el hígado de res, en los frutos secos (especialmente el cacahuete y la avellana), frijoles y guisantes.

## Beneficios para el organismo

La evidencia demuestra la relación del ácido fólico con el correcto desarrollo del feto y la prevención de defectos congénitos como la espina bífida. Asimismo, investigaciones recientes apuntan a que el consumo habitual de alimentos ricos en este nutriente por parte de los hombres contribuye a mejorar la calidad del esperma. La vitamina $B_9$ participa en el proceso de formación de eritrocitos o glóbulos rojos, es esencial para la formación de los glóbulos blancos de la médula espinal y evita la aparición de anemia megaloblástica.

## Dosis recomendadas

En adultos, la dosis diaria recomendada es de 200-400 mcg. En las mujeres embarazadas, 600 mcg.

## Signos y síntomas de déficit

El déficit de ácido fólico provoca anemia megaloblástica, una patología sanguínea que produce debilidad, fatiga, problemas de concentración, irritabilidad, dolor de cabeza, palpitaciones y dificultad para respirar. La deficiencia de esta vitamina también se relaciona con síntomas como depresión, insomnio y estreñimiento, y favorece la aparición de úlceras abiertas en la lengua y en el interior de la boca.

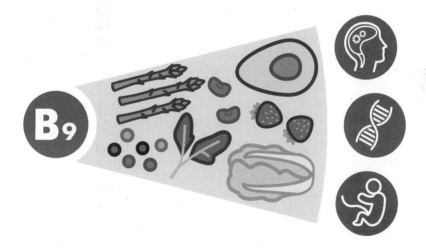

## Alimentos ricos en vitamina $B_9$

- Soja: 240 mcg/100 g de alimento.
- Pipas de girasol: 227 mcg/100 g de alimento.
- Hígado: 192 mcg/100 g de alimento.

- Judías blancas/pintas, garbanzos: 187-180 mcg/100 g de alimento.
- Escarolas, acelgas, espinacas, berros: 140 mcg/100 g de alimento.
- Cacahuetes, almendras, avellanas: 110-96 mcg/100 g de alimento.
- Remolacha: 90 mcg/100 g de alimento.
- Guisantes verdes/habas: 78 mcg/100 g de alimento.

## A tener en cuenta

Se recomienda a todas las mujeres que están planificando un embarazo empezar a tomar suplementos de ácido fólico, debido a que es difícil obtener el folato suficiente a través de los alimentos. Tomar la cantidad correcta de vitamina $B_9$ antes y durante el embarazo ayuda a prevenir ciertas anomalías del tubo neural, especialmente la espina bífida. Asimismo, consumir dosis elevadas de ácido fólico antes de la gestación y durante el primer trimestre del embarazo puede disminuir las probabilidades de un aborto espontáneo.

# VITAMINA $B_{12}$ (CIANOCOBALAMINA)

Es la última vitamina que se ha descubierto. A diferencia de otras vitaminas de este grupo, no está presente en alimentos de origen vegetal, pero son muchos los de origen animal que sí la aportan. Carne rojas y blancas, lácteos, hígado, huevos, marisco, pescados y cereales fortificados.

Es indispensable en la formación de los glóbulos rojos y en la maduración de los tejidos, y se trata de un nutriente clave para garantizar la salud de las neuronas y de la sangre.

## Beneficios para el organismo

Contribuye a la formación del ácido desoxirribonucleico (ADN), el material genético presente en las células. Junto con el ácido fólico, participa en la división activa de las células madre hematopoyéticas de la médula ósea (importantes para la prevención de los trastornos relacionados con la sangre). Participa en el metabolismo de las grasas y en el metabolismo de un aminoácido, la metionina (esencial para la formación de proteínas). También regula el metabolismo de la homocisteína, un aminoácido cuyos niveles elevados en sangre se relacionan con un mayor riesgo cardiovascular.

## Dosis recomendadas

En adultos, entre 2 y 2,4 mcg al día.

## Signos y síntomas de déficit

El cuerpo almacena entre mil y dos mil veces la cantidad de vitamina $B_{12}$ ingerida en un día, por lo que los síntomas de deficiencia pueden tardar varios años en manifestarse. La principal consecuencia de este déficit es la anemia megaloblástica o anemia perniciosa, cuyos síntomas más característicos son el cansancio y la sensación de debilidad. Las personas ancianas, debido tanto a los cambios que se producen en el tracto gastrointestinal como a la polimedicación que siguen la mayoría de ellos, pueden presentar dificultades de absorción de esta vitamina (se estima que entre el 3 y el 43 % de los adultos mayores presentan un déficit), por ello asimilan mejor las formas sintéticas, por lo que en estos casos se suelen recomendar alimentos fortificados con vitamina $B_{12}$ o un suplemento.

Otros grupos de población vulnerables a padecer déficit de cianocobalamina son las personas con trastornos estomacales y del intestino delgado, como la enfermedad celiaca o la enfermedad de Crohn, las que se han sometido a cirugías estomacales e intestinales (por ejemplo, la cirugía bariátrica para el tratamiento de la obesidad) y las que ingieren habitualmente poca cantidad o ningún alimento de origen animal (vegetarianos y veganos).

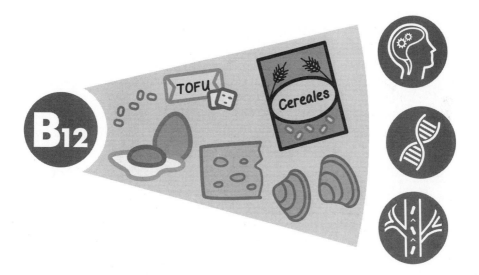

## Alimentos ricos en vitamina $B_{12}$

- Hígado de ternera: 100 mg/100 g de alimento.
- Hígado de cordero: 84 mg/100 g de alimento.
- Hígado de pollo: 56 mg/100 g de alimento.

- Riñón de ternera: 55 mg/100 g de alimento.
- Lichi: 39 mg/100 g de alimento.
- Sardina/boquerón: 28 mg/100 g de alimento.
- Hígado de cerdo: 25 mg/100 g de alimento.
- Ostras: 15 mg/100 g de alimento.
- Conejo: 10 mg/100 g de alimento.
- Caballa: 10 mg/100 g de alimento.
- Mejillones: 10 mg/100 g de alimento.
- Salmón, atún, bacalao: 5 mg/100 g de alimento.

## A tener en cuenta

- La forma en la que el organismo absorbe la vitamina $B_{12}$ es clave para comprender las interacciones que pueden producirse con la ingesta de determinados medicamentos. Esta absorción se produce en dos etapas: en la primera, el ácido clorhídrico, presente en el estómago, separa la $B_{12}$ de la proteína a la que está unida. En la segunda etapa, la vitamina $B_{12}$ liberada se combina con una proteína producida en el estómago, el factor intrínseco y, finalmente, el organismo absorbe juntas ambas formas.

- Hay fármacos como los antihistamínicos que interaccionan con la vitamina B12 y dificultan su síntesis. Asimismo, los suplementos de esta vitamina pueden interactuar o interferir en la acción de determinados medicamentos.

- En el caso de los inhibidores de la acidez gástrica (utilizados para tratar problemas digestivos como el reflujo gastroesofágico o la úlcera péptica), pueden interferir en la absorción de la vitamina $B_{12}$ que procede de los alimentos, debido a que retardan la liberación del ácido clorhídrico en el estómago, favoreciendo el déficit.

- De la misma manera, la metformina, uno de los fármacos empleados en el tratamiento de la diabetes, podría reducir la absorción de la vitamina $B_{12}$, disminuyendo sus niveles en sangre.

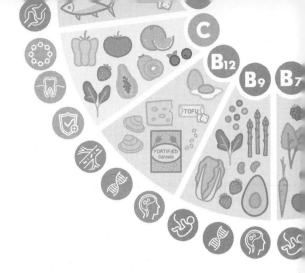

# VITAMINA C

De todas las vitaminas, la C —o ácido ascórbico— es la más inestable y fácil de destruir, ya que se oxida al contacto con el oxígeno del aire, por lo que es importante que aquellos alimentos y productos que la contienen permanezcan bien cerrados, así como que aquellos que se consumen frescos (frutas y verduras) se compren en el mejor estado posible.

Su efecto antioxidante ayuda a proteger las células del organismo frente a los daños causados por la acción de los radicales libres. El cuerpo la necesita para producir colágeno, una proteína fundamental para la correcta cicatrización de las heridas. Interviene en la síntesis de las moléculas que regulan la transmisión de los impulsos nerviosos (catecolaminas) y de las hormonas del estrés.

Si bien los cítricos son los alimentos que se identifican como principal fuente de vitamina C, no son los únicos. Otros alimentos aportan unos niveles muy elevados de este nutriente: coliflor, rábano, coles de Bruselas, espinacas, melón, sandía, zanahoria, piña, espárragos, pera, papaya, ajo, apio, guisantes, fresas, frambuesas, arándanos, papayas, apio, higos, habas, achicoria, aguacate y mango.

## Beneficios para el organismo

La vitamina C contribuye al buen funcionamiento del sistema inmunitario, defendiendo al organismo frente a la acción de virus y bacterias. Asimismo, la evidencia científica apunta a que el consumo regular de alimentos ricos en vitamina C reduce la duración y sintomatología de los resfriados.

Su ingesta, además, mejora la absorción del hierro, presente en los alimentos de origen vegetal. Algunas investigaciones asocian esta vitamina con una reducción del riesgo de padecer degeneración macular asociada a la edad y cataratas, debido principalmente a su potencial antioxidante.

## Dosis recomendadas

La dosis diaria estandarizada oscila entre 60 y 80 mg diarios para adultos. Una amplia investigación realizada al respecto por expertos de los Institutos Nacionales de Salud en EE.UU. apuntó a que la dosis debería rondar los 200 mg, algo que se consigue ingiriendo 5 raciones diarias de frutas y vegetales. Eso sí, lo importante es que el aporte sea constante y continuo. En el caso de los fumadores, se recomienda aumentar en 35 mg la dosis diaria de esta vitamina, ya que las toxinas del tabaco aumentan las necesidades de este nutriente por parte del organismo para reparar el daño producido por los radicales libres generados por este.

## Signos y síntomas de déficit

Su déficit se asocia a la mala cicatrización de heridas, enrojecimiento de las venas alrededor de los folículos capilares, sequedad del cuero cabelludo, labios secos y con fisuras, encías que sangran con facilidad y dolores musculares y articulares. Los productos que contienen nicotina, tanto los cigarrillos, puros y el tabaco para masticar, como los parches de nicotina, pueden disminuir los niveles en sangre de la vitamina C y hacer menos efectiva la ingesta de suplementos. Otra sustancia que ha demostrado reducir la absorción de esta vitamina es el alcohol.

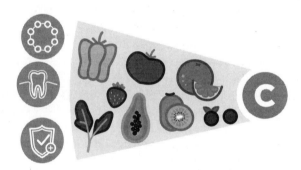

## Alimentos ricos en vitamina C

- Guayaba: 273 mg/100 g de alimento.
- Pimientos (de todo tipo): 131 mg /100 g de alimento.
- Coliflor, coles, repollo: 65-67 mg /100 g de alimento.
- Frambuesas: 60 mg/100 g de alimento.
- Kiwi: 71 mg/100 g de alimento.
- Naranja, limón: 50 mg/100 g de alimento.
- Pomelo: 44 mg/100 g de alimento.
- Espinacas: 30 mg/100 g de alimento.

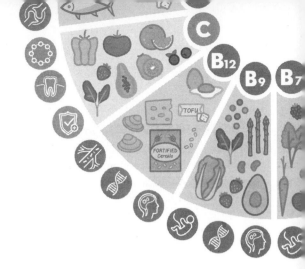

# VITAMINA D

E sta vitamina liposoluble tiene una serie de peculiaridades que la hacen distinta a las demás. Básicamente hay dos tipos: la vitamina $D_3$ o colecalciferol, y la vitamina $D_2$ o ergocalciferol, que actúan de forma distinta. La $D_3$ es la principal fuente de esta vitamina en el organismo. Se sintetiza en la piel por la acción de la luz ultravioleta (UVB) y también a través de la ingesta de determinados alimentos. Ricos en vitamina D son los pescados grasos, aceites de hígado de pescado, yema de huevo, queso, lácteos y cereales enriquecidos.

Está relacionada con el correcto funcionamiento del metabolismo del calcio, ya que es fundamental para ayudar al organismo a absorber este mineral, de ahí que, junto con él, prevenga la osteoporosis. Es necesaria para el movimiento de los músculos y para la correcta conexión entre el sistema nervioso y el cerebro.

## Beneficios para el organismo

La vitamina D es indispensable para el buen funcionamiento del sistema inmunitario y para reforzar su acción defensiva frente a virus y bacterias. A nivel cardiovascular, esta vitamina actúa sobre la renina, una hormona producida en los riñones y que es fundamental para mantener la tensión arterial en los niveles adecuados. También hay evidencias que apuntan a su función en la reducción de la resistencia a la insulina, previniendo así la diabetes o mejorando su control en caso de que ya se padezca. Cada vez más estudios sugieren que la vitamina D puede jugar un papel importante en las enfermedades oncológicas, inmunitarias y autoinmunes, aunque aún son necesarias más investigaciones que evidencien esta asociación.

## Dosis recomendadas

En adultos, 15 mcg al día.

## Signos y síntomas de déficit

El déficit de vitamina D se asocia principalmente a problemas óseos (debido a su participación en la absorción del calcio), de ahí que unos niveles insuficientes en el organismo se traduzca en una disminución de la densidad mineral ósea y de la fuerza muscular. Asimismo, en estados carenciales, puede producirse un deterioro cognitivo y el desarrollo de trastornos como la depresión.

### A tener en cuenta

- Para que el cuerpo utilice adecuadamente la vitamina $D_3$, el hígado debe convertirla en 25-OH-$D_3$, es decir, en la llamada calcifediol. En la mayoría de los países occidentales está aumentando el déficit de vitamina D debido al estilo de vida sedentario, la poca exposición solar y por ser escasos los alimentos que la contienen de forma natural.

- El déficit de esta vitamina, se puede determinar con una analítica. Los niveles que se hallan por debajo de 20 ng/ml son indicativos de insuficiencia y por debajo de 10 ng/ml de deficiencia.

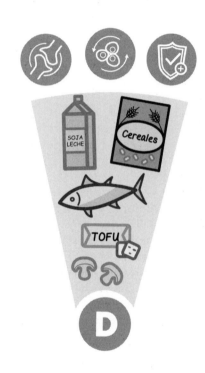

## Alimentos ricos en vitamina D

- Anguila y angula: 110 mcg/100 g de alimento.
- Atún fresco: 25 mcg/100 g de alimento.
- Arenque: 23 mcg/100 g de alimento.
- Caballa, palometa: 16 mcg/100 g de alimento.
- Sardinas (conservas en aceite y escabeche): 7 mcg/100 g de alimento.
- Huevo de gallina: 1,75 mcg/100 g de alimento.
- Mantequilla: 0,76 mcg/100 g de alimento.
- Hígado: 0,60 mcg/100 g de alimento.

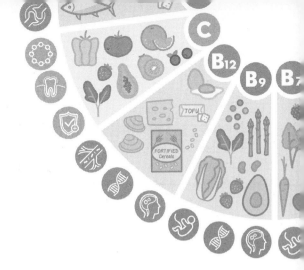

# VITAMINA E (TOCOFEROL)

La principal característica de este nutriente liposoluble, presente en muchos alimentos, es su potente función antioxidante, lo que la convierte en una vitamina muy relevante para ayudar al organismo a hacer frente al daño producido por los radicales libres (daño oxidativo) derivados, entre otros factores, del humo del tabaco, la radiación ultravioleta y la contaminación ambiental. Actúa de forma conjunta y sinérgica con el selenio, otro micronutriente con propiedades antioxidantes. Es una de las vitaminas liposolubles menos tóxicas. Protege las membranas celulares, manteniendo su permeabilidad y su estructura, evitando que se formen productos tóxicos como consecuencia de los numerosos procesos oxidativos a los que está expuesto el organismo. Es especialmente eficaz en la evitación de la oxidación de los ácidos grasos poliinsaturados (beneficiosos para muchas funciones del organismo).

Está presente en los aceites vegetales (como los de trigo, girasol y cártamo), los frutos secos (especialmente las almendras), las semillas, las verduras de hoja verde (brécol, espinacas) y los alimentos fortificados con esta vitamina: cereales para el desayuno, margarinas y jugos de fruta, principalmente.

## Beneficios para el organismo

Estimula la función del sistema inmune; ayuda a dilatar los vasos sanguíneos, evitando así la agregación plaquetaria y la formación de trombos. Este efecto es la principal razón por la que esta vitamina ha demostrado jugar un importante papel en la prevención de las enfermedades cardiovasculares. Además, favorece la cicatrización y es un nutriente importante para la fertilidad. Por otro lado, los resultados de los estudios sobre su papel en la degeneración macular asociada a la edad (que produce pérdida de visión frontal y cataratas en las personas de edad avanzada) apuntan a que, en combinación con otros antioxidantes (cobre, zinc), puede retrasar la pérdida de visión vinculada a esta condición.

## Dosis recomendadas

En adultos, la dosis diaria recomendada es de 15 mg.

## Signos y síntomas de déficit

El déficit de esta vitamina es muy poco común en las personas sanas, y casi siempre está relacionado con patologías que producen una mala absorción o digestión de las grasas, como la enfermedad de Crohn o la fibrosis quística. Las consecuencias de este déficit pueden provocar daños en los músculos y en los nervios, produciendo una pérdida de sensibilidad en brazos y piernas, debilidad muscular y problemas de la visión.

## Alimentos ricos en vitamina E

- Aceite de girasol: 48,7 mg/100 g de alimento.
- Avellanas: 26,2 mg/100 g de alimento.
- Almendras: 20 mg/100 g de alimento.
- Aceite de maíz: 11,20 mg/100 g de alimento.
- Cacahuetes: 8,10 mg/100 g de alimento.
- Margarina: 8 mg/100 g de alimento.
- Conservas de pescado en aceite (atún, bonito, caballa): 6,30 mg/100 g de alimento.
- Pistachos: 5,20 mg/100 g de alimento.
- Aceite de oliva: 5,10 mg/100 g de alimento.
- Aguacate: 3,20 mg/100 g de alimento.
- Espárragos: 2,50 mg/100 g de alimento.
- Espinacas: 2 mg/100 g de alimento.

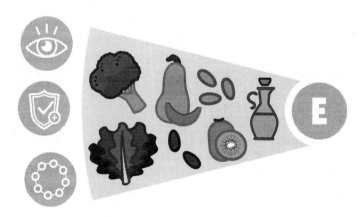

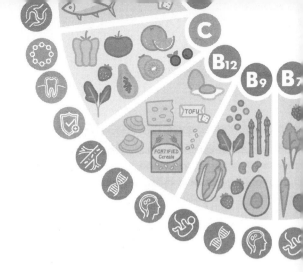

# VITAMINA K

$S$e trata de una vitamina liposoluble que se encuentra fundamentalmente en dos formas: filoquinona (vitamina $K_1$) y menaquinona (vitamina $K_2$). La $K_1$ se encuentra en las plantas, mientras que la $K_2$ se sintetiza por la acción de la flora bacteriana en el intestino (aproximadamente la mitad de los requerimientos pueden obtenerse de esta manera). Está presente fundamentalmente en las verduras de hoja verde (espinacas, col rizada o berza, repollo, brécol y lechuga), aceites vegetales, carnes, hígado, granos de soja y frutas (arándanos azules, higos).

Juega un papel muy importante en la coagulación de la sangre, y es necesaria para la síntesis de los factores de la coagulación (proteínas sanguíneas que ayudan a controlar el sangrado).

## Beneficios para el organismo

Participa en la síntesis de proteínas óseas específicas y en el metabolismo de ciertas proteínas fijadoras del calcio, de ahí su importancia en el adecuado desarrollo de los huesos y en el mantenimiento de la salud ósea. Varios estudios llevados a cabo en esta línea apuntan a la relación entre el consumo habitual de alimentos ricos en vitamina K y una mayor densidad ósea, lo que se traduce en un menor riesgo de padecer osteoporosis y de sufrir fracturas. Otra línea de investigación actual estudia el nexo entre unos niveles bajos de vitamina K en sangre y un mayor riesgo de enfermedad cardiaca.

## Dosis recomendadas

En adultos, la dosis diaria recomendada es de 120 mcg.

## Signos y síntomas de déficit

La deficiencia de vitamina K ralentiza la coagulación de la sangre, lo que favorece la aparición de hematomas y provoca problemas de sangrado (menstruaciones abundantes, hemorragias nasales). También se sabe que este déficit podría debilitar los huesos y aumentar el riesgo de osteoporosis.

## Alimentos ricos en vitamina K

- Col rizada: 817 mcg/100 g de alimento.
- Berros: 540 mcg/100 g de alimento.
- Perejil: 421 mcg/100 g de alimento.
- Espinacas: 370 mcg/100 g de alimento.
- Acelgas: 327 mcg/100 g de alimento.
- Grelos: 307 mcg/100 g de alimento.
- Garbanzos: 260 mcg/100 g de alimento.
- Coles de Bruselas: 236 mcg/100 g de alimento.

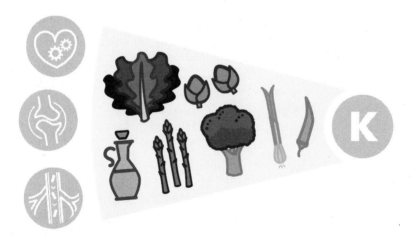

### A tener en cuenta

Hay algunos alimentos que pueden interactuar con la vitamina K: la warfarina (un anticoagulante), los antibióticos (si se consumen durante varias semanas) y algunos fármacos para reducir los niveles de colesterol en sangre.

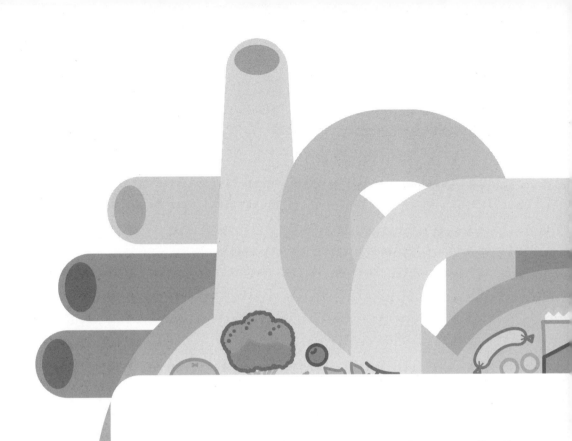

# MINERALES Y OTROS NUTRIENTES

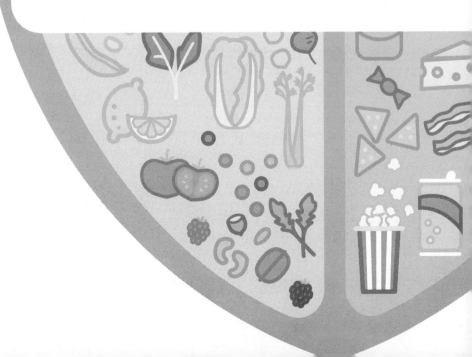

# MINERALES

L os minerales son elementos inorgánicos, lo que significa que, a diferencia de las vitaminas, no son destruidos por el calor, el oxígeno y los ácidos. Esto supone que mantienen siempre su estructura química. Un ejemplo muy significativo es el hierro, que si bien puede combinarse temporalmente con otros elementos en forma de sales, sigue conservando sus propiedades. En la actualidad se conocen unos 20 minerales esenciales.

Los minerales desempeñan importantes funciones reguladoras en el organismo y forman parte de las estructuras de muchos tejidos. Su biodisponibilidad (es decir, su capacidad de ser absorbidos y asimilados) es bastante variable. Por ejemplo, el ácido oxálico (oxalatos), que forma parte de la composición de las espinacas, disminuye la absorción del calcio; o el ácido fítico, presente en los cereales, inhibe o reduce la absorción del hierro. Por el contrario, la presencia de determinados nutrientes puede mejorar la biodisponibilidad de los minerales. Por poner un ejemplo, la vitamina C o las proteínas de buena calidad aumentan considerablemente la absorción del hierro (de ahí la recomendación de consumir alimentos ricos en ambos nutrientes).

Según el tipo de mineral, su intervención en las funciones y el desarrollo del organismo puede variar. Veamos algunos ejemplos:

- Son elementos constituyentes de los huesos y los dientes: calcio, fósforo, magnesio.

- Forman parte de enzimas y otras proteínas que intervienen en el metabolismo como, por ejemplo, las que son necesarias para la producción y utilización de la energía (hierro, zinc y fósforo).

- Controlan la composición de los líquidos extracelulares (cloro, sodio) e intracelulares (potasio, magnesio y fósforo).

## CLASIFICACIÓN DE LOS MINERALES

La principal clasificación de los minerales se realiza en base a la cantidad: tanto en la que son necesarios como en la que se encuentran en los tejidos corporales. Esta diferenciación no implica que unos minerales sean más importantes que otros desde el punto de vista nutricional, sino que todos son igualmente necesarios para el correcto funcionamiento del organismo. En función de esto, podemos clasificar los minerales en dos grupos: **macrominerales** y **microminerales**.

Otras clasificaciones consideran los oligoelementos o elementos traza (silicio, níquel, cromo, litio, molibdeno y selenio) como un tercer grupo, ya que estos minerales tienen en común que se precisan en cantidades muy reducidas, de ahí que se midan en microgramos (mcg).

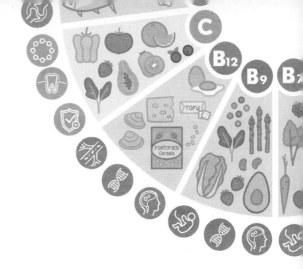

# MACROMINERALES

Se necesitan y están presentes en mayor cantidad. Se miden en gramos (g). Forman parte de este grupo: calcio, fósforo, magnesio, sodio, potasio, cloruro, azufre. Veamos a continuación los minerales que pertenecen a este grupo:

## CALCIO

Se trata del mineral con mayor presencia en el organismo; el 99,9 % se halla en los dientes y en los huesos, formando parte esencial de su composición y dotándolos de estructura y rigidez. Concretamente los huesos son un reservorio de calcio al que el organismo recurre cuando existen déficits alimentarios.

Interviene en la relajación y contracción muscular: el organismo necesita calcio para que los nervios transmitan adecuadamente mensajes o señales desde el cerebro a las distintas partes del cuerpo y para que los músculos se muevan. También interviene en otras funciones como la regulación de la presión arterial, la permeabilidad de las membranas y la coagulación sanguínea. Asimismo, el calcio ayuda a que la sangre circule a través de los vasos sanguíneos y a liberar hormonas que son necesarias para muchas funciones del organismo.

La principal fuente de calcio son los lácteos (leche, queso, yogur), pero también algunos pescados en conserva (en aceite), especialmente las sardinas y el salmón; las verduras de hoja verde (brécol, col rizada y repollo chino); los frutos secos y las legumbres. Los cereales, los zumos y el tofu son alimentos fortificados con calcio, por lo que también se consideran ricos en este mineral.

### Dosis recomendadas

En adultos, entre 800 y 1 000 mg al día. En mujeres mayores de 50 años, 1 200 mg al día.

## Signos y síntomas de déficit

El déficit de este mineral se asocia a alteraciones del crecimiento y desarrollo de los niños. En adultos, un consumo insuficiente de calcio puede favorecer la aparición de osteoporosis, es decir, debilidad y fragilidad de los huesos, aumentando el riesgo de caídas y, en consecuencia, de fracturas. La presencia de calambres puede ser un síntoma de niveles bajos de calcio en el organismo.

### A tener en cuenta

- Las personas que no beben leche ni consumen lácteos (veganos, intolerantes a la lactosa, alérgicos a la leche…) deben buscar otras fuentes para asegurarse los requerimientos de este mineral. Los lácteos sin lactosa, los alimentos fortificados con calcio o los suplementos (previa consulta al médico sobre la idoneidad de consumirlos) son buenas opciones. En el caso de los suplementos, el calcio se encuentra solo o combinado con otros nutrientes como la vitamina D. Hay que tener en cuenta el contenido en calcio de estos suplementos, ya que este mineral se absorbe mejor cuando no se ingieren más de 500 mg a la vez.

- Por otro lado, la ingesta excesiva de calcio durante un periodo de tiempo prolongado puede favorecer el estreñimiento y aumentar el riesgo de formación de cálculos y otras alteraciones renales.

## Alimentos ricos en calcio

- Queso (gruyère, emmental, roquefort, bola): 560-850 mg/100 g de alimento.
- Sardinas en aceite: 470 mg/100 g de alimento.
- Almendras/avellanas: 240 mg/100 g de alimento.
- Yogur: 180 mg/100 g de alimento.
- Garbanzos: 145 mg/100 g de alimento.
- Leche de vaca: 130 mg/100 g de alimento.
- Acelgas, espinacas: 114 mg/100 g de alimento.
- Lentejas: 56 mg/100 g de alimento.

## FÓSFORO

Después del calcio es el mineral más abundante en el organismo (se encuentra en cada una de las células). El cuerpo lo necesita para producir y almacenar energía y desarrollar procesos relevantes, entre ellos, el equilibrio ácido base y la activación hormonal.

Es imprescindible para la formación de los huesos y los dientes, que es donde se localiza la mayor parte del fósforo presente en el organismo. También es necesario para la coagulación de la sangre, el funcionamiento del corazón y la regulación del calibre de los vasos sanguíneos.

El fósforo está presente en los lácteos, legumbres, carnes (sobre todo rojas), aves de corral, huevos y pescado; nueces y semillas; panes y cereales enriquecidos con fósforo.

## Beneficios para el organismo

El fósforo favorece el movimiento durante la contracción muscular y ayuda a reducir el dolor tras la práctica de ejercicio físico. Además, participa en el proceso de filtración de los residuos del organismo por parte de los riñones y en la producción de ADN y ARN (los componentes genéticos del cuerpo).

## Dosis recomendadas

La dosis media en adultos es de 1 250 mg al día.

### A tener en cuenta

Las personas con enfermedad renal crónica grave o que están sometidas a diálisis deben tener mucho control con los niveles de este mineral, ya que el mal funcionamiento de los riñones dificulta la eliminación del exceso, favoreciendo que el fósforo se acumule en la sangre, agravando la enfermedad renal y afectando también a la salud ósea. En estos casos, la recomendación es reducir el consumo de los alimentos que contengan fósforo y aumentar los que sean ricos en calcio. Por otro lado, los antiácidos que contienen hidróxido de aluminio o carbonato de calcio pueden reducir la cantidad de fósforo que absorbe el organismo.

## Signos y síntomas de déficit

La hipofosfatemia (nivel bajo de fósforo en sangre) es una condición que puede aparecer en las personas con alcoholismo y cuando hay una absorción deficiente de grasas en el tracto gastrointestinal. Este déficit puede producir anemia, apatía, debilidad muscular, problemas de coordinación, dolor óseo y una mayor predisposición a padecer infecciones.

## Alimentos ricos en fósforo

- Levadura seca: 1 290 mg/100 g de alimento.
- Yema de huevo: 1 112 mg/100 g de alimento.

- Leche desnatada en polvo: 1011 mg/100 g de alimento.
- Bacalao: 891 mg/100 g de alimento.
- Queso parmesano: 810 mg/100 g de alimento.
- Piñones: 710 mg/100 g de alimento.
- Almendra: 510 mg/100 g de alimento.
- Pez espada: 506 mg/100 g de alimento.

# MAGNESIO

Se trata de un mineral clave, puesto que resulta indispensable para activar un buen número de procesos y reacciones orgánicas. Interactúa con otros minerales (fundamentalmente el calcio) y es necesario para el metabolismo de otros nutrientes. Aproximadamente la mitad del magnesio que hay en el organismo se encuentra en los huesos (el sistema óseo es el principal reservorio de este mineral). También se halla presente en los músculos y los tejidos blandos (actuando como cofactor de cientos de enzimas intracelulares) y de los líquidos corporales (intra y extracelulares).

El magnesio es determinante para el funcionamiento de los músculos y del sistema nervioso. Junto con el calcio, participa en la contracción muscular y en la coagulación de la sangre. Interviene en el metabolismo de los hidratos de carbono y está implicado en numerosos procesos metabólicos. Ayuda a formar proteína, masa ósea y el material genético presente en las células (ADN). Además, regula la presión sanguínea y los niveles de azúcar en sangre, y participa en el adecuado funcionamiento del sistema inmunitario. El magnesio es importante también para la salud dental, ya que ayuda a prevenir las caries.

## Beneficios para el organismo

Estudios recientes demuestran que el magnesio actúa sobre los receptores GABA del cerebro, por lo que tiene un efecto relajante de la actividad cerebral, reduciendo el estrés y la ansiedad. Asimismo, se sabe que este mineral interviene en la regulación de la producción de serotonina, un neurotransmisor de vital importancia en el estado de ánimo. De hecho, niveles bajos de este neurotransmisor se relacionan con los estados depresivos.

Hoy en día, se está investigando la relación entre el magnesio y los ritmos circadianos, concretamente el papel que este mineral tiene en la regulación de los patrones y la calidad del sueño. Los principales hallazgos en este sentido se centran en el impacto de este nutriente en la capacidad de las células para adaptarse a los ciclos ambientales naturales de día y noche y también sobre el metabolismo celular, concretamente en su habilidad para convertir rápidamente los nutrientes en energía a lo largo de un día.

Tiene una amplia presencia en los alimentos, sobre todo en los de origen vegetal: hortalizas de hoja verde (especialmente la espinaca), legumbres (sobre todo altramuces, habas y garbanzos), semillas (las de chía y las pipas de calabaza lo aportan en gran cantidad), cereales integrales (avena, quinoa), frutos secos (especialmente anacardos, almendras, piñones, avellanas y nueces) y cacao. También se encuentra en la leche, el yogur y algunos productos lácteos, así como en los alimentos fortificados con este mineral.

## Dosis recomendadas

En adultos, entre 400 y 420 mg al día.

## Signos y síntomas de déficit

Los principales síntomas que pueden alertar de unos niveles bajos de magnesio son: cansancio, náuseas, vómitos y pérdida de apetito, calambres musculares, falta de concentración, irritabilidad e insomnio. Su déficit se relaciona con síntomas como depresión, psicosis, irritabilidad, confusión, debilidad muscular o fatiga.

## A tener en cuenta

- Se recomienda comprobar que las cantidades de magnesio ingeridas son las adecuadas en la etapa premenopáusica y menopáusica de la mujer, ya que el déficit de este mineral puede agravar algunos efectos que la menopausia ejerce sobre el sistema nervioso (entre ellos, nerviosismo, irritabilidad, ansiedad, etc.).

- Para favorecer la absorción de magnesio es necesario asegurarse los niveles adecuados de la forma activa de la vitamina D (que es la que se obtiene de la exposición al sol) y consumir las fuentes alimenticias de este mineral en combinación con proteínas. Asimismo, el magnesio se absorbe mejor si se consume junto a alimentos que contienen determinados tipos de carbohidratos de digestión lenta, especialmente los oligosacáridos (espárragos), la inulina (puerros, alcachofas) o el manitol (remolacha, apio, aceitunas). Por el contrario, la fibra no fermentable (presente en alimentos como el brécol, los nabos, la lechuga, la escarola, la col o el salvado de trigo), los fitatos (soja), oxalatos (patatas) y las dosis altas de calcio pueden interferir en la absorción de este mineral.

## Alimentos ricos en magnesio

- Chocolate amargo: 292 mg/100 g de alimento.
- Almendras, cacahuetes: 250 mg/100 g de alimento.
- Cacao: 192 mg/100 g de alimento.
- Garbanzos, guisantes: 150 mg/100 g de alimento.
- Maíz: 120 mg/100 g de alimento.
- Acelgas: 76 mg/100 g de alimento.
- Pan integral: 60 mg/100 g de alimento.
- Espinacas: 52 mg/100 g de alimento.

# SODIO

Se trata de un mineral clave para el correcto funcionamiento del organismo, teniendo en cuenta que está presente en todos los líquidos corporales (concretamente, es el principal mineral de los líquidos extracelulares). Los valores normales de sodio en la sangre oscilan entre 135 y 145 miliequivalentes por litro (meq/l). En el ámbito nutricional, su forma de consumo más habitual es como cloruro de sal (nacl) o sal de mesa.

Desempeña un papel determinante en el mantenimiento de los fluidos corporales (homeostasis) dentro y fuera de las células, e interviene en el equilibrio ácido-base. Es necesario tanto para la generación como para la transmisión del impulso nervioso y ayuda a que los músculos respondan correctamente a los estímulos (irritabilidad muscular).

## Beneficios para el organismo

Desde hace décadas, todos los foros científicos (con la OMS a la cabeza) insisten en la necesidad de reducir la cantidad de sodio en la dieta diaria, ya que esta es excesiva en la mayoría de los países. La razón principal es el intenso nexo existente entre una ingesta elevada de sal y la hipertensión. Sin embargo, es importante asegurar unos niveles adecuados (eliminarlo totalmente de la dieta no es una opción) ya que, según han demostrado estudios recientes, este mineral tiene beneficios importantes, por ejemplo, en el tratamiento de enfermedades cardiovasculares.

El sodio ayuda a mantener las concentraciones de electrolitos séricos, lo que evita la aparición de calambres y aumenta la resistencia a la fatiga. Asimismo, hay estudios que apuntan a sus beneficios por lo que respecta al mantenimiento de los niveles adecuados de insulina y la prevención de la diabetes.

Además de en la sal de mesa, el sodio se encuentra en algunos alimentos de forma natural, sin embargo la mayor parte de su ingesta procede de los alimentos procesados y preparados, en cuyo proceso de elaboración se añade sal para asegurar su conservación y, en muchos casos, también para potenciar su sabor. Por poner un ejemplo: el contenido natural en sodio de la carne de vacuno es de unos 60 mg/100 g, pero al prepararse en forma de hamburguesa (alimento procesado), este aporte aumenta hasta los 990 mg/100 g. Los principales ingredientes ricos en sodio son las carnes procesadas, como los fiambres (incluyendo el pavo), las salchichas y el salami o *peperoni*; las salsas y aderezos, y los alimentos de preparación instantánea saborizados (sopas, fideos, arroz).

## Dosis recomendadas

Las dosis mínimas diarias de sodio se sitúan en los 500 mg. La recomendación es no superar los 2 500 mg al día (el equivalente a 5 g de sal).

## Signos y síntomas de déficit

Una baja concentración de sodio en sangre desencadena una situación conocida como hiponatremia, cuyos síntomas principales son náuseas y vómitos, dolor de cabeza, desorientación, pérdida de energía, somnolencia y cansancio, agitación e irritabilidad, debilidad, espasmos o calambres musculares y convulsiones.

### A tener en cuenta

El sodio se acumula muy rápidamente, de ahí que sea muy habitual consumirlo en exceso. Por ejemplo, un sándwich completo puede aportar más de 1 200 mg de este mineral, lo que supone más del doble de las necesidades diarias de un adulto. Los riñones juegan un rol clave en el control de la cantidad de sodio presente en el cuerpo: si hay un exceso y los riñones no pueden eliminarlo, se acumula en la sangre, lo que provoca la hipertensión, origen, a su vez, de otros problemas de salud.

## Alimentos ricos en sodio

- Pastillas/cubitos de caldo: 23 187 mg/100 g de alimento.
- Bacalao salado, remojado: 3 120 mg/100 g de alimento.
- Aceitunas: 2 100 mg/100 g de alimento.
- Salami: 1 962 mg/100 g de alimento.
- Queso roquefort /camembert: 1 600-1 410 mg/100 g de alimento.
- Sopas de sobre: 1 300 mg/100 g de alimento.
- Lomo embuchado: 1 110 mg/100 g de alimento.
- Salchichas frankfurt/mortadela: 980 mg/100 g de alimento.

# POTASIO

Definido por los especialistas como el mineral más abundante del líquido intracelular. Junto con el sodio, participa en la regulación y el mantenimiento del balance hídrico y del equilibrio ácido-base, de ahí que el organismo lo necesite para la mayoría de sus funciones, especialmente para aquellas implicadas en el buen funcionamiento del riñón y el corazón.

Interviene en la función renal y en el control de la presión arterial (tener unos niveles adecuados de potasio favorece que esta se mantenga dentro de los parámetros normales). Contribuye a la contractibilidad muscular. Participa en el metabolismo de los carbohidratos y en la formación de proteínas.

Está presente en numerosas frutas (albaricoques secos, ciruelas pasas, naranjas, aguacate, plátano), legumbres (especialmente en la soja), verduras (espinacas, tomate y derivados, brécol), lácteos, carnes, aves y pescados.

## Beneficios para el organismo

El potasio es necesario para la correcta transmisión del impulso nervioso a los músculos, de ahí que sea un mineral especialmente indicado si se padecen calambres musculares. Numerosos estudios han demostrado el importante papel que juega en la salud cardiovascular, concretamente como protector ante la arterioesclerosis, previniendo el desarrollo de la hipertensión y reduciendo (hasta en un 24 %) el riesgo de padecer un ictus.

## A tener en cuenta

- Debido a su implicación en el balance ácido-base y por lo que respecta al equilibrio hídrico, las necesidades de potasio aumentan en situaciones como las diarreas crónicas y también cuando, debido a condiciones ambientales extremas, se produce una sudoración excesiva y persistente.

- Aunque no se ha demostrado que el potasio procedente de los alimentos produzca ningún trastorno en las personas con una función renal normal, en aquellas que padecen una enfermedad crónica del riñón y que consumen ciertos medicamentos (inhibidores de la ECA, diuréticos carentes de potasio) pueden provocar concentraciones anormalmente altas de este mineral o hipercalemia, es decir, hormigueo en pies y manos, debilidad muscular y arritmias.

## Dosis recomendadas

En adultos, 3 100-3 500 mg al día.

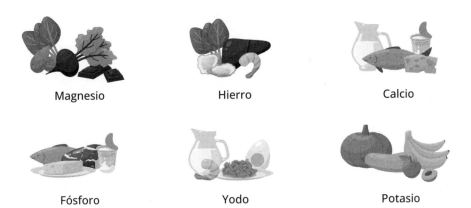

Magnesio       Hierro       Calcio

Fósforo       Yodo       Potasio

## Signos y síntomas de déficit

La deficiencia produce irritabilidad, insomnio, debilidad muscular y disritmia (alteración del ritmo cardiaco o de cualquier otro órgano). En personas con cardiopatías es muy importante asegurar los niveles plasmáticos adecuados de este mineral, ya que una disminución significativa de los mismos favorece las arritmias.

Por otro lado, se sabe que tener unos niveles bajos de potasio puede reducir la cantidad de calcio de los huesos y aumentar la cantidad de este mineral en la orina. Este calcio, a su vez, puede formar depósitos (piedras) en los riñones. En la misma línea, está demostrado que las personas que consumen habitualmente frutas y verduras ricas en potasio tienen una mejor salud de los huesos, ya que esta pauta dietética aumenta la densidad mineral ósea.

## Alimentos ricos en potasio

- Soja en grano: 1 700 mg/100 g de alimento.
- Tomate triturado en conserva: 1 160 mg/100 g de alimento.
- Leche de vaca en polvo entera: 1 140 mg/100 g de alimento.
- Pistacho: 1 020 mg/100 g de alimento.
- Ciruela seca: 950 mg/100 g de alimento.
- Garbanzos: 797 mg/100 g de alimento.
- Aguacate: 680 mg/100 g de alimento.
- Plátano: 400 mg/100 g de alimento.

## CLORO

Se trata de un macromineral que, junto al sodio, forma parte de la sal común (en forma de cloruro sódico).

Es el responsable del mantenimiento del equilibrio adecuado de los líquidos y de los electrolitos en el organismo.

Se encuentra fundamentalmente en la sal de mesa común y, por lo tanto, en todos los alimentos elaborados con sal: charcutería, salmueras, salazones, embutidos, etc.; también está presente en los pescados y mariscos, en varios tipos de queso (azules, brie, feta) y en vegetales como la alcachofa, el apio o la col lombarda.

## Beneficios para el organismo

Favorece el equilibrio ácido-base; contribuye a la eliminación de los tóxicos en el hígado y en la formación de los jugos gástricos, necesarios para la descomposición de las proteínas y de las grasas, ayudando al organismo a ingerir los alimentos.

## Dosis recomendadas

En adultos se recomienda una ingesta de 1 800-2 300 mg al día.

## Signos y síntomas de déficit

La falta de este mineral puede producir una disminución en la producción de ácido clorhídrico en la pared gástrica, alterando la descomposición de las grasas y las proteínas. Los déficits importantes se asocian a la aparición de alcalosis hipocloré-mica, una alteración cuyos síntomas son irritabilidad, agitación, calambres, hiperactividad de los reflejos, mareos y arritmias.

## A tener en cuenta

Debido a su estrecha asociación con el sodio, el cloro tiene, como él, un efecto regulador de la tensión sanguínea.

## Alimentos ricos en cloro

- Sal común: 60 000 mg/100 g de alimento.
- Anchoas en aceite: 6 090 mg/100 g de alimento.
- Almejas, chirlas, berberechos: 5 220 mg/100 g de alimento.
- Mostaza: 3 550 mg/100 g de alimento.
- Gamba roja: 2 550 mg/100 g de alimento.
- Queso azul: 1 950 mg/100 g de alimento.
- Pepinillos en vinagre: 1 500 mg/100 g de alimento.
- Jamón cocido: 1 470 mg/100 g de alimento.

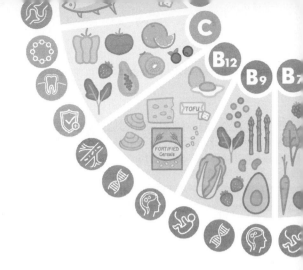

# MICROMINERALES

Son necesarios en menor cantidad; habitualmente se miden en miligramos (mg) o microgramos (mcg): hierro, zinc, yodo, selenio, flúor, manganeso, cromo, cobre, molibdeno.

## HIERRO

El hierro es un mineral peculiar, tanto por las distintas formas en la que se presenta como por la manera en la que es absorbido. La mayor parte del hierro presente en el organismo se encuentra en dos proteínas: la hemoglobina o glóbulos rojos de la sangre (esenciales para la oxigenación) y la mioglobina, una proteína de las células musculares.

En los alimentos también se encuentran dos formas de hierro: el hierro hemo y el hierro no hemo. El hierro hemo procede de los alimentos de origen animal; corresponde al 5-10 % del hierro procedente de la dieta y se absorbe más fácilmente (entre el 15 y el 30 % del hierro hemo ingerido). El hierro no hemo está presente en los alimentos de origen vegetal así como también en los alimentos fortificados. Su absorción es baja (entre el 2 y el 10 % del ingerido); sin embargo, esta absorción puede optimizarse si se consumen alimentos ricos en este mineral junto con otros que contengan niveles elevados de vitamina C.

El hierro es necesario para la correcta oxigenación del organismo. También es un componente clave de cientos de moléculas esenciales; actúa como asistente de las enzimas antioxidantes e interviene en la fabricación de las hormonas y del tejido conectivo.

Las principales fuentes de hierro hemo son las carnes rojas (preferentemente magras), las aves (pollo y pavo), el conejo, el marisco (almejas, mejillones, berberechos, langostinos...), el pescado (sardinas, merluza...) y la yema de huevo.

El hierro no hemo se encuentra en frutos secos (pistachos, nueces, piñones...), verduras de hoja verde (espinacas, acelgas, berros...), legumbres (garbanzos, lentejas, alubias...) o frutas desecadas (especialmente las uvas pasas).

## Beneficios para el organismo

Se trata de un mineral imprescindible para que la sangre transporte el oxígeno a todo el organismo, incluido el cerebro. Si la concentración de hemoglobina en sangre es baja puede que este aporte de oxígeno no sea el adecuado, lo que se traduce en alteraciones cognitivas como pérdida de memoria, confusión y dificultad para concentrarse. Asimismo, mantener unas reservas adecuadas de hierro redunda en una mejor inmunidad, pero, sobre todo, es la mejor estrategia para prevenir la anemia ferropénica, que se produce cuando descienden los niveles de hierro en el organismo.

### A tener en cuenta

- La adecuada absorción del hierro es fundamental para prevenir la anemia, pero es un proceso en el que intervienen una serie de factores. Uno de ellos es la facilidad de interactuar con otros minerales. En el caso del calcio, esta interacción es negativa, ya que los lácteos y otros alimentos ricos en este mineral interfieren en la absorción de hierro, de ahí la recomendación de no consumir en una misma comida alimentos que aporten niveles elevados de hierro y de calcio. Por el contrario, la ingesta conjunta de alimentos ricos en hierro y vitamina C es beneficiosa, pues esta última optimiza la absorción del hierro.

- Otros nutrientes, como la fibra, y alimentos como el té y el café también dificultan la absorción de hierro, por lo que se aconseja no consumirlos en la misma comida.

- Las necesidades de hierro aumentan durante el embarazo, ya que en este periodo la cantidad de sangre que circula por el cuerpo se incrementa; por eso es habitual que, además de una dieta rica en este mineral, se recomiende a las gestantes consumir suplementos de hierro.

### Dosis recomendadas

En hombres adultos, 8 mg al día; en mujeres adultas, 18 mg.

### Signos y síntomas de déficit

A corto plazo, un consumo insuficiente de alimentos ricos en hierro no da síntomas (es una condición que suele determinarse a través de un análisis de sangre). Esto es debido a que el organismo utiliza como reserva el hierro almacenado en los músculos, el hígado, el bazo y la médula ósea. Sin embargo, si estas reservas se agotan se produce la anemia por deficiencia de hierro o anemia ferropénica, que se caracteriza por una disminución del tamaño de los glóbulos rojos que, contienen además menos hemoglobina, provocando que la sangre transporte menos oxígeno desde los pulmones al resto del cuerpo. Los principales síntomas de esta anemia son: fatiga y debilidad sin causa aparente, pérdida de memoria, trastornos intestinales, caída excesiva del cabello, palidez y debilidad de uñas y mucosas.

## Alimentos ricos en hierro

- Sangre: 52 mg/100 g de alimento.
- Almejas, berberechos: 24 mg /100 g de alimento.
- Hígado: 8 mg/100 g de alimento.
- Lentejas: 7,1 mg/100 g de alimento.

- Ostras: 6,5 mg/100 g de alimento.
- Morcilla: 6,4 mg/100 g de alimento.
- Espinacas: 4 mg/100 g de alimento.
- Sardinas: 3,2 mg/100 g de alimento.

# MANGANESO

Si bien es menos conocido que otros minerales, sus propiedades antioxidantes y el papel que juega en el funcionamiento del organismo —interviene en los principales procesos metabólicos— hacen que sea un nutriente indispensable en la dieta. El organismo utiliza el manganeso para producir energía y proteger a las células.

Es necesario para el metabolismo de los hidratos de carbono, las proteínas y el colesterol, y también para la producción de hormonas como la tiroidea y las sexuales. Desempeña una función relevante en la salud ósea, ya que es necesario para la formación de huesos y cartílagos, junto con el calcio y la vitamina D. Asimismo favorece el proceso de cicatrización, interviene en la síntesis de la urea y es importante para la reproducción y el funcionamiento normal del sistema nervioso.

La principal fuente del manganeso son los vegetales, sobre todo las hortalizas de hoja verde, los frutos secos (nueces, avellanas), la fruta fresca, los cereales integrales, las legumbres (soja, lentejas), el cacao, el té (verde y negro) y condimentos como la canela, pimienta y azafrán. Por el contrario, los alimentos de origen animal son por lo general muy pobres en este mineral. Las principales fuentes son los mariscos y crustáceos.

## Beneficios para el organismo

Su efecto antioxidante se halla en su rol como componente de determinadas enzimas, concretamente en la protección de la membrana del mitocondrio celular ante las agresiones de los radicales libres. El manganeso, además, aporta superóxido dismutasa, una enzima antioxidante que protege al cuerpo de los radicales libres que dañan las células. Asimismo, estudios recientes sugieren que este mineral puede ayudar a controlar la producción de insulina, lo que es fundamental para regular los niveles de azúcar en sangre y, en consecuencia, para prevenir o manejar la diabetes.

## Dosis recomendadas

Las dosis diarias requeridas son pequeñas: en adultos, de 2,3 mg como media.

## Signos y síntomas de déficit

Su déficit es poco frecuente, pero si se produce puede provocar debilidad ósea, en la etapa de crecimiento en los niños; debilidad, intolerancia a la glucosa; alteración del metabolismo de grasas y carbohidratos; problemas de coagulación y erupciones cutáneas.

### A tener en cuenta

Algunos hábitos alimenticios pueden reducir la absorción de manganeso por parte del organismo: una dieta muy rica en almidones y otros hidratos de carbono, la ingesta prolongada de antiácidos y el consumo excesivo de laxantes (sobre todo aquellos que contienen magnesio en su composición). Una ingesta excesiva de manganeso (generalmente, debido al consumo de suplementos de este mineral) puede provocar pérdida de apetito o anemia, ya que este mineral puede dificultar la absorción del hierro.

## Alimentos ricos en manganeso

- Germen de trigo: 20 mg/100 g de alimento.
- Piñones: 8,8 mg/100 g de alimento.
- Mejillones: 6,8 mg/100 g de alimento.
- Avellanas: 6,2 mg/100 g de alimento.
- Tofu: 1,2 mg/100 g de alimento.
- Camote o batata: 1 mg/100 g de alimento.
- Espinacas: 0,9 mg/100 g de alimento.
- Piña: 0,9 mg/100 g de alimento.

## COBRE

Se trata de un nutriente esencial que se halla en todos los tejidos del cuerpo. El organismo lo necesita en pequeñas cantidades para funcionar, pero no puede producirlo por sí mismo, sino que debe obtenerlo de los alimentos.

El cobre interviene en la formación de la hemoglobina, concretamente ayudando a liberar el hierro de forma que este pueda ser utilizado en la producción de glóbulos rojos. Participa en la formación de varias enzimas implicadas en la cadena respiratoria y en el mantenimiento del sistema nervioso y del tejido conectivo. También es necesario para el correcto desarrollo del cerebro.

Los mariscos (ostras y almejas, principalmente), frutos secos (nueces, anacardos, avellanas, almendras), las legumbres, las patatas y las vísceras (hígado, riñones) son las principales fuentes alimenticias de este mineral.

## Beneficios para el organismo

Tiene un efecto positivo en el estado de los vasos sanguíneos, reduciendo el riesgo de formación de coágulos. Es un mineral necesario para la formación del colágeno, para el buen estado de huesos, articulaciones y tejido conjuntivo. Contribuye al buen funcionamiento de las glándulas tiroideas y suprarrenales, refuerza el sistema inmune y optimiza la absorción de hierro.

## Dosis recomendadas

En adultos, la dosis diaria recomendada es de 0,9 mg.

## Signos y síntomas de déficit

El déficit de cobre puede producir síntomas como cansancio extremo; concentraciones elevadas de colesterol en sangre y trastornos del tejido conectivo (que afectan sobre todo a los ligamentos y a la piel). Otros signos de niveles bajos de este mineral son una mayor susceptibilidad a padecer infecciones y pérdida de equilibrio y coordinación. Enfermedades como el hipertiroidismo, el carcinoma hepático y la ictericia obstructiva se caracterizan por la existencia de un déficit de cobre.

### A tener en cuenta

El cobre puede ser muy perjudicial si se consume en exceso, ya que es un mineral que se acumula fácilmente en los tejidos. Normalmente, este exceso se elimina a través de la bilis, pero trastornos en el hígado o en la vesícula biliar pueden favorecer que esta eliminación no sea la adecuada, dando lugar a consecuencias como lesión hepática, dolor abdominal, náuseas, calambres, vómitos y diarreas. Se sabe que las mujeres son más propensas a padecer una posible acumulación de cobre, ya que los estrógenos favorecen la retención de este mineral.

## Alimentos ricos en cobre

- Hígado de ternera: 5,8 mg/100 g de alimento.
- Marisco (nécoras, almejas): 4,8 mg/100 g de alimento.
- Ostras: 4,5 mg/100 g de alimento.
- Anacardos: 3,7 mg/100 g de alimento.
- Jamón serrano ibérico: 2,6 mg/100 g de alimento.
- Bogavante, langosta, cigala: 1,7 mg/100 g de alimento.
- Avellana, almendra: 1,2 mg/100 g de alimento.
- Lentejas: 1 mg/100 g de alimento.

## YODO

El organismo necesita yodo para producir las hormonas tiroideas, las cuales controlan el metabolismo e intervienen en muchas funciones corporales importantes. Su presencia en el organismo es ínfima (unos 10-15 mg), y la mayor parte se encuentra en la glándula tiroidea. Aunque una alimentación adecuada, en la que esté presente la sal yodada, asegura, por lo general, las dosis recomendadas de este mineral, su déficit sigue siendo un problema en muchas poblaciones.

Su ingesta es necesaria, además, para el desarrollo intelectual y el crecimiento en los niños, para evitar la sordera neurosensorial y mejorar la fertilidad, y para el normal desarrollo fetal durante el embarazo. También se le atribuyen efectos antisépticos y antiinflamatorios, así como antiarterioscleróticos y de control de la tensión arterial.

## Beneficios para el organismo

Si bien la importancia del yodo suele valorarse en el contexto del embarazo y del desarrollo y crecimiento infantil, las últimas evidencias han puesto de relieve que un correcto estado nutricional de yodo es importante a lo largo de toda la vida.

El yodo es un mineral que se encuentra principalmente en alimentos procedentes del mar: pescado (salmón, bacalao), mariscos (gambas, almejas, langostinos) y algas. En cuanto a las fuentes vegetales, el contenido en yodo es muy variable, ya que depende de la riqueza en este mineral de las tierras de cultivo. Igualmente, los productos lácteos de origen animal son otra buena fuente de yodo, dado que es habitual que las vacas productoras de leche sean nutridas con una alimentación enriquecida en yodo.

## Dosis recomendadas

En la población adulta, se recomienda una dosis de 150 mcg al día. En el caso de las mujeres gestantes, la dosis es de 200 mcg diarios. Los especialistas recuerdan que es muy fácil asegurarse los niveles adecuados de yodo a cualquier edad: basta con consumir a diario media cucharadita diaria de sal yodada.

## A tener en cuenta

Para favorecer la ingesta adecuada de este nutriente se aconseja utilizar sal yodada en preparaciones frías, ya que el yodo tiende a destruirse con el calor. También hay que tener cuidado con algunos vegetales que pueden minimizar la absorción del yodo procedente de la sal y otras fuentes nutricionales. Se trata de alimentos de origen vegetal que contienen unos compuestos (glucosinolato, tiocianato e isotiocianato) que pueden provocar bocio y trastornos de la glándula tiroides, dificultando el aprovechamiento del yodo. Se conocen como nutrientes bociógenos y están presentes principalmente en las crucíferas (col, berza, coles de bruselas, coliflor, repollo y brócoli), el nabo, las semillas de mostaza y la yuca. En menor cantidad, también las espinacas, la zanahoria, el rábano, las nueces, los piñones y los cacahuetes. El modo de evitar el efecto bociógeno de estos vegetales es consumirlos cocinados o fermentados y, en el caso de los frutos secos, tostados, ya que el calor destruye este efecto negativo.

## Signos y síntomas de déficit

En adultos la deficiencia de yodo se ha asociado fundamentalmente a la aparición de bocio e hipotiroidismo (aumento importante de la glándula tiroides como consecuencia de un intento del organismo de compensar la falta de yodo en la dieta). Una baja producción de la hormona tiroides puede manifestarse a través de síntomas como fatiga o cansancio inexplicables, aumento de la sensibilidad al frío, pies y manos frías, estreñimiento, piel seca o anemia, entre otros.

Durante el embarazo y la lactancia, la deficiencia severa de yodo puede ocasionar problemas como abortos, muerte fetal, partos prematuros, anomalías congénitas, alteraciones en el desarrollo físico e intelectual (psicomotor, audición...), enanismo.

Si bien es poco frecuente, también es posible padecer un exceso de yodo, que puede ocasionar hipertiroidismo o, lo que es lo mismo, una elevación de la producción de las hormonas tiroideas. Los síntomas más frecuentes son falta de concentración, temblores, fatiga o nerviosismo.

## Alimentos ricos en yodo

- Almejas, berberechos: 120 mcg/100 g de alimento.
- Ajo: 94 mcg/100 g de alimento.
- Cigalas, langostinos, gambas: 90 mcg/100 g de alimento.

- Mero: 52 mcg/100 g de alimento.
- Acelgas, judías verdes: 35 mcg/100 g de alimento.
- Huevo: 20 mcg/100 g de alimento.
- Sardinas: 13 mcg/100 g de alimento.
- Leche de vaca: 8,6 mcg/100 g de alimento.

# ZINC

El zinc está presente en las células de todo el cuerpo. Se trata de un mineral muy versátil, que forma parte de un buen número de enzimas (más de un centenar) relacionadas con funciones como el crecimiento, la síntesis de vitaminas pancreáticas o la actividad de la vitamina A. Las mayores concentraciones de zinc en el cuerpo (aproximadamente un 60 %) se localizan en el tejido muscular, y también se encuentra en los huesos, los ojos y la glándula prostática.

El zinc es imprescindible para el correcto funcionamiento del sistema inmune. Si bajan sus niveles en el organismo, también lo hacen las células mediadoras en las funciones inmunes. En la respuesta innata (capacidad de defensa que tiene el organismo frente a virus y bacterias), el zinc es importante para el desarrollo de los fagocitos (células inmunitarias encargadas de destruir y hacer frente a los microorganismos); mientras que en la respuesta adaptativa (la que se produce ante la presencia de patógenos y otras sustancias potencialmente nocivas), si hay deficiencia moderada de zinc, disminuyen las células T (encargadas de identificar y eliminar a los agentes agresores) y los anticuerpos, especialmente los IgG (aquellos que proporcionan protección específica ante las infecciones víricas y bacterianas). Este mineral también interviene en la división o crecimiento celular y en la fabricación de proteínas y del ADN.

## Beneficios para el organismo

En determinadas etapas de la vida (infancia, embarazo) asegura un correcto desarrollo. También contribuye a la cicatrización de heridas, y es necesario para un buen funcionamiento de los sentidos del gusto y del olfato.

Debido a sus potentes propiedades inmunológicas, el zinc ha sido objeto de numerosas investigaciones recientes en el contexto de la pandemia generada por la Covid-19. Los resultados de estos estudios han demostrado que la alteración de los niveles de este mineral aumenta la susceptibilidad a padecer infecciones y se asocia a un aumento de la respuesta inflamatoria del organismo (causa de múltiples enfermedades). Otra línea de investigación relaciona este mineral con un riesgo menor de desarrollar degeneración macular asociada a la edad.

El zinc está presente en un buen número de alimentos en las cantidades adecuadas para prevenir cualquier tipo de déficit, destacando especialmente las ostras. Otros alimentos con aportes importantes son los mariscos, las carnes (rojas y de ave), legumbres, hígado, frutos secos y lácteos.

## Dosis recomendadas

Las cantidades diarias para un adulto son de 8 mg en mujeres y 11 mg en hombres.

## Signos y síntomas de déficit

El déficit de zinc es poco frecuente, pero si se produce se manifiesta a través de síntomas como diarrea, caída del cabello, lesiones en los ojos y en la piel y pérdida de apetito. Otros síntomas son la pérdida de peso, problemas con la cicatrización de heridas, disminución del sentido del gusto y dificultad para concentrarse.

Más riesgos presenta el exceso de este mineral: si bien en sí mismo el zinc es poco tóxico, su exceso interfiere en la absorción de otros elementos como el cobre, y, de hecho, se han descrito casos graves de deficiencias de cobre por exceso de zinc, una situación que da lugar a alteraciones hematológicas, como la anemia y la neutropenia. También hay datos que relacionan unos niveles excesivamente altos de zinc con la disminución o anulación de los efectos de determinados fármacos, como los antibióticos.

### A tener en cuenta

Para mejorar la biodisponibilidad de zinc y aumentar su absorción se recomienda combinar los alimentos que lo contienen con productos que contengan gran cantidad de sulfurados, como los vegetales de la familia allium (cebollas, cebolletas, puerros o ajos), que tienen la capacidad de aumentar la absorción de este mineral en el organismo. Para ello, basta con añadir una rodaja de cebolla o un diente de ajo a la preparación de estos alimentos para que la bioaccesibilidad del zinc aumente un 50-60%. Otras sustancias que favorecen la absorción digestiva del zinc son la glucosa o la lactosa y el vino.

## Alimentos ricos en zinc

- Ostras: 60 mg/100 g de alimento.
- Cangrejo, langosta: 7 mg/100 g de alimento.
- Hígado: 7 mg/100 g de alimento.
- Carnes rojas y de ave: 6,25 mg/100 g de alimento.
- Judías: 6 mg/100 g de alimento.
- Frutos secos: 4 mg/100 g de alimento.
- Productos lácteos: 4 mg/100 g de alimento.
- Cereales integrales: 3,5 mg/100 g de alimento.

# SELENIO

Se trata de un mineral de trazas, lo que significa que el organismo solo lo necesita en muy pequeña cantidad. Su importante efecto antioxidante ha sido objeto de numerosas investigaciones en las últimas décadas, cuyos resultados han reforzado su protagonismo a nivel nutricional. Está presente en cantidades mínimas en los alimentos, de ahí que la dosis recomendada se cuantifique en una unidad tan pequeña como el microgramo y, además, su presencia en los vegetales, cereales y legumbres es muy variable, ya que depende del suelo en el que se hayan cultivado.

Es uno de los nutrientes con mayor capacidad antioxidante: junto con la vitamina E y la enzima glutation peroxidasa, trabaja en la prevención de la formación de los radicales libres. Tiene un impacto positivo sobre el sistema inmune, potenciando las defensas del organismo frente a las infecciones. Desempeña un papel importante en la reproducción, en el funcionamiento de la glándula tiroides y en la producción de ADN.

## Beneficios para el organismo

Es un excelente protector frente al estrés oxidativo, causa principal de las enfermedades asociadas al proceso de envejecimiento. Existen evidencias del papel que puede jugar en la prevención de algunos tumores (de hígado y esófago, principalmente). Varias investigaciones apuntan a sus beneficios a nivel cardiovascular, sugiriendo que su déficit puede aumentar el riesgo de padecer una enfermedad coronaria. También se están estudiando sus potenciales ventajas en la prevención y ralentización del deterioro cognitivo asociado a la edad. Asimismo, hay evidencias que apuntan a sus beneficios a nivel anímico, especialmente en las mujeres: un consumo de al menos 44 mcg diarios se asocia a una mejora significativa del estado de ánimo y a un aumento de los niveles de energía.

Las principales fuentes vegetales (dependiendo de la cantidad de selenio en las tierras de cultivo) son los frutos secos y cereales (especialmente la avena) y sus productos derivados, como el pan. En cuanto a las fuentes de origen animal, el selenio se encuentra en mariscos, pescados azules, carne de ave, huevos y lácteos.

## Dosis recomendadas

La dosis recomendada para los adultos es de 55 mcg diarios.

## Signos y síntomas de déficit

La deficiencia de selenio es muy poco común. Hay circunstancias concretas que pueden dificultar que se alcancen los niveles adecuados; es el caso de los pacientes sometidos a diálisis renal o las personas con la infección del VIH.

## Alimentos ricos en selenio

- Bacalao: 147,8 mcg/100 g de alimento.
- Huevos: 86,6 mcg/100 g de alimento.
- Atún: 82 mcg/100 g de alimento.
- Anchoas (en aceite vegetal): 68,1 mcg/100 g de alimento.
- Sepia: 65 mcg/100 g de alimento.
- Pipas de girasol (peladas): 62,2 mcg/100 g de alimento.
- Pavo: 28,6 mcg/100 g de alimento.
- Nueces: 19 mcg/100 g de alimento.

### A tener en cuenta

- Es un mineral que se encuentra en el suelo de forma inorgánica, siendo transformado a la forma orgánica (la única nutricional para los humanos) por las plantas y los microorganismos. Dado que las plantas no necesitan selenio y el contenido de este mineral en el suelo puede variar de una zona a otra (incluso puede llegar a ser inexistente), no hay fuentes alimenticias vegetales recomendables que puedan ofrecer niveles constantes de selenio nutricional.

- En cuanto a los suplementos, teniendo en cuenta la escasa cantidad necesaria para que este mineral cumpla sus funciones, los expertos advierten de los riesgos de suplementación más allá de la dieta, sobre todo teniendo en cuenta que algunos de estos suplementos aportan cantidades que exceden con creces las dosis diarias recomendadas.

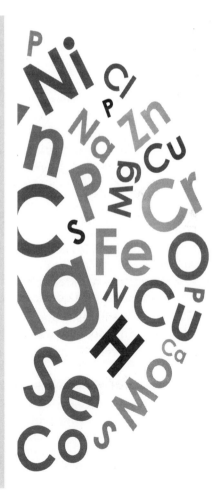

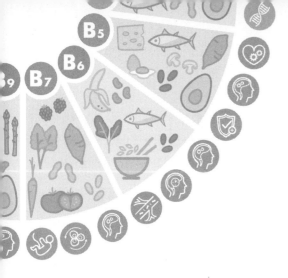

# OTROS MINERALES

## AZUFRE

Interviene en la formación de los aminoácidos y del colágeno, y es un componente de la heparina (anticoagulante que se encuentra en el hígado y otros tejidos), por lo que desempeña un papel importante en la coagulación sanguínea. Los alimentos ricos en azufre son: cebollas, ajos, huevos, carne y productos lácteos.

### Cantidad diaria recomendada

Las cantidades de consumo recomendadas para el azufre no han sido establecidas. Los alimentos ricos en proteínas aportan los niveles suficientes de este mineral, por lo que el déficit es muy infrecuente.

## FLÚOR

Es un componente de los huesos y los dientes, por lo que su ingesta a través de la alimentación refuerza la estructura de ambos. Promueve la mineralización del diente y detiene la actividad de las bacterias productoras de ácido que causan las caries. También aumenta la densidad ósea, reduciendo así el riesgo de osteoporosis.

La principal fuente es el agua potable, ya que en la mayoría de las poblaciones está fluorada. Un vaso de agua aporta entre 0,2-0,3 mg de flúor. Otras fuentes son el té negro y los mariscos.

### Cantidad diaria recomendada

En adultos, 4 mg al día para los hombres y 3 mg al día para las mujeres.

## CROMO

Interviene en el metabolismo de los macronutrientes. Favorece el correcto funcionamiento de la hormona insulina. El uso de utensilios de acero inoxidable (un material que es el resultado de la aleación de acero y cobre) para cocinar puede aumentar la concentración de cromo en los alimentos que lo contienen, ya que cantidades muy pequeñas de cromo pueden pasar a la comida. Los alimentos ricos en cromo son los cereales integrales, la levadura de cerveza, vegetales como el brécol, hígado y carne (de aves de corral).

## Cantidad diaria recomendada

En adultos, 25-35 mcg al día.

## BORO

Hay evidencias de sus beneficios a nivel hormonal, aumentando los niveles de testosterona y, en el caso de las mujeres en edad menopáusica, favoreciendo la retención de los estrógenos durante más tiempo. Estudios recientes sugieren un papel positivo en la mejora de la función cerebral y la salud ósea. Los alimentos ricos en boro son las frutas (uvas pasas, melocotones, ciruelas, aguacates), legumbres (guisantes verdes), patatas y café.

## Cantidad diaria recomendada

No hay recomendaciones específicas, pero se calcula que un consumo óptimo es de 1-1,5 mg al día.

## COBALTO

Desempeña un papel importante en el metabolismo celular. Es necesario para equilibrar las dietas vegetarianas (este tipo de alimentación puede favorecer su déficit). Estimula la absorción de hierro y yodo. Los alimentos ricos en cobalto son los mariscos (ostras, almejas), el hígado, los cereales, la levadura de cerveza y las verduras (ajo, cebolla, rábanos, col blanca).

## Cantidad diaria recomendada

8 mcg al día.

# SUPLEMENTOS DE VITAMINAS Y MINERALES

Por lo general, si se sigue una dieta variada y equilibrada no será necesario recurrir a complementos o suplementos de vitaminas y minerales (la mayoría de estos productos combinan ambos). Los micronutrientes que el organismo precisa para su correcto funcionamiento se encuentran en las frutas y verduras fundamentalmente, además de en otros alimentos como carnes, pescados, cereales o lácteos.

Sin embargo, hay ocasiones en las que estos complementos son necesarios. Por ejemplo, determinados estados carenciales, hábitos alimentarios no adecuados, problemas digestivos puntuales o situaciones de mayor desgaste como pueden ser el embarazo, la lactancia o ciertas etapas del crecimiento.

En este sentido, los expertos advierten sobre la tendencia a tomar complejos vitamínicos sin saber si se necesitan o no, y los riesgos que ello comporta, ya que el exceso de ciertas vitaminas puede dar lugar a problemas de salud. También insisten en que esta suplementación siempre debe estar prescrita y supervisada por el médico: solo el especialista es capaz de determinar el tipo y la cantidad de vitaminas y minerales que cada persona necesita en función de su edad, su estado de salud, la actividad física que realice y otras circunstancias vitales.

Es importante recordar que los suplementos de vitaminas y minerales por sí solos no son suficientes para solucionar un problema de salud y no evitan el riesgo de contraer enfermedades, sino que su ingesta debe complementar una dieta variada y equilibrada y unos hábitos de vida saludables.

Estos suplementos, como las vitaminas, son muy sensibles a la luz, al calor y a la humedad, por lo que deben guardarse dentro de la caja, en un lugar seco y a una temperatura inferior a los 25 °C.

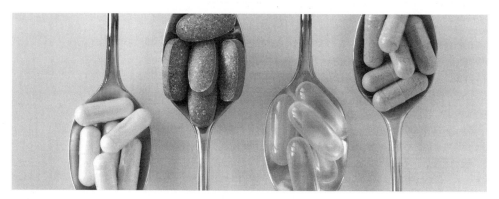

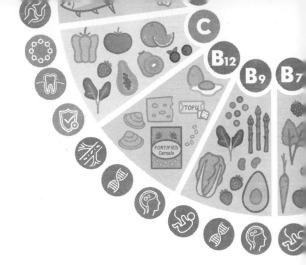

# OTROS NUTRIENTES

L a **fibra** y el **agua** son dos nutrientes muy importantes para nuestro organismo. Veamos a continuación las características y propiedades de cada uno de ellos.

## FIBRA

Químicamente, la fibra se considera un hidrato de carbono. El concepto de **fibra dietética** o fibra alimentaria incluye una serie de compuestos que tienen una característica en común: no pueden ser digeridos por el organismo (a diferencia de las grasas, los hidratos de carbono y las proteínas, por ejemplo) ya que este no dispone de las enzimas necesarias para ello. Por lo tanto, la fibra que se ingiere pasa prácticamente intacta a través del estómago, el intestino delgado y el colon. Las investigaciones más recientes apuntan a que algunos componentes de esa fibra son parcialmente fermentados por las bacterias intestinales (microbiota).

La fibra se encuentra de forma natural solo en los alimentos de origen vegetal (los de origen animal no contienen este nutriente). Constituye una fuente de energía: 1 g de fibra aporta 2 kcal. La forma (distinta) en la que este nutriente se comporta en el agua define los dos tipos de fibra existente: soluble e insoluble.

### Fibra soluble

- Pertenecen a este tipo los mucílagos, las pectinas, las gomas, la inulina y los fructooligosacáridos.
- Absorben gran cantidad de agua.
- Tienen una estructura ramificada que les permite formar geles y sustancias viscosas, que contribuyen a aumentar el contenido del estómago y del intestino. Esta peculiaridad, a su vez, tiene dos efectos importantes: la distensión abdominal (responsable de la sensación de saciedad atribuida a este nutriente) y una ralentización de la absorción de los nutrientes en el intestino, que resulta muy beneficiosa, ya que ayuda a reducir los niveles de

colesterol y controla el aumento de la glucosa en sangre que suele producirse después de las comidas.

- Estimula el metabolismo y refuerza las defensas, ya que fermenta en el intestino grueso, mejorando la flora intestinal y actuando como probiótico. En ese proceso de fermentación se forman ácidos grasos de cadena corta y volátiles (acetato, butirato, propionato), los cuales producen una acidez que dificulta el crecimiento de microorganismos patógenos, preservando así el equilibrio de la flora bacteriana.

Las fibras solubles se encuentran principalmente en las frutas (sobre todo en las manzanas y las naranjas) y las verduras (brécol, zanahoria, cebolla). Otras fuentes de fibra soluble son el salvado de avena, la cebada, los frutos secos (nueces, almendras, avellanas) y las legumbres.

## Fibra insoluble

- Forman parte de este grupo las celulosas, hemicelulosas y la lignina.

- Su capacidad de retención de agua es mucho menor que la de las fibras solubles y son poco fermentables por la flora intestinal.

- Forman mezclas poco viscosas, por lo que circulan por el intestino sin ser digeridas. Debido a esta peculiaridad, llegan al colon más o menos intactas, y esta es la razón por la que ejercen su efecto más «reconocido»: aumentar el peso y el volumen de las heces y disminuir la viscosidad del bolo alimenticio, dos condiciones que aseguran la normalidad del tránsito intestinal, previniendo el estreñimiento y enfermedades como el cáncer de colon.

Es indispensable para la regulación del tránsito intestinal, fluidificando el estado de las heces y facilitando su expulsión. Tiene efectos muy beneficiosos en la composición de la microbiota (flora bacteriana). La fibra soluble ha demostrado tener un importante papel en la regulación de los niveles de colesterol y de glucemia (glucosa en la sangre).

La fibra insoluble está presente en la parte externa de los granos y semillas, en el salvado de trigo, en el maíz, en los cereales integrales, en las legumbres y en algunas partes de las frutas: la cáscara de la manzana y la pera y la parte blanca de los cítricos, entre otras.

## Beneficios para el organismo

Su alto poder saciante justifica que la fibra sea un nutriente especialmente recomendable en el caso de las personas que siguen un régimen para la pérdida o control del peso, con la ventaja añadida de que los alimentos que la contienen suelen tener pocas calorías. Por su efecto sobre la glucosa y los lípidos sanguíneos (concretamente el colesterol LDL), se incluye en las pautas nutricionales de las personas con diabetes con problemas cardiovasculares.

## Dosis recomendadas

Una dieta equilibrada debe incluir entre 25 y 30 g de fibra al día, procedente de distintos tipos de alimentos de origen vegetal. La relación entre fibra soluble e insoluble debe ser de 3:1.

## Signos y síntomas de déficit

La principal señal de un déficit de fibra en la dieta es el estreñimiento o un ritmo intestinal irregular. Otro indicio de que no se consume la fibra dietética suficiente es la hinchazón abdominal, ya que las digestiones no son todo lo completas que deberían. Una somnolencia intensa después de comer puede ser otro signo indicativo, ya que en este momento se produce un aumento de la glucosa en sangre (cuyo control es uno de los efectos de la fibra). Este pico de glucosa es también responsable de otros posibles síntomas de deficiencia de este nutriente: el cansancio mantenido y una sensación de hambre constante que surge incluso poco tiempo después de haber comido.

## Datos a tener en cuenta

Las frutas, verduras, cereales y legumbres contienen fibra soluble e insoluble en distinta proporción. Así, el porcentaje de fibra soluble con respecto al contenido de fibra total es de cerca del 40 % en las frutas; del 30 % en los cereales y verduras y del 25 % en las legumbres. La fibra insoluble se halla en la cáscara de las frutas, semillas y cereales.

Aunque los cereales encabezan siempre las listas de los alimentos ricos en fibra, hay que tener en cuenta que se debe optar por los integrales, ya que al refinar los cereales se elimina el salvado, lo que provoca una disminución del contenido en fibra.

La mayoría de los alimentos procesados tienden a ser bajos en fibra. En cuanto a los productos «con fibra añadida» (yogures, cereales, barritas de cereales, zumos…), lo habitual es que incluyan fibras solubles aisladas (inulina, polidextrosa, maltodextrina), que aparecen en la lista de ingredientes de la composición de los productos.

## Alimentos ricos en fibra

- **Salvado de trigo:** 44 g/100 g de alimento. Se trata de la cubierta exterior del grano de trigo y supone una de las fuentes más ricas de fibra insoluble. La capacidad de retener agua depende del tamaño de los copos, de ahí que cuanto más grandes sean estos, más cantidad de agua retienen y mayor es su efecto en el aumento del volumen y peso de las heces.

- **Dátiles:** 8,7 g de fibra/100 g de alimento. Es una fuente importante de fibra tanto soluble como insoluble.

- **Pan integral:** 8 g de fibra/100 g de alimento. Hay distintas modalidades de pan integral: aquellas que incluyen, además, centeno, avena o semillas de linaza hacen que a su aporte de fibra insoluble se añada el de la soluble.

- **Guisantes:** 8 g de fibra/100 g de alimento. Tienen un importante contenido en fibra, tanto soluble como insoluble.

- **Ciruelas pasas:** 7,1 g de fibra/100 g de alimento. Su elevado aporte en fibra las convierte en un alimento apto para la prevención y tratamiento del estreñimiento y otros problemas intestinales.

- **Membrillo:** 6,4 g de fibra/100 g de alimento. Las pepitas de su fruto contienen abundante mucílago, un tipo de fibra soluble. La pulpa también destaca por su contenido en otro tipo de fibra soluble, la pectina, a la que se atribuyen efectos beneficiosos en caso de problemas intestinales.

- **Garbanzos:** 6 g de fibra/100 g de alimento. Todo el grupo de las legumbres se caracteriza por ser rico en fibra, sobre todo los garbanzos.

- **Maíz:** 6 g de fibra/ 100 g de alimento. Destaca su elevado contenido en fibra soluble.

## AGUA

El agua se considera a la vez un nutriente y un alimento (pertenece a la categoría de bebidas). Es el componente más importante de todos los seres vivos y, tras el oxígeno, ocupa el segundo lugar como elemento esencial para la vida. Tiene unas características específicas: es incolora, inodora e insípida. Casi todos los alimentos contienen agua en mayor o menor cantidad. El aporte de agua procede de tres fuentes: del consumo de líquidos (agua y otras bebidas), del agua que aportan los alimentos sólidos (frutas, verduras, leche, hortalizas) y de las pequeñas cantidades de este nutriente que se producen en los procesos metabólicos de los macronutrientes (grasas, proteínas e hidratos de carbono).

El agua está implicada en la mayoría de las reacciones químicas del metabolismo (procesos de digestión, respiración, absorción y excreción), forma parte de los fluidos corporales (sangre, saliva, lágrimas...), es el medio ideal para transportar los nutrientes allí donde los necesita el organismo y también para la eliminación de toxinas y otras sustancias de desecho, contribuye al mantenimiento de la temperatura corporal, participa en la reparación y crecimiento celular, regula los niveles de acidez y, en definitiva, ayuda al organismo a mantener su equilibrio interno.

La mayor parte de los alimentos, salvo el azúcar y el aceite, contienen agua en cantidades variables. Se consideran alimentos ricos en agua aquellos que tienen en su composición una cantidad de este nutriente superior a los 70 g. Frutas y verduras (sobre todo algunas como la lechuga y la sandía) aportan cerca del 18 % del líquido necesario, y el resto se obtiene a través del agua bebida (unos 8 vasos).

## Beneficios para el organismo

Además de su rol en el funcionamiento del organismo, el agua es un ingrediente fundamental en la cocina, ya que contribuye al aporte de algunos nutrientes y mejora el valor gastronómico de las recetas. Asimismo, una buena hidratación es fundamental para mantener una piel elástica, brillante y resistente a las arrugas, entre otros beneficios.

## Dosis recomendadas

En adultos, la ingesta diaria adecuada de agua es de 3,7 l en hombres y de 2,7 l en mujeres. Los líquidos (agua y otras bebidas) proporcionan entre 3 y 2,2 l por día en hombres y mujeres, lo que representa aproximadamente el 75-80 % del agua total que debe ingerirse.

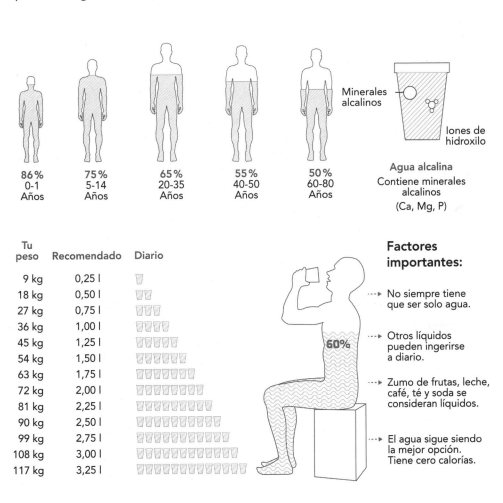

Minerales alcalinos

Iones de hidroxilo

Agua alcalina
Contiene minerales alcalinos
(Ca, Mg, P)

| | | |
|---|---|---|
| 86% | 75% | 65% | 55% | 50% |
| 0-1 Años | 5-14 Años | 20-35 Años | 40-50 Años | 60-80 Años |

| Tu peso | Recomendado | Diario |
|---|---|---|
| 9 kg | 0,25 l | |
| 18 kg | 0,50 l | |
| 27 kg | 0,75 l | |
| 36 kg | 1,00 l | |
| 45 kg | 1,25 l | |
| 54 kg | 1,50 l | |
| 63 kg | 1,75 l | |
| 72 kg | 2,00 l | |
| 81 kg | 2,25 l | |
| 90 kg | 2,50 l | |
| 99 kg | 2,75 l | |
| 108 kg | 3,00 l | |
| 117 kg | 3,25 l | |

**Factores importantes:**

- No siempre tiene que ser solo agua.

- Otros líquidos pueden ingerirse a diario.

- Zumo de frutas, leche, café, té y soda se consideran líquidos.

- El agua sigue siendo la mejor opción. Tiene cero calorías.

## Signos y síntomas de déficit

El organismo envía «señales de alarma» para advertir de unos niveles de hidratación inadecuados: la orina adquiere un tono amarillo fuerte; la saliva se vuelve más espesa y es frecuente que aparezca el estreñimiento. En cuanto a la deshidratación como tal, supone una disminución de la cantidad de líquido en el organismo, lo que provoca una falta de agua en el interior de las células. Esta situación se produce cuando la cantidad de líquidos ingeridos es menor que la que se elimina. Sus síntomas más habituales son sed, sequedad de las mucosas, piel seca y poco turgente, orina oscura y concentrada, cansancio, dolor de cabeza, disminución de la cantidad de orina, dificultad para concentrarse, malestar general, calambres musculares, sensación de náusea, aumento del ritmo cardiaco. En los casos más graves puede desencadenar una pérdida de peso y fatiga extrema.

## Datos a tener en cuenta

Al hacer ejercicio se queman calorías, por lo que es necesario incrementar la ingesta de agua para que esta proporción no se desequilibre. También es preciso beber más agua cuando la temperatura ambiental es elevada, hay altos niveles de humedad, se tiene fiebre y durante el embarazo. En cuanto al peso, si bien el agua tiene cero calorías y, por tanto, ni engorda ni adelgaza (independientemente de que se consuma antes, durante o después de las comidas), investigaciones recientes han demostrado que la ingesta habitual de agua (especialmente si es fría) puede incrementar hasta en un 30 % la quema de calorías, acelerando de esta forma el metabolismo, lo que, a lo largo de un año, supondría una pérdida de hasta dos kilos.

## Alimentos con mayor contenido en agua

- Lechuga: 95,9 g/100 g de alimento.
- Pepino: 95,1 g/100 g de alimento.
- Nabo (cocido): 94,2 g/100 g de alimento.
- Sandía: 93,6 g/100 g de alimento.
- Tomate: 93,5 g/100 g de alimento.
- Melón: 91,8 g/100 g de alimento.
- Limón: 90,1 g/100 g de alimento.
- Espinaca (hervida): 91 g/100 g de alimento.

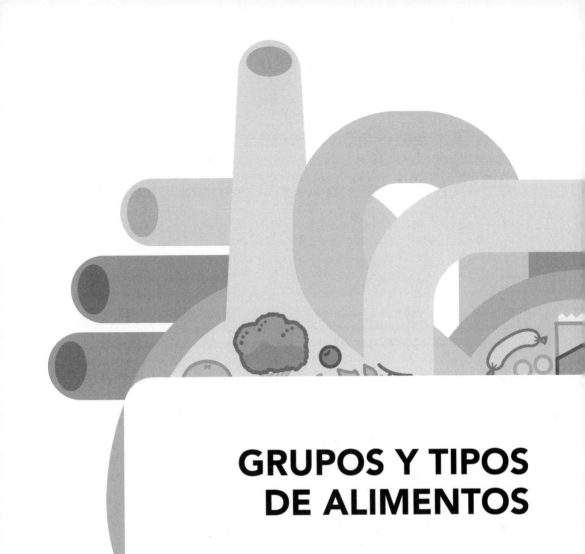

# GRUPOS Y TIPOS
# DE ALIMENTOS

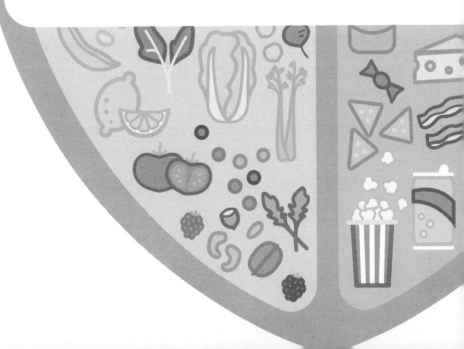

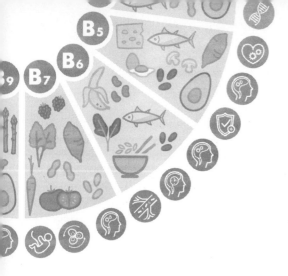

# LAS FRUTAS

Según la definición del Código Alimentario Español (CAE) se denomina fruta al fruto, la inflorescencia (flor), la semilla o las partes carnosas de órganos florales que hayan alcanzado el grado de madurez y sean adecuadas para el consumo humano. La mayoría tiene un alto contenido en agua (entre el 80 y el 95 %), salvo el coco y el aguacate. Su aporte calórico es bajo, a excepción del plátano, el aguacate y el coco. Destaca su elevado contenido en hidratos de carbono, generalmente como azúcares mono y disacáridos o simples (glucosa, fructosa y sacarosa), que son los que les proporcionan su característico sabor dulce. Una peculiaridad de las frutas es que cuanto más maduras están, mayor concentración de azúcares tienen y, por lo tanto, más dulces son. Salvo el plátano, contienen bajas cantidades de almidón. Son ricas en fibra, principalmente celulosas y pectinas. Y aportan poco contenido en proteínas y lípidos.

## NUTRIENTES DESTACABLES EN SU COMPOSICIÓN

### Vitaminas

Su aporte es muy importante, sobre todo de vitaminas A, C, $B_1$, $B_2$, $B_6$ y ácido fólico.

### Minerales

Destaca su contenido en potasio, hierro, magnesio, calcio, zinc, selenio.

### Compuestos bioactivos

Aportan antioxidantes, flavonoides, terpenos, compuestos fenólicos y sustancias fitoquímicas.

### Ácidos orgánicos

Estos alimentos destacan por su contenido en ácidos orgánicos (el 1 % de su composición, aproximadamente). Uno de ellos es el ácido cítrico, presente en el limón y otras frutas encuadradas en el grupo de los denominados cítricos (naranja, mandarina, lima, kiwi) y en otras como las fresas y las frambuesas. Otro ácido orgánico es el ácido málico, presente sobre todo en las manzanas, los albaricoques, las cerezas, las ciruelas, los melocotones y las sandías. Aunque se encuentra en menos frutas que los otros dos, el ácido tartárico es abundante en las uvas y el aguacate. En cantidades menores están presentes otros ácidos como el ácido isocítrico, abundante en las moras; el ácido oxálico, presente en algunas bayas; y el ácido quínico, que forma parte de la composición de las ciruelas y otras frutas con hueso.

## INGESTAS RECOMENDADAS

Más de 3 raciones al día, unos 120-200 g por ración. Una ración equivale a:

- Una pieza mediana.
- Una taza de fruta pequeña (cerezas, fresas, uvas, frambuesas).
- Una rodaja (de sandía, de melón).
- Un vaso (200 ml) de zumo de fruta natural.

## PECULIARIDADES

- Siempre que sea posible, hay que intentar consumir fruta fresca de temporada, con piel y bien lavada. De esta forma conserva todas sus vitaminas y minerales y se asegura su aporte máximo de fibra. En la mayoría de los casos, la fruta cocida se digiere mejor que la fruta cruda. La vitamina C, presente en un buen número de frutas, se oxida muy fácilmente al contacto con el oxígeno. Esta es la razón por la que se aconseja consumir los zumos de fruta recién hechos.

- Por la elevada presencia de ácidos orgánicos y el hecho de que muchas de ellas se consideren alimentos ácidos se suele pensar que estos alimentos favorecen la acidez y otros problemas digestivos. Si bien hay algunas situaciones en las que esta circunstancia puede producirse (personas con patologías como úlceras gástricas, por ejemplo), en la mayoría de los casos no es así, ya que ninguno de estos ácidos orgánicos alcanza el nivel de acidez de los jugos gástricos. La concentración de ácidos orgánicos de las frutas va disminuyendo a medida que van madurando, de forma inversa a lo que ocurre con los azúcares.

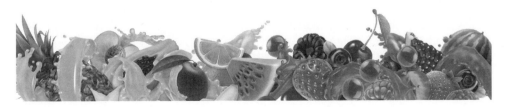

# CANTIDADES EQUIVALENTES A UNA RACIÓN DE FRUTA

Según la *Guía General: Tamaños de porciones de frutas y vegetales del NBS Servicio Británico de Salud (NHS, por sus siglas en inglés)* estas son las cantidades equivalentes a una porción de fruta fresca en la dieta de un adulto (80 g aproximadamente):

- Albaricoque: 3 piezas.
- Arándanos: Dos puñados (4 cucharadas colmadas).
- Aguacate: Medio aguacate.
- Cerezas: 14 cerezas.
- Ciruela: Dos ciruelas medianas.
- Ciruela pasa: 3 ciruelas.
- Clementinas: Dos clementinas.
- Damascos: 56 damascos.
- Frambuesas: 20 frambuesas.
- Fresas: 7 fresas.
- Fruta de la pasión/ maracuyá: 56 frutas.
- Grosellas negras: 4 cucharadas colmadas.
- Higos: Dos higos.
- Kiwi: Dos kiwis.
- Kumquat: 68 kumquats.
- Lichis: 6 lichis.

- Mandarina: Una mandarina mediana.
- Mango: Dos rodajas.
- Manzana: Una manzana mediana.
- Melocotón: Un melocotón mediano.
- Melón: Una rodaja/raja/tajada.
- Mora: Un puñado (9 o 10 moras).
- Naranja: Una naranja mediana.
- Nectarina: Una nectarina.
- Papaya: Una rodaja/raja/tajada.
- Pera: Una pera mediana.
- Piña: Una rodaja/raja/tajada grande.
- Plátano: Un plátano mediano.
- Pomelo/toronja: medio pomelo.
- Uva: Un puñado (14 uvas).
- Ensalada/macedonia/cóctel de frutas: 3 cucharadas colmadas.
- Zumo de frutas: Un vaso pequeño (150 ml) de zumo de fruta (sin endulzar ni otros añadidos).

# TIPOS DE FRUTAS

Las frutas pueden clasificarse según distintos criterios:

## 1. Por su naturaleza

- **Frutas carnosas:** Son aquellas cuya parte comestible posee en su composición al menos el 50% de agua. Son de pulpa abundante y jugosa debido a su contenido en agua. Pertenecen a este grupo: acerola, aguacate, albaricoque, arándano, breva, caqui, casis (grosella negra), cereza, cidra, ciruela, chirimoya, dátil, frambuesa, fresa, fresón, granada, granadilla, grosella, guanábana, guayaba, guayabo, higo, lima, limón, mandarina, mango, manzana, melocotón, melón, membrillo, mora, naranja (agria y dulce), níspero, papaya, pera, piña, plátano, pomelo, sandía, tamarindo, uva, zarzamora.

- **Frutas oleaginosas:** Son las que se emplean tanto para la obtención de grasas como para el consumo humano. En este grupo se encuentran las aceitunas (consideradas frutas desde el punto de vista botánico, aunque culinariamente se manejan como verduras, de forma similar a lo que ocurre con el aguacate) y el coco.

## 2. Por su estado

Las frutas frescas son las que se consumen sin ser sometidas a ningún proceso. Las congeladas son las frutas frescas que se someten a un procedimiento de congelación y se venden como tales. En cuanto a las desecadas, se obtienen a partir de frutas frescas que han alcanzado el grado de maduración adecuado y a las que se reduce la proporción de humedad por la acción natural del aire y del sol. Veamos algunas de las frutas desecadas más comunes:

- Albaricoque desecado: Se presenta entero o en mitades (orejones), con o sin hueso.
- Ciruela pasa: Se trata de la ciruela entera desecada. Es la fruta que contiene más compuestos antioxidantes, por encima de las uvas, las pasas, los arándanos, las moras o las fresas.
- Dátil: Presenta dos variedades, según su contenido en agua: jugosos y blandos; y secos y duros.
- Higo-pasa: Pueden ser de distinta forma (redondos, aplanados) y color (blancos y oscuros, principalmente).
- Manzanas desecadas: Se presentan con o sin piel, generalmente cortadas en secciones longitudinalmente o en tiras.
- Medallones: Son melocotones desecados sin piel ni hueso, que se aplanan para cerrar el hueco del hueso (de ahí su forma de disco).
- Uvas pasas: Se encuentran en forma de racimos o en granos sueltos. Además de la denominación de «uvas pasas», suelen tener el nombre de la variedad de uva de la que proceden.

## 3. Según su sabor

Uno de los criterios más empleados es la clasificación de las frutas según su grado de acidez, lo que da lugar a cuatro tipos:

- **Frutas ácidas:** Aportan cantidades elevadas de ácidos orgánicos, sobre todo de ácido cítrico, responsable de su sabor. Forman parte de este grupo: kiwi, limón, naranja, piña, manzana (dependiendo de la variedad), uva, pomelo, arándano rojo, maracuyá, fresa, frambuesa, nísperos, caqui, membrillo, guayaba, guanábana.
- **Frutas semiácidas:** Fresas, ciruelas, melocotón, mandarina, uvas, moras, manzana verde, grosella, pera, mango.
- **Frutas neutras:** Coco, aguacate, aceitunas.
- **Frutas dulces:** Son la mayoría de las frutas. Se caracterizan por tener más contenido en hidratos de carbono.

## 4. Según su maduración

- **Frutas climatéricas:** Pueden seguir madurando una vez se han separado de la planta: manzana, pera, melocotón, albaricoque, ciruela y kiwi.

- **Frutas no climatéricas:** Deben recolectarse en el momento óptimo de consumo, ya que una vez separadas de la planta se frena su proceso de maduración: cítricos, uvas y cerezas.

## 5. Otras clasificaciones

- **Frutas tropicales o exóticas:** Son aquellas originarias de zonas de clima tropical o subtropical. Todas tienen en común que no toleran bien las bajas temperaturas, pudiendo estropearse si éstas son inferiores a 4 °C. Las más populares son: aguacate, caqui, carambola, chirimoya, coco, guayaba, kiwi, kumquat, lichi, mango, maracuyá, papaya, pitahaya, rambután, tamarindo.

- **Frutas cítricas:** Es uno de los grupos más variados, saludables y consumidos. Se consideran cítricos el limón, la naranja, la mandarina, la lima, el pomelo, la cidra y el kumquat, entre otros. Destacan por su alto contenido en vitamina C (son una de las principales fuentes alimenticias de este nutriente), fibra (celulosas y pectinas), calcio, magnesio, potasio, ácido fólico y otras vitaminas del grupo B.

- **Frutas del bosque o bayas:** Suponen una fuente extraordinaria de vitamina C, y también contienen pectina, un tipo de fibra que ayuda a regular el tránsito intestinal y a disminuir el nivel de colesterol. Asimismo, son ricas en diversos ácidos orgánicos (cítrico, málico, tartárico) que, además de proporcionarles su peculiar sabor, tienen efectos depurativos a nivel estomacal, intestinal, renal, etc. Moras, arándanos, frambuesas, grosellas y frutillas forman parte de este grupo.

- **Frutas con hueso:** Albaricoque, melocotón, nectarina, paraguayo y ciruela son las más representativas de este grupo; todas ellas pertenecen a la familia botánica de las rosáceas, y nutricionalmente destaca su contenido en fibra, tanto soluble como insoluble. También son ricas en carotenoides, en vitamina C y en potasio.

## FRUTAS DESTACADAS

**Naranja:** A todos los nutrientes del grupo de los cítricos, al que pertenece, añade las sales fosfóricas, indispensables para el desarrollo óptimo del sistema nervioso. Además de vitamina C (82 mg/100 g), aporta carotenoides. Destaca el elevado contenido en fibra y celulosa de su pulpa.

**Limón:** Contiene ácido fórmico, un poderoso conservante que contribuye a su acción antiséptica y terapéutica, actuando como cicatrizante, a lo que hay que añadir la vitamina C. Es el cítrico más resistente en cuanto a conservación.

**Pomelo:** Fruto grande, redondo, de color amarillo pálido, con un sabor peculiar, entre ácido y amargo, es rico en vitaminas A, B y C. Destaca especialmente por su contenido en naringerina, un flavonoide con importantes propiedades antivíricas.

**Mandarina:** Comparte con la naranja muchas de sus propiedades y características, aunque contiene más agua y aporta menos cantidad de hidratos de carbono. Se distinguen cuatro grandes variedades: clementinas (suelen carecer de semillas), clementillas (de mayor tamaño y mucho zumo), híbridos (modalidades cuya pulpa posee gran cantidad de zumo y es rica en azúcares y ácidos orgánicos) y satsuma (originaria de Japón y de forma achatada).

**Kiwi:** Es la fruta más rica en vitamina C que se conoce y, además, aporta otras sustancias beneficiosas para el organismo como los betacarotenos y las pectinas.

**Arándanos:** Son frutos del bosque pequeños y de cáscara dura, de sabor ácido, y de conocidas propiedades antioxidantes. Los arándanos rojos, que proliferan en los países nórdicos, y su versión americana, el cranberry, apenas se consumen al natural debido a su acidez.

**Moras:** Pueden ser rojizas, azuladas o negras y, también, de diferentes sabores. Se pueden obtener de dos plantas: la zarzamora (cuyos frutos son muy dulces) y la morera (moras más ácidas). Además de ser más dulces y sabrosas que otras bayas, son especialmente ricas en sustancias antioxidantes.

**Grosellas:** Hay diversas variedades: blanca, negra y roja (la más cultivada). Cuando son dulces, pueden comerse crudas, aunque lo habitual es que con ellas se elaboren jaleas, mermeladas y salsas.

**Frambuesas:** Aunque lo habitual es que sean de color rojofucsia, también se pueden encontrar frambuesas negras, amarillas, naranjas e incluso blanquecinas. Además de una excelente fuente de vitamina C, son ricas en fibra y antioxidantes como el ácido cítrico, el ácido elágico y los flavonoides.

**Albaricoque/melocotón:** Aunque hay variedades diferentes en cada especie, las principales diferencias entre ambas frutas son su tamaño, su sabor y su contenido en agua y azúcar: el melocotón es de mayor tamaño y más dulce que el albaricoque, que es más pequeño y con un sabor ligeramente ácido. Aunque tienen similar contenido en azúcares, el melocotón es más jugoso y rico en agua, mientras que el albaricoque tiene una pulpa más densa y aporta más fibra alimentaria por cada 100 g.

**Ciruela:** Hay alrededor de dos mil variedades y nutricionalmente es rica en casi todas las vitaminas del grupo B ($B_1$, $B_2$, $B_3$, $B_6$) y también en vitaminas A, C y E. Además, destaca su aporte en un tipo de flavonoide, las antocianidinas.

**Uvas:** Es especialmente rica en compuestos antioxidantes englobados en la categoría de polifenoles. La mayor o menor presencia de estos antioxidantes es lo que marca la diferencia entre los distintos tipos de uvas en función del color: blancas/

verdes, moradas/rojas y negras. Las uvas rojas, moradas y negras contienen una clase específica de polifenoles, los antocianos, que son los responsables de esa tonalidad característica.

Las blancas y verdes no aportan antocianos, pero comparten con las oscuras el resto de los polifenoles, entre ellos los flavonoles (catequina y quercetina) y el resveratrol.

**Manzana:** Alimento con múltiples propiedades nutricionales, destaca especialmente su contenido en pectina, un tipo de fibra soluble muy beneficiosa. Es muy rica en potasio y en importantes flavonoides, entre ellos la quercetina. Existen más de mil variedades.

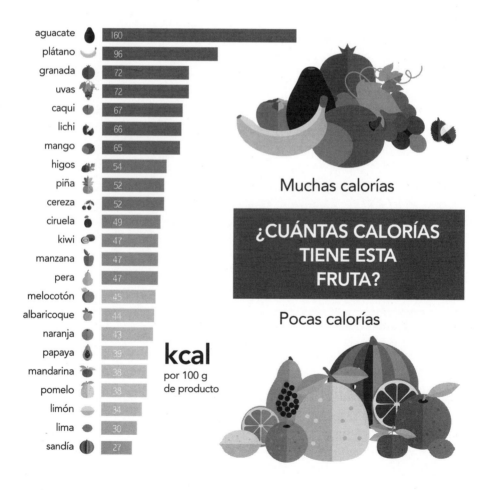

| fruta | kcal |
|---|---|
| aguacate | 160 |
| plátano | 96 |
| granada | 72 |
| uvas | 72 |
| caqui | 67 |
| lichi | 66 |
| mango | 65 |
| higos | 54 |
| piña | 52 |
| cereza | 52 |
| ciruela | 49 |
| kiwi | 47 |
| manzana | 47 |
| pera | 47 |
| melocotón | 45 |
| albaricoque | 44 |
| naranja | 43 |
| papaya | 39 |
| mandarina | 38 |
| pomelo | 38 |
| limón | 34 |
| lima | 30 |
| sandía | 27 |

Muchas calorías

**¿CUÁNTAS CALORÍAS TIENE ESTA FRUTA?**

Pocas calorías

**kcal** por 100 g de producto

# CONTENIDO NUTRICIONAL DE ALGUNAS FRUTAS

*Cantidades por 100 g de alimento
**En cada fruta se indica el micronutriente más destacable en su composición

| Manzana | Ciruela |
|---|---|
| Energía: 53 kcal.<br>Hidratos de carbono: 12 g.<br>Proteínas: 0,3 g.<br>Grasas: 0,35 g.<br>Fibra: 2 g.<br>Potasio: 120 mg.<br>Vitamina C: 3 mg.<br>Vitamina B$_1$: 0,04 mg.<br>Vitamina B$_2$: 0,02 mg. | Energía: 44 kcal.<br>Hidratos de carbono: 10 g.<br>Proteínas: 0,8 g.<br>Grasas: 0,1 g.<br>Fibra: 1 g.<br>Vitamina C: 3,5 mg.<br>Vitamina B$_1$: 0,1 mg.<br>Vitamina B$_2$: 0,07 mg. |
| **Fresa** | **Kiwi** |
| Energía: 36 kcal.<br>Hidratos de carbono: 7 g.<br>Proteínas: 0,7 g.<br>Grasas: 0,6 g.<br>Fibra: 2 g.<br>Vitamina C: 60 mg.<br>Vitamina B$_1$: 0,03 mg.<br>Vitamina B$_2$: 0,05 mg. | Energía: 51 kcal.<br>Hidratos de carbono: 9,12 g.<br>Proteínas: 1 g.<br>Grasas: 0,63 g.<br>Fibra: 2,12 g.<br>Vitamina C: 71 mg.<br>Vitamina B$_1$: 0,017 mg.<br>Vitamina B$_2$: 0,05 mg. |
| **Melocotón** | **Melón** |
| Energía: 52 kcal.<br>Hidratos de carbono: 12 g.<br>Proteínas: 0,5 g.<br>Grasas: 0,1 g.<br>Fibra: 1 g.<br>Vitamina C: 7 mg.<br>Vitamina B$_1$: 0,03 mg.<br>Vitamina B$_2$: 0,05 mg. | Energía: 31 kcal.<br>Hidratos de carbono: 6,5 g.<br>Proteínas: 0,8 g.<br>Grasas: 0,2 g.<br>Fibra: 1 g.<br>Vitamina C: 10 mg.<br>Vitamina B$_1$: 0,02 mg.<br>Vitamina B$_2$: 0,05 mg. |

| Naranja | Pera |
|---|---|
| Energía: 44 kcal.<br>Hidratos de carbono: 9 g.<br>Proteínas: 1,1 g.<br>Grasas: 0,2 g.<br>Fibra: 2 g.<br>Vitamina C: 50 mg.<br>Vitamina $B_1$: 0,1 mg.<br>Vitamina $B_2$: 0,03 mg. | Energía: 61 kcal.<br>Hidratos de carbono: 14 g.<br>Proteínas: 0,4 g.<br>Grasas: 0,4 g.<br>Fibra: 2 g.<br>Vitamina C: 3 mg.<br>Vitamina $B_1$: 0,02 mg.<br>Vitamina $B_2$: 0,05 mg. |

| Uva | Sandía |
|---|---|
| Energía: 81 kcal.<br>Hidratos de carbono: 17 g.<br>Proteínas: 1 g.<br>Grasas: 1 g.<br>Fibra: 0,5 g.<br>Vitamina C: 4 mg.<br>Vitamina $B_1$: 0,04 mg.<br>Vitamina $B_2$: 0,02 mg. | Energía: 21 kcal.<br>Hidratos de carbono: 4,5 g.<br>Proteínas: 0,6 g.<br>Grasas: 0,15 g.<br>Fibra: 0,5 g.<br>Vitamina C: 5 mg.<br>Vitamina $B_1$: 0,03 mg.<br>Vitamina $B_2$: 0,02 mg. |

| Arándanos | Frambuesas |
|---|---|
| Energía: 57 kcal.<br>Hidratos de carbono: 146 g.<br>Proteínas: 0,7 g.<br>Fibra: 4,9 g.<br>Vitamina C: 22 mg.<br>Calcio: 13 mg. | Energía: 53 kcal.<br>Hidratos de carbono: 5,8 g.<br>Proteínas: 1,2 g.<br>Fibra: 4,5 g.<br>Vitamina C: 25 mg.<br>Calcio: 40 mg. |

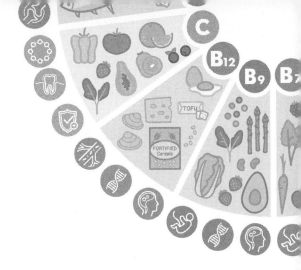

# LAS VERDURAS Y LAS HORTALIZAS

L a hortaliza es cualquier planta herbácea hortícola que puede utilizarse como alimento, ya sea crudo o cocinado. Las verduras son las hortalizas en las que la parte comestible está constituida por sus órganos verdes: hojas, tallos, inflorescencia (flores). Se incluyen en esta denominación todos los productos vegetales que no son frutas, cereales, legumbres que se han dejado desecar ni tampoco los frutos secos. Son ricas en fibra (soluble e insoluble), carecen de colesterol debido a su origen vegetal y están compuestas sobre todo de hidratos de carbono (como media, un 5 %, excepto la patata, que contiene un 20 % de este nutriente) en forma de polisacáridos (batatas, patatas, ajos) y mono y disacáridos.

Son pobres en proteínas (entre el 1 y el 5 % de su contenido). Prácticamente no contienen grasas (menos del 1 % de su composición) y tienen un alto contenido en agua (entre el 75 y el 95 % de su composición). Se caracterizan por su baja densidad calórica: como media, aportan 70 kcal/100 g de alimento.

## NUTRIENTES DESTACABLES EN SU COMPOSICIÓN

- **Vitaminas:** Proporcionan una amplia variedad de estos nutrientes. Estas son las más abundantes:
    - **Vitamina A:** En forma de caroteno (zanahorias, espinacas, tomate, col roja).
    - **Vitaminas del grupo B:** $B_1$, $B_2$ y $B_6$, principalmente.
    - **Ácido fólico:** Presente sobre todo en los vegetales de hoja verde y las coles.
    - **Vitamina C:** Su contenido es importante en el pimiento, la coliflor y las coles de Bruselas.
- **Minerales y oligoelementos:** Son una fuente importante de muchos de estos nutrientes:
    - Calcio: Berros, espinacas, acelgas, pepinos.

- ○ Potasio: Alcachofa, remolacha, champiñones.
- ○ Magnesio: Acelgas, espinacas, guisantes, judías verdes.
- ○ Hierro: Espinacas, col, lechuga, champiñón, alcachofa, rábanos.
- ○ Zinc: Patatas, apio, berenjenas.
- ○ Manganeso: Verduras de hoja verde (espinacas, col rizada).
- ○ Cromo: Brécol.
- ○ Yodo: Plantas que crecen en suelos ricos en este mineral.
- ○ Cobalto: Ajo, cebolla, rábano, remolacha, col blanca.
- ○ Selenio: Brécol, repollo, apio, cebolla, ajo.
- ○ Cobre: Champiñones, rábanos.
- ○ Sodio: Acelga, apio, espinaca, zanahoria, espárrago blanco.

## INGESTAS RECOMENDADAS

Más de dos raciones al día, unos 150-200 g por ración, siendo preferible que una de ellas se tome cruda. Algunos ejemplos de ración son:

- • Un plato de verdura cocida.
- • Un tomate grande y dos zanahorias.
- • Un plato de ensalada variada.

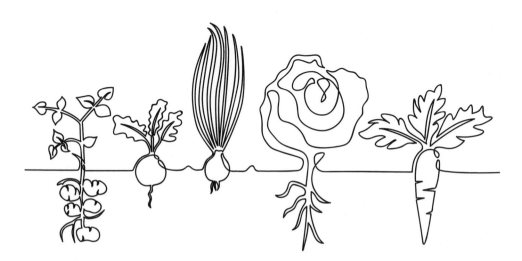

# CANTIDADES EQUIVALENTES A UNA RACIÓN DE VERDURA

Según la *Guía General: Tamaños de porciones de frutas y vegetales*, del NHS (Servicio Británico de Salud), estas son las cantidades equivalentes a una porción de vegetales en la dieta de un adulto (80 g aproximadamente).

- Alcachofa: Dos corazones.
- Apio: Un stick.
- Batata/camote: Una batata mediana.
- Berenjena: Un tercio de berenjena.
- Berro: Un bol.
- Calabaza (cocida y en cubos): 3 cucharadas colmadas.
- Cebolla: Una cebolla mediana.
- Champiñón: 14 champiñones (solo el «sombrero») o 34 cucharadas colmadas.
- Chirivía: Una chirivía mediana.
- Espárrago: 5 espárragos.
- Brécol: 8 ramilletes.
- Calabacín: Medio calabacín grande.
- Coles de Bruselas: 68 coles.
- Coliflor: 8 ramilletes.
- Espinacas: Un bol.
- Guisantes: 3 cucharadas colmadas.
- Kale cocido: 4 cucharadas colmadas.
- Lechuga: Un bol.
- Maíz dulce (en mazorca): Una mazorca.
- Pepino: Un pepino mediano.
- Pimiento: Medio pimiento.
- Puerro: Medio puerro (solo la parte blanca).
- Rábanos: 10 rábanos.
- Remolacha: 3 remolachas pequeñas o 7 rodajas.
- Repollo cocido: 4 cucharadas colmadas.
- Repollo rallado: 3 cucharadas colmadas.
- Tomate: Un tomate mediano o 7 tomates Cherry.
- Zanahoria en trozos: 3 cucharadas colmadas.
- Zanahoria rallada: 3 cucharadas colmadas.
- Ensaladas y mezclas de verduras: 3 cucharadas.
- Zumo de verduras: Un vaso pequeño (150 ml) de zumo de verdura (sin endulzar ni otros añadidos).

# PECULIARIDADES

- Hay que tener en cuenta que las verduras y hortalizas pueden perder muchas de sus propiedades según el modo de preparación. Los modos más adecuados de consumirlas para que conserven todos sus nutrientes son en crudo y al vapor. Todas las guías nutricionales recomiendan su consumo diario (dos o más raciones).

- Las verduras y hortalizas destacan por su versatilidad: son el acompañamiento más recomendable para otro tipo de alimentos (carnes, pescados, legumbres) y, además, permiten múltiples combinaciones entre ellas.

- Las verduras congeladas son tan nutritivas como las frescas. En este sentido, las recomendaciones más recientes de la Asociación Americana del Corazón (AHA, por sus siglas en inglés) destacan que todas las formas de verdura (frescas, congeladas, enlatadas, secas) pueden incorporarse a los patrones dietéticos cardiosaludables, e inciden en resaltar las ventajas de las opciones congeladas: su vida útil es más larga que las formas frescas, están listas para su uso, tienen un contenido de nutrientes similar o superior y, a menudo, su precio es más bajo.

# TIPOS DE VERDURAS Y HORTALIZAS

## 1. Según la parte de la planta que constituyen:

- Hojas: Espinacas, acelgas, endibias, lechuga, perejil.
- Brotes de hojas: Coles de Bruselas.
- Tubérculos: Patata, boniato o batata, zanahoria, rábano, chirivía, nabo o colinabo.
- Bulbos: Ajo, cebolla.
- Flores: Coliflor, brécol, alcachofa.
- Frutos: Tomates, pimientos.
- Semillas: Guisantes, habas.

## 2. Según la familia botánica a la que pertenecen:

- Liliáceas: Ajo, cebolla, puerro, espárragos.
- Solanáceas: Tomates, pimientos, berenjenas.
- Curcubitáceas: Calabaza, calabacín, pepino.
- Compuestas o asteráceas: Alcachofa, endivia, lechuga (todos los tipos).
- Quenopodiáceas: Acelga, espinaca, remolacha.
- Crucíferas o básicas: Col, coliflor, brécol, rábano, nabo.
- Umbelíferas: Zanahoria, apio, chirivía.
- Leguminosas: Habas, judías, guisantes.

# VERDURAS Y HORTALIZAS DESTACADAS

**Alcachofa:** Además de agua (su ingrediente mayoritario) contiene una cantidad considerable de hidratos de carbono en forma de inulina (polisacárido constituido por fructosa). Es una fuente de vitaminas $B_1$, $B_3$ y E. Entre sus minerales destaca el potasio, siendo también una de las hortalizas con mayor contenido de magnesio, fósforo y calcio. Su aporte en fibra es considerable y es rica en una serie de sustancias que producen efectos fisiológicos, de las que las más importantes son la cinarina y la cinaropicrina. Se trata de compuestos aromáticos responsables del sabor amargo de esta hortaliza.

**Brécol:** También denominado bróculi rizado o brócoli. Es una crucífera rica en poderosos nutrientes, como el betacaroteno y las vitaminas A y C, y ácido fólico. Su alto valor nutricional destaca por la presencia de una sustancia antioxidante, el sulforafano, que muchas investigaciones han asociado a la prevención de determinados tumores.

**Tomate:** Carece prácticamente de grasa y es rico en minerales como fósforo, calcio, hierro, magnesio, zinc, cobre, potasio y sodio, pero, sobre todo, este alimento es una de las fuentes más variadas y potentes de antioxidantes, especialmente de carotenoides y vitaminas C y E. El nutriente más destacable desde el punto de vista de los beneficios para la salud es el licopeno, responsable de su característico color rojo, con un demostrado poder antioxidante, dos veces más potente que el de otros carotenoides.

**Berenjena:** Es rica en vitaminas del grupo B ($B_1$ y $B_6$), vitamina C, potasio y otros minerales como el cobre, el magnesio y el manganeso. Especialmente destacable es su elevado contenido en fibra (1,4 g/100 g). Es importante su aporte en antioxidantes, específicamente en nasunina, que se encuentra en la piel y le proporciona su color oscuro.

**Puerro:** Contiene cantidades relevantes de fibra, folato, vitamina C y vitamina $B_6$, aunque entre todas las sustancias que aporta destaca el agua, que es su componente mayoritario. Aporta vitamina $B_9$ o folatos (127 mcg/100 g); es muy rico en potasio (260 mg/100 g) y, también, muy bajo en sodio (26 mg/100 g).

**Pimiento:** Su valor nutricional varía según la modalidad/color (los verdes, amarillos y rojos son los que se encuentran con más frecuencia en el mercado). Su contenido en vitamina C triplica al de, por ejemplo, los cítricos. Entre los carotenos que aporta destaca la capsacina, un pigmento con propiedades antioxidantes. Es rico en provitamina A y también contiene vitamina E y, en menor cantidad, otras del grupo B ($B_1$, $B_2$, $B_3$ y $B_6$). Por regla general, el aporte vitamínico de los pimientos rojos es siempre ligeramente superior al de los verdes. Asimismo, es especialmente rico en folatos y en potasio.

**Lechuga:** Es una de las verduras que más cantidad de agua aporta. En cuanto a sus propiedades nutricionales, es muy rica en vitamina C y también en vitamina K. Otras sustancias que aporta son las vitaminas A y E, además de ácido fólico, potasio, calcio y fósforo. Curiosamente, las hojas más externas son las que concentran la mayor parte de las vitaminas y los minerales, de ahí la importancia de adquirirla y consumirla en su punto justo, para no tener que eliminar estas hojas que son precisamente las que antes se deterioran.

**Boniato/batata/camote:** Unos lo conocen como boniato (al más pálido) para otros se trata de batatas (el naranja); en algunas latitudes se le denomina patata dulce o camote, pero en todos los casos se trata del mismo alimento y tiene el mismo origen: el vegetal *ipomoea batatas*. Posee un alto contenido en hidratos de carbono (21,5 g/100 g) y bajo en proteínas (1,2 g/100 g) y grasas (0,6 g/100 g). Es rico en vitamina A (de ahí el color anaranjado) y especialmente en potasio. También destaca su aporte en vitamina C, calcio y magnesio, en fitonutrientes (antioxidantes vegetales), y, sobre todo, la presencia de betacarotenos.

**Setas:** Entre sus componentes destaca una sustancia, la ergotioneína, la cual se transforma en vitamina D en el organismo, además actúa contra el envejecimiento. También aportan otros minerales como el fósforo, el manganeso, el hierro y el calcio. Especialmente destacable es su contenido en vitaminas del grupo B ($B_1$, $B_2$ y $B_6$), niacina y ácido fólico. Las setas son bajas en grasa, ricas en fibra y carecen de colesterol. Hay muchas variedades, todas ellas con una composición nutricional similar: champiñones, níscalos, boletus o boleto, trufa, rebozuelo…

**Cebolla:** Es una importante fuente de potasio y vitamina C (su contenido en este nutriente se reduce al cocinarla). Destaca su aporte en flavonoides (antocianos y quercetina, con una importante función antioxidante) y compuestos azufrados, responsables de su aroma.

**Patata:** Este tubérculo contiene un elevado porcentaje de agua (hasta un 77 %), pero también es muy destacable su riqueza en almidón (18 %), un carbohidrato complejo. Aporta potasio y es rica en vitaminas $B_6$ y C en el momento de la recolección (en la piel), aunque durante el almacenamiento y la cocción este aporte se ve significativamente reducido. Su contenido nutricional varía notablemente según cómo se prepare. Es uno de los vegetales más versátiles, tanto respecto a la forma de consumirla (frita, asada, cocida, en puré…), como a sus variedades. El principal criterio de clasificación es según su color de piel: amarilla, roja, blanca, y el de su carne, blanca o amarilla.

**Berro:** Perteneciente a la familia de las verduras crucíferas, sus hojas son pequeñas, de color verde intenso, con un sabor ligeramente ácido. Es muy rico en tres nutrientes esenciales: hierro, vitamina C y betacarotenos. También es muy rica en vitamina A y vitamina $B_6$, y destaca por su contenido en calcio. Es un vegetal de elevado porcentaje de agua (92,6 %) y muy bajo valor energético.

**Espinaca:** Es una de las verduras de hoja verde con más propiedades nutricionales. Supone una fuente excelente de betacarotenos, ácido fólico, potasio y vitamina C. También aporta otros carotenoides como la luteína y la zeaxantina, que juegan un papel importante en la salud ocular. Contiene cantidades notables de fibra (soluble e insoluble).

**Zanahoria:** Destaca su aporte en vitamina A y carotenoides (betacaroteno, alfacaroteno y luteína). También es rica en vitamina C y $B_6$. En cuanto a los minerales, contiene pequeñas cantidades de hierro, yodo y potasio.

# CONTENIDO NUTRICIONAL DE ALGUNAS VERDURAS Y HORTALIZAS

*Cantidades por 100 g de alimento

| Alcachofa | Brécol |
|---|---|
| Energía: 38 kcal.<br>Hidratos de carbono: 10 g.<br>Grasas: trazas.<br>Proteínas: 2,50 g. | Energía: 32 kcal.<br>Hidratos de carbono: 1,8 g.<br>Grasas: 0,20 g.<br>Proteínas: 3,20 g. |
| Tomate | Lechuga |
| Energía: 17 kcal.<br>Hidratos de carbono: 2,9 g.<br>Grasas: 0,2 g.<br>Proteínas: 1 g. | Energía: 16 kcal.<br>Hidratos de carbono: 2,04 g.<br>Grasas: 0,16 g.<br>Proteínas: 1g. |
| Berenjena | Puerro |
| Energía: 27 kcal.<br>Hidratos de carbono: 4,4 g.<br>Grasas: 0,2 g.<br>Proteínas: 1,2 g. | Energía: 48 kcal.<br>Hidratos de carbono: 7,5 g.<br>Grasas: 0,4 g.<br>Proteínas: 2 g. |
| Pimiento | Boniato/batata/camote |
| Energía: 23 kcal.<br>Hidratos de carbono: 3,1 g.<br>Grasas: 0,3 g.<br>Proteínas: 1,2 g. | Energía: 107 kcal.<br>Hidratos de carbono: 24,19 g.<br>Grasas: 0,60 g.<br>Proteínas: 1,61 g. |
| Seta/champiñón | Espinaca |
| Energía: 15 kcal.<br>Hidratos de carbono: 0,3 g.<br>Grasas: 0,3 g.<br>Proteínas: 2,7 g. | Energía: 31 kcal.<br>Hidratos de carbono: 1,2 g.<br>Grasas: 0,3 g.<br>Proteínas: 2,6 g. |

| Patata | | Berro | |
|---|---|---|---|
| Energía: 88 kcal.<br>Hidratos de carbono: 18 g.<br>Grasas: 0,2 g.<br>Proteínas: 2,5 g. | | Energía: 29 kcal.<br>Hidratos de carbono: 0,4 g.<br>Grasas: 1 g.<br>Proteínas: 3 g. | |
| Cebolla | | Zanahoria | |
| Energía: 23 kcal.<br>Hidratos de carbono: 3,5 g.<br>Grasas: 0,2 g.<br>Proteínas: 1,4 g. | | Energía: 40 kcal.<br>Hidratos de carbono: 7,3 g.<br>Grasas: 0,2 g.<br>Proteínas: 0,9 g. | |

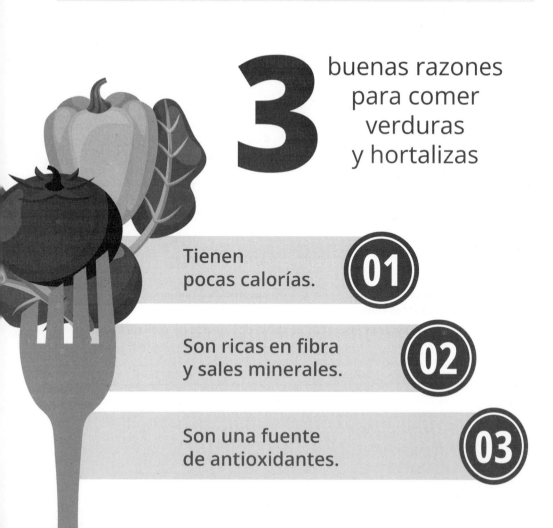

# 3 buenas razones para comer verduras y hortalizas

Tienen pocas calorías. **01**

Son ricas en fibra y sales minerales. **02**

Son una fuente de antioxidantes. **03**

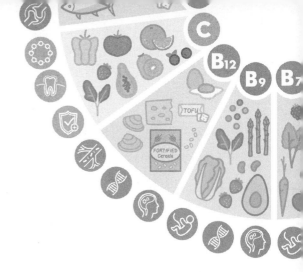

# LOS LÁCTEOS

En este grupo de alimentos se incluyen los diferentes tipos de leche (según su procedencia, el tratamiento o sistema de higienización al que se ha sometido, el contenido en grasa, etc.), y los derivados lácteos: queso, yogur, nata y postres (helados, natillas, arroz con leche…). Los lácteos en general y la leche en particular son, junto con los huevos, uno de los alimentos más completos, ya que contienen casi todos los nutrientes esenciales para el ser humano. Poseen un alto valor nutritivo, que guardan un buen equilibrio en cuanto a los macronutrientes que aportan. Se caracterizan por su alto contenido de proteínas. El valor nutritivo de los derivados lácteos es similar al de la leche de la que proceden, salvo que se les añada azúcar, grasa o cualquier otro componente (frutos secos, fruta), en cuyo caso aumenta su valor energético.

## NUTRIENTES DESTACABLES EN SU COMPOSICIÓN

**Proteínas:** Todos, pero especialmente la leche, el queso y el yogur, son una fuente importante de proteínas de alto valor biológico, pues contienen los aminoácidos esenciales para cubrir las necesidades de una persona.

**Grasas:** Poseen proporciones importantes de ácidos grasos de cadena corta y media, que facilitan su digestibilidad. Su composición grasa se basa mayoritariamente en triglicéridos, fosfolípidos y colesterol.

**Hidratos de carbono:** El principal es la lactosa, formada por glucosa y galactosa.

**Minerales:** Suponen una de las principales fuentes de calcio; aportan cantidades importantes de fósforo y contienen prácticamente todos los minerales, excepto el hierro.

**Vitaminas:** Destaca su aporte en vitamina D y también contienen vitamina E (ambas son potentes antioxidantes). Otras vitaminas presentes en los lácteos son la A, la $B_2$ y la $B_{12}$. Prácticamente carecen de vitamina C.

# INGESTAS RECOMENDADAS

*Cantidades referidas a los adultos

- Leche: 200-250 ml al día (una taza).
- Queso: 40-60 de queso curado (2-3 lonchas) o 80-125 g de queso fresco (una porción individual).
- Yogur: 200-250 g al día (dos unidades).

# PECULIARIDADES

- El calcio de los lácteos se absorbe mejor que el de otros alimentos debido a la presencia de la caseína (proteína de la leche) y la vitamina D. Esta combinación de nutrientes favorece esa absorción óptima. Debido al aporte en grasas, se recomienda consumir **leche desnatada** en vez de entera y priorizar los quesos bajos en grasa con respecto a los curados y semicurados si se padece obesidad y dislipemia.

- Es importante fijarse en la cantidad de azúcar que contienen los yogures con frutas, ya que según un estudio publicado en el *British Medical Journal*, la gran mayoría de los yogures tiene más azúcar del recomendado por la OMS.

- En caso de **intolerancia a la lactosa**, se aconseja reemplazar la leche normal por otra de bajo o ningún contenido en lactosa o por una bebida de soja. En el caso de los derivados lácteos, las personas con intolerancia a la lactosa pueden consumir productos fermentados como el queso y algunos tipos de yogur, pues su contenido en lactosa suele ser más bajo.

# TIPOS DE LÁCTEOS

## LA LECHE

Según el Código Alimentario Español (CAE), se denomina «leche» únicamente a aquella que procede de la vaca. El resto debe identificarse según su procedencia; por ejemplo, leche de oveja, leche de cabra, etc. A diferencia de otros alimentos de origen animal, la leche contiene una cantidad significativa de hidratos de carbono (hasta el 5%). Posee un alto porcentaje de agua (88%) y su elevado contenido en calcio contrasta con su escaso aporte de otros nutrientes importantes: fibra, hierro y vitamina C.

Se trata de un alimento muy perecedero, de ahí la necesidad de someterla a distintos procesos de conservación. Además de la forma líquida (entera, desnatada y semidesnatada), también se comercializa en distintas preparaciones: leche en polvo, leche condensada, leche evaporada...

# Tipos de leche

1. **Por su contenido en grasa:** Se clasifica en leche entera, semidesnatada y desnatada. La principal diferencia a nivel de composición entre ellas es la cantidad de grasa, colesterol y vitaminas liposolubles (A y D) que aportan:

   ○ Leche entera: Su aporte de grasa es del 3,7%.

   ○ Leche semidesnatada: Contiene entre un 1,5 y un 1,8% de grasa.

   ○ Leche desnatada: Tiene menos de un 1% de grasa. Se trata de uno de los alimentos con menor aporte calórico.

La leche desnatada y semidesnatada (opciones recomendables en caso de obesidad, colesterol alto o problemas cardiovasculares) contiene menos cantidad de vitaminas A y D (aunque en el mercado existen productos enriquecidos que subsanan este menor aporte).

### Contenido nutricional de la leche entera

*Cantidades correspondientes a un vaso (200 ml)

- Energía: 130 kcal.
- Hidratos de carbono: 10 g.
- Proteínas: 6,6 g.
- Grasas: 7,4 g.
- Calcio: 242 mg.
- Magnesio: 24 mg.
- Vitamina $B_2$: 0,36 mg.
- Retinol: 70 mcg.
- Vitamina D: 0,06 mcg.

2. **Según el proceso de conservación al que es sometida**

   **Leche fresca o pasteurizada:** Sometida a un tratamiento térmico (temperaturas inferiores a 100°C durante unos 15 segundos) que elimina los microorganismos pero sin alterar el contenido graso ni las características organolépticas (textura, olor y sabor). Se conserva 34 días en el frigorífico.

   **Leche esterilizada:** Se somete a una temperatura de 120°C durante 15 minutos. Este procedimiento reduce su contenido nutricional (sobre todo en vitaminas) pero permite que pueda conservarse (en cartón o tetabrick) durante un periodo prolongado de tiempo (69 meses) a temperatura ambiente. Una vez abierto el envase, debe conservarse en el frigorífico y consumirse en pocos días.

   **Leche UHT:** En este procedimiento *Ultra High Temperature*, la leche se somete muy poco tiempo (215 segundos) a una temperatura muy elevada

(150 °C). Este método tiene muchas ventajas, ya que permite que el alimento mantenga todo su sabor y su valor nutricional, así como que se conserve durante 3 meses a temperatura ambiente. Una vez abierto el envase, debe refrigerarse y consumirse en pocos días.

3.  **Otras preparaciones y presentaciones**
    **Leche condensada:** Se obtiene eliminando parte del agua que contiene la leche y añadiendo azúcar, sometiendo el producto a un tratamiento térmico. Al contener poca agua, tiene sus nutrientes concentrados, lo que aumenta en gran medida la proporción de los mismos.

    **Leche evaporada:** Es un tipo de leche concentrada (como la leche condensada, pero sin azúcar añadido) a la que se le retira el agua mediante un proceso de evaporación, conservando todas las propiedades nutritivas de la leche de vaca. Aporta menos grasa y calorías que la nata, de ahí que su principal uso sea como alternativa a esta en recetas de distinto tipo.

    **Leche en polvo:** Se trata de leche de vaca sometida a un proceso de deshidratación por el que se le retira el agua hasta dotarla de una consistencia en polvo. Presenta la ventaja de que, al haberse separado del agua, conserva mejor sus nutrientes, entre los que destacan especialmente el calcio y las proteínas.

    **Leche enriquecida (con vitaminas o minerales):** Se trata de leche modificada mediante la adición de vitaminas, minerales y otros nutrientes. Es el caso, por ejemplo, de la leche desnatada a la que se le suelen añadir de forma artificial las vitaminas liposolubles que se han perdido debido a la extracción de la grasa. Los nutrientes que se incorporan más habitualmente para enriquecer la leche son vitaminas A y D, calcio, omega 3, fitoesteroles y fibra soluble.

## Leches «alternativas» o «vegetales»

Las opciones de las llamadas «leches alternativas» o «vegetales» son cada vez más amplias. En realidad, y a pesar de su nombre, no se trata de «leches» propiamente dichas (de hecho, lo más adecuado sería referirse a ellas como bebidas) y su aporte nutricional es más pobre que el de la leche como tal (sobre todo en lo que se refiere al contenido en grasas y proteínas de alto valor biológico).

Una de sus ventajas es que no contienen lactosa (lo que las convierte en una buena opción para las personas intolerantes a esta proteína) y que su perfil lipídico es más saludable (menos cantidad de ácidos grasos saturados y mayor contenido en ácidos grasos insaturados).

En estos productos, el ingrediente principal (soja, avena, almendras, coco, avellanas, nueces, arroz…) está procesado y diluido en agua y otros ingredientes (estabilizadores). Suelen tener un contenido mayor de azúcares añadidos. Las mejores opciones son aquellas que están enriquecidas con calcio (lo ideal es que la concentración mínima de este mineral sea de 120 mg/100 ml) y vitamina D. Las leches vegetales más habituales son:

- **Leche de soja:** Se trata de la mejor alternativa a la leche de vaca en cuanto a las proteínas. Por otra parte, el aporte de grasas e hidratos de carbono también es similar. Es habitual encontrar versiones enriquecidas en calcio y vitamina D.

- **Leche de almendras/avellanas/nueces:** Aportan ácidos grasos insaturados, vitaminas antioxidantes (E), minerales (magnesio) y fibra. Sin embargo, son pobres en calcio y proteínas. Suelen incluir muchos azúcares añadidos.

- **Leche de coco:** Tiene pocas proteínas, un alto contenido en fibra y es rica en minerales (hierro, potasio, fósforo). Su contenido en grasa saturada e hidratos de carbono es alto, por lo que se trata de la leche o bebida vegetal más calórica (230 kcal/100 ml).

- **Leche de arroz:** Muy ligera, se digiere muy bien (es una opción beneficiosa para las personas con alteraciones digestivas). Aporta pocas calorías, pero su valor nutricional es bajo, ya que tiene pocas grasas y proteínas.

- **Leche de avena:** Es rica en fibra soluble; aporta vitaminas del grupo B y resulta muy digestiva. Contiene pocas grasas y su valor calórico es similar al de la leche semidesnatada.

## EL QUESO

Se define como el producto fresco o madurado, sólido o semisólido, obtenido de la separación del suero después de la coagulación de la leche natural como consecuencia de la acción del cuajo u otro coagulante.

Es un alimento que presenta un alto valor nutritivo, debido principalmente a su elevado contenido en proteínas, calcio y vitaminas A y D. En cuanto a su aporte de hidratos de carbono, es muy bajo y, además, disminuye a medida que aumenta la maduración del queso. Su cantidad de grasas es variable y depende del tipo y grado de curación del queso.

Se trata de uno de los alimentos más versátiles en cuanto a sabores, texturas y opciones de degustación.

Los quesos no fermentados, como el queso blanco (de Burgos) o requesón, presentan mayor digestibilidad y menor contenido en grasas saturadas, menos calorías y colesterol.

Los quesos de mayor curación —emmental, parmesano, gruyer, manchego— tienen un contenido menor en agua y una mayor concentración de nutrientes, sobre todo grasas, colesterol y sodio, y, también, de calorías.

## Contenido nutricional de algunos quesos

*Cantidades por 100 g de alimento

| Queso duro | Queso duro bajo en grasa |
|---|---|
| Energía: 412 kcal. <br> Hidratos de carbono: 0,1 g. <br> Proteínas: 25,5 g. <br> Grasas: 34,4 g. <br> Calcio: 740 mg. | Energía: 256 kcal. <br> Hidratos de carbono: 0,1 g. <br> Proteínas: 31,5 g. <br> Grasas: 14,5 g. <br> Calcio: 840 mg. |
| Queso crema/untable | Queso suave |
| Energía: 440 kcal. <br> Hidratos de carbono: 0,1 g. <br> Proteínas: 3,5 g. <br> Grasas: 47,4 g. <br> Calcio: 98 mg. | Energía: 179 kcal. <br> Hidratos de carbono: 3,1 g. <br> Proteínas: 9,2 g. <br> Grasas: 14,5 g. <br> Calcio: 83 mg. |
| Queso tipo Cottage | |
| Energía: 98 kcal. <br> Hidratos de carbono: 2,2 g. <br> Proteínas: 13,5 g. <br> Grasas: 3,4 g. <br> Calcio: 74 mg. | |

## Tipos de queso

1. **Según la procedencia de la leche**: El ingrediente tradicional del queso es la leche entera de vaca, que da lugar a quesos con un sabor más suave, como el emmental o el gouda. También hay quesos elaborados a base de leche de cabra o de oveja, que por lo general resultan más ácidos. La leche de oveja se emplea sobre todo para la elaboración de quesos curados (manchego, feta, roquefort). También se pueden encontrar quesos a base de la mezcla de los dos o los tres tipos de leche (cabrales, por ejemplo).

2. **Según el sabor y la textura**: El sabor del queso depende fundamentalmente del grado de curación y del tipo de leche. Los quesos de sabor suave no han sufrido ninguna transformación ni fermentación añadida; suelen ser los

de leche de vaca. Los quesos de sabor medio son semicurados. Los quesos de sabor fuerte son los más curados, y suelen ser los de oveja o los de mezcla. La textura también está relacionada con el tipo de curación: los quesos blandos son poco curados o frescos, y su sabor es muy suave; los quesos duros suelen ser curados o semicurados, mientras que la mayoría de los de textura media son semicurados.

3.  **Según el contenido en agua**: Dependiendo de su mayor o menor humedad, los quesos pueden ser: frescos, blandos, curados y semicurados.

4.  **Según el contenido en grasa se dividen en:**

    o   Triple graso: Un mínimo del 75% de grasa.

    o   Doble graso: Un mínimo del 60%.

    o   Graso: Un mínimo del 45% y un máximo del 60%.

    o   Semigraso: Un mínimo del 25% y un máximo del 45%.

    o   Semidesnatado: Un mínimo del 10% y un máximo del 25%.

    o   Desnatado o light: Menos del 10% de grasa.

# EL YOGUR

El yogur como tal (yogur natural) es el producto de leche coagulada obtenida por fermentación láctica mediante la acción de una serie de microorganismos (*Lactobacillus bulgaricus, Streptococcus thermophilus, Lactobacillus casei imunitass, Lactobacillus acidophilus, Bifidobacterium bifidus*). Al añadirlos a la leche (entera o desnatada) hervida, estos fermentos degradan la lactosa y la transforman en ácido láctico.

Esta acidificación hace que las grasas y proteínas que contiene el yogur resulten más digeribles que la leche líquida. Su valor nutricional es similar al de la leche, salvo por el contenido en lactosa, que también disminuye como consecuencia de la fermentación.

Su contenido en calcio también es mayor, ya que la absorción de este mineral aumenta debido al pH ácido que le proporciona el ácido láctico. Es fuente de proteínas de alto valor biológico, calcio y fósforo. Debido a la presencia de los microorganismos implicados en la fermentación, el yogur es rico en probióticos (microorganismos vivos que interaccionan con la microbiota intestinal) con importantes beneficios para la salud.

En el mercado hay distintas versiones: enteros, desnatados, 0% grasa, sin lactosa, zero azúcar, sin azúcares añadidos… Algunos están fortificados con vitaminas (A y D principalmente). La variedad de sabores es muy amplia: con frutas, frutos secos, vainilla, chocolate y otros saborizantes. Todos los ingredientes y saborizantes añadidos aumentan su valor energético. Existen también los yogures a base de soja.

## Contenido nutricional del yogur

*Cantidades por 100 g de yogur natural

- Energía: 86 kcal.
- Proteínas: 4,5 g.
- Hidratos de carbono: 14 g.
- Grasa: 3 g.
- Calcio: 135 g.
- Sodio: 59 mg.
- Magnesio: 11mg.
- Fósforo: 135 mg.

## Tipos de yogur

Los distintos tipos de yogur derivan del **yogur natural**, esto es, el que solo contiene leche fermentada (además de estabilizantes y conservantes para su consumo seguro), sin otros ingredientes añadidos.

1. **Yogur natural: Existen diversas modalidades. Veamos cuáles son:**

   ○ Azucarado: yogur natural al que se le han añadido azúcar o azúcares comestibles.

   ○ Edulcorado: Incorpora edulcorantes autorizados.

   ○ Aromatizado: yogur natural al que se le ha añadido aromatizantes autorizados. Se identifica como «yogur con sabor a» acompañado de la fruta o producto al que corresponda el agente aromático añadido.

   ○ Con ingredientes añadidos: yogur natural que contiene otros ingredientes naturales (frutas y zumos, principalmente).

   ○ Sin lactosa: yogur al que se le añade lactasa (la enzima que digiere la lactosa y permite al organismo procesar los lácteos).

2. **Según la cantidad de grasa que aportan:**

   Para la elaboración del yogur puede utilizarse leche entera, semidesnatada o desnatada, siendo el tipo de leche el que determina el contenido en materia grasa:

   ○ Yogur entero: Su contenido en grasa es de 3,5 g/100 g de alimento.

   ○ Yogur semidesnatado: Aporta alrededor de 1g de grasa por 100 g de alimento.

○ Yogur desnatado: No aporta grasas. Muchas veces los yogures desnatados son también edulcorados, siendo su valor energético menor.

○ Yogur 0%: Tienen muy poca grasa —un 0,4%— y su diferencia en cuanto a calorías no es demasiado significativa: un yogur natural supone 67 kcal y uno 0%, 50. Al quitarle grasa láctea, también desaparecen algunas vitaminas y minerales. Además, contienen un 5% de azúcares, algo más que un yogur natural.

3. **Otros tipos de yogur:**

○ Yogur griego: Es más rico en grasas, vitamina A, calcio y potasio que el yogur natural. Para elaborarlo se emplea mayor cantidad de leche que para un yogur normal. Tiene una textura suave muy característica y un sabor más ácido.

○ Yogur con bifidus: Contiene una concentración mayor de bifido-bacterias que los yogures normales, ya que se les añade una tercera cepa viva del género bifidobacterium en una proporción de hasta 12 500 millones en cada envase.

○ Yogur bebible: Se diferencia del yogur natural por la textura, que es líquida.

## OTROS LÁCTEOS

**Nata:** Se puede obtener por reposo o centrifugación. El resultado final es leche desnatada y una emulsión de grasa en agua (suero lácteo) que es la nata.. En base a su contenido graso, expresado en porcentaje de materia grasa con respecto al producto final, se clasifica en doble nata (más del 50% en materia grasa), nata (con un mínimo del 30% y un máximo del 50% en materia grasa) y nata ligera (con un mínimo del 12% y un máximo del 30% de materia grasa). Esta nata no se usa para montar sino que se emplea —tal y como suele indicar: «para cocinar»— en la elaboración de cremas, salsas, postres, gratinados, etc. Desde el punto de vista nutricional, es la materia grasa de la leche que contiene, además, un tercio de la proteína y la mitad de la lactosa, en una pequeña proporción de agua. Destaca especialmente su contenido en vitamina A, que supera en casi seis veces al de la leche entera de la que procede.

**Cuajada:** Se trata de un producto lácteo obtenido de la coagulación, natural o provocada, de la leche (de vaca o de oveja) recién ordeñada sin proceso de fermentación. Es un alimento rico en fósforo, calcio, selenio y vitamina $B_2$. Contiene proteínas de alto valor biológico, y en cuanto a su aporte de grasa, es casi el doble si la cuajada procede de leche de oveja, siendo en su mayor parte grasas saturadas. Debido a su textura coagulada, se digiere mejor que la leche líquida.

**Helados (con base de leche):** Son preparaciones llevadas al estado sólido, semisólido o pastoso por congelación de la mezcla de materias primas, en este caso, de la leche. Los helados de base láctea se preparan a partir de crema, leche entera o desnatada y grasa animal o vegetal. Entre sus ingredientes también se encuentran azúcares, frutas, frutos secos, huevos y derivados, cacao, cereales y aditivos. Todos ellos suponen un aporte de proteínas de alto valor biológico y vitaminas liposolubles e hidrosolubles. Destaca su contenido en calcio: 100 g de helado de este tipo pueden suponer entre el 8 y el 16% de la ingesta diaria recomendada de este mineral. La mayor cantidad de calcio se encuentra en los helados de leche (135 mg/100 g) y en los de crema (97,8 mg/100 g). El contenido de grasas oscila entre los 5 y los 20 g por cada 100 g. En cuanto a los glúcidos, su contenido es de entre 20 y 30 g/100 g.

**Natillas:** Es el resultado de la combinación de leche o crema de leche, yemas de huevo, azúcar y aromas (vainilla). Destaca por su contenido proteico, procedente de la leche y el huevo, y de hidratos de carbono (azúcares, sobre todo). Su contenido graso es algo mayor que el de la leche (debido al huevo) y se trata sobre todo de ácidos grasos saturados.

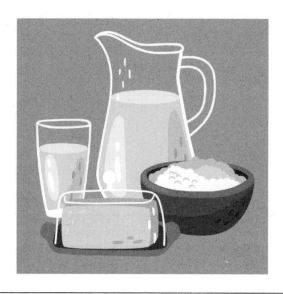

Los lácteos son, junto con los huevos, los alimentos más completos que hay, porque contienen todos los nutrientes necesarios para el ser humano.

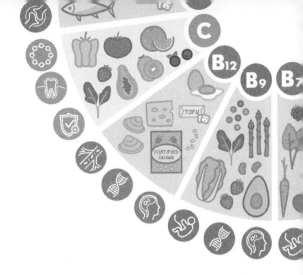

# LOS HUEVOS

L a normativa europea (Directiva 90/539/CEE) establece que se entiende por huevos «los de gallina con cáscara aptos para el consumo humano en estado natural o para su utilización por las industrias de alimentación, con exclusión de los ejemplares rotos, incubados y los huevos cocidos». Entre sus principales credenciales nutricionales destacan la de ser una excelente fuente de proteínas de muy buena calidad y alto valor biológico, localizadas sobre todo en la clara. Es uno de los alimentos de origen animal que contiene menos grasas saturadas y, además, su relación entre los ácidos grasos insaturados y los saturados (índice AGI/AGS) se considera más que aceptable y, por tanto, nutricionalmente recomendable.

La porción comestible del huevo es de 88 g por cada 100 g de producto fresco. Consta de tres partes perfectamente identificables: la cáscara (8-11 %), la clara (56-61 %) y la yema (27-32 %).

## NUTRIENTES DESTACABLES DE SU COMPOSICIÓN

**Proteínas:** En la clara se encuentran algo más de la mitad de las proteínas totales que aporta (54 %). La proteína del huevo se considera de máxima calidad por su elevado poder biológico. La más importante tanto desde el punto de vista de la cantidad como del nutricional es la ovoalbúmina, considerada la proteína de mayor calidad biológica, con muchas propiedades nutritivas y, también, culinarias.

**Aminoácidos:** Debido a la riqueza en aminoácidos esenciales de la proteína de la clara de huevo y el equilibrio entre ellos por lo que la FAO toma la proteína del huevo como referencia para valorar la calidad de las proteínas procedentes de otros alimentos.

**Colina y lecitina:** Se trata de dos sustancias imprescindibles para el organismo que se hallan en la yema. La colina es indispensable para la producción de la acetilcolina, compuesto orgánico básico para el correcto funcionamiento del sistema nervioso. Tanto la colina como sus diferentes metabolitos son necesarios para diversos procesos del organismo, como la construcción de las membranas. Por otro lado contribuye a mantener la función de la memoria. La lecitina es un compuesto que participa en la formación de las sales biliares y desempeña un papel importante en la salud cardiovascular, evitando la acumulación de depósitos grasos en las arterias.

**Vitaminas y minerales:** Los huevos son una fuente importante de vitaminas del complejo B ($B_2$, $B_3$, $B_{12}$ y ácido fólico), antioxidantes (vitaminas A y E) y D, así como minerales: yodo, fósforo y selenio principalmente, y también hierro y zinc. El hierro, al ser de origen animal, es muy fácil de digerir.

**Grasas:** Incluyen un alto contenido de ácidos grasos monoinsaturados, contenidos prácticamente en su totalidad en la yema. Un huevo mediano aporta unos 4,85 g de grasas totales. De ellas, los ácidos grasos suponen unos 4 g y se reparten entre un 65 % de ácidos grasos insaturados y un 35 % de ácidos grasos saturados. Destaca su riqueza en ácido oleico (monoinsaturado), presente también en el aceite de oliva.

**Fosfolípidos:** El huevo es la principal fuente de fosfolípidos de la dieta, por lo que contribuye a satisfacer las necesidades de ácido linoleico y ácido linolénico, dos ácidos esenciales que el organismo no puede sintetizar.

**Compuestos bioactivos:** Aportan carotenoides, concretamente dos: luteína y zeaxantina. Aunque comparados con otros alimentos, la cantidad de estos compuestos es relativamente baja, su biodisponibilidad es mayor, lo que en la práctica significa que el organismo puede aprovechar mucho mejor sus propiedades nutricionales.

## LAS PARTES DEL HUEVO

Tal y como se explica en *El gran libro del huevo*, del Instituto de Estudios del Huevo (España), cada una de las partes de este alimento presenta unas peculiaridades que contribuyen a configurar su importancia nutricional:

**Cáscara:** Es la parte que recubre el huevo, mantiene su integridad física y actúa como barrera bacteriológica. Está formada en su mayor parte por una matriz en la que el calcio es el elemento más importante, y posee unos poros que permiten el intercambio de gases entre el interior y el exterior.

**Clara:** Recibe también el nombre de albumen, y en ella se distinguen dos partes, de distinta densidad: el albumen denso y el fluido. El albumen denso rodea a la yema (se distingue claramente del fluido cuando se casca el huevo, ya que la yema flota en el centro del denso) y es la principal fuente de riboflavina y de proteína de este alimento. A medida que el huevo pierde frescura, el albumen denso es menos consistente y termina por confundirse con el fluido, adoptando progresivamente un aspecto líquido y sin apenas consistencia.

La clara está compuesta básicamente de agua (88 %) y proteínas (cerca de un 12 %), y carece de lípidos. Asimismo, las vitaminas del grupo B ($B_2$ y niacina) se encuentran en mayor cantidad en la clara que en la yema.

**Yema**: Se trata de la parte central y anaranjada del huevo. Está rodeada de una membrana (membrana vitelina) que tiene una doble misión: darle forma a la yema y asegurar que esta se mantenga separada de la clara. En esta parte se encuentran las principales vitaminas, minerales y grasas del huevo, de ahí que se la considere como la más valiosa desde el punto de vista nutricional. También contiene carotenoides, que además de aumentar el valor antioxidante de este alimento son los responsables del característico color de la yema, que varía del amarillo al naranja según la alimentación de la gallina (cuantos más xantófilos —pigmentos anaranjados— contenga el pienso o grano más intenso será el tono de la yema). Su contenido en agua es de aproximadamente el 50 %.

## INGESTA RECOMENDADA

La ingesta recomendada es de 3-5 huevos a la semana, una cantidad en la que coinciden la mayoría de los organismos internacionales y las sociedades científicas.

Según la Fundación Española del Corazón (FEC), en caso de tener unos niveles altos de colesterol en sangre, dicha recomendación debería ajustarse a 2-3 huevos completos semanales (clara + yema) o 2-3 yemas y 4-5 claras a la semana.

## PECULIARIDADES

- Aunque los alimentos más ricos en luteína son las hortalizas, las investigaciones realizadas en esta línea han demostrado que el contenido y la composición en grasa que tiene la yema del huevo favorecen que la luteína y la zeaxantina (los dos carotenoides que aporta este alimento) desempeñen su función protectora en los ojos.

- La ovoalbúmina se emplea en la elaboración de muchos platos debido a la estructura gelatinosa que adquiere cuando es sometida a la acción del calor. Para que la albúmina presente en la clara del huevo pueda aprovecharse es preciso cocerla, ya que tiene algunos antinutrientes (avidina y ovomucoide) que se inactivan con el calor.

- La clara es transparente, aunque puede presentar alguna mancha (en forma de nube) que suele estar relacionada con la mayor o menor frescura del huevo y que no supone ningún problema para el consumo.

- No es recomendable consumir los huevos en crudo, deben comerse cocidos.

# TIPOS DE HUEVOS

- **Según el color**: La cáscara puede ser blanca o marrón, según la raza de la gallina, y el aspecto está determinado por la concentración de pigmentos (llamados porfirinas). El hecho de que un huevo sea blanco o marrón («moreno») no afecta ni a su calidad ni a sus propiedades nutritivas.

- **Según el estado de conservación**: El CAE clasifica los huevos según su estado de conservación:

  - Huevos frescos: Menos de 15 días de su puesta.
  - Huevos refrigerados: de 15 a 30 días de su puesta, conservados a una temperatura inferior a 4 °C.
  - Huevos conservados: de 30 días a 6 meses, a una temperatura de 0 °C.
  - Huevos defectuosos: Con olor y sabor no característicos.
  - Huevos averiados: Impropios para el consumo humano.

- **Según la categoría de calidad**: La regulación de la Unión Europea establece dos categorías de huevos:

  - **Huevos de categoría A**: Huevos frescos, aptos para el consumo humano y que deben cumplir una serie de requisitos: cáscara y cutícula de forma normal; una cámara de aire de menos de 6 mm de altura; que la yema sea visible al trasluz solo como una sombra, sin contorno claramente discernible; que se mueva solo levemente al girar el huevo y volver a colocarlo en su posición inicial. En cuanto a la clara, que sea transparente y traslúcida, sin materia ni olor extraños.

  - **Huevos de categoría B** (o de segunda calidad): Son aquellos que no cumplen las condiciones establecidas en la categoría A (los sucios, rotos o con fisuras, o los que han superado la fecha de consumo preferente, por ejemplo), por lo que están destinados a las empresas de la industria alimentaria.

- **Según el peso**: Existen cuatro clases de huevos:

  - Huevos S (pequeños): Pesan menos de 53 g.
  - Huevos M (medianos): Pesan entre 53 y 63 g.
  - Huevos L (grandes): Pesan entre 63 y 73 g.
  - Huevos XL (extragrandes): Pesan más de 73 g.

- **Según la granja de procedencia**: La regulación de la Unión Europea establece cuatro tipos de granjas o centros de producción de huevos según las características de equipamiento y manejo, y refleja que en todos ellos se producen huevos de calidad, con una calidad objetiva y un valor nutricional similar:

○   Huevos de granjas de gallinas en jaulas.

○   Huevos de granjas de gallinas en suelo.

○   Huevos de granjas de gallinas camperas.

○   Huevos de granjas de producción ecológica.

## OTROS TIPOS DE HUEVOS

Aunque los huevos de gallina son, con diferencia, los que más se consumen, también se pueden encontrar en el mercado huevos procedentes de otras aves: codorniz, oca, avestruz, pata, pava. Si bien hay diferencias entre unos y otros (de aspecto y, sobre todo, de tamaño), todos ellos tienen un valor semejante ya que su contenido nutricional es muy parecido.

## CONTENIDO NUTRICIONAL DEL HUEVO

*Cantidades por 100 g de porción comestible

- Agua: 75,2 g.
- Energía: 160 kcal.
- Hidratos de carbono: 0,68 g.
- Proteínas: 13 g.
- Colesterol: 410 mg.
- Grasas totales: 12,1 g.
- Calcio: 56,2 mg.
- Magnesio: 12,1 mg.
- Hierro: 2,2 mg.
- Ácido fólico: 51,2 mcg.

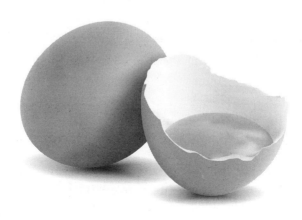

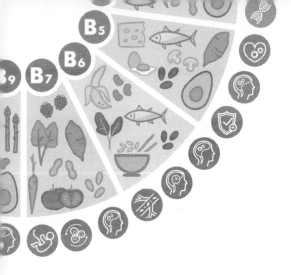

# LAS CARNES Y DERIVADOS

Se entiende por carne la parte blanda comestible del ganado vacuno (vaca, ternera), ovino (cordero), porcino (cerdo) y aves. El término «carnes rojas» hace referencia a la carne de vacuno (vaca, buey y toro), de caza (liebre, perdiz, pichón, codorniz...) y a las vísceras. Las carnes de pollo, pavo o conejo se consideran «carnes blancas». Las carnes de cerdo y cordero se clasifican en función de su edad, alimentación y, cuando el animal es adulto, de la pieza. Así, el solomillo de un animal adulto se considera carne roja, y el lomo, carne blanca.

Se denomina carnes magras aquellas que tienen un contenido muy bajo en grasa. Suelen corresponderse con las carnes blancas y son la opción recomendada por científicos y autoridades sanitarias frente a las carnes rojas (su consumo debe ser limitado, como recogen todas las guías de alimentación). Según el etiquetado de los alimentos de la Unión Europea, una carne es magra si en 100 g de peso contiene menos de 10 g de grasa total, menos de 4,5 g de grasas saturadas y un máximo de 95 mg de colesterol. La carne extramagra tiene un porcentaje de grasa total inferior al 5% en 100 g de peso, menos de 2 g de grasas saturadas y un máximo de 95 mg de colesterol.

## NUTRIENTES DESTACABLES EN SU COMPOSICIÓN

**Proteínas**: Aportan entre un 16 y un 25% de proteínas de alto valor biológico, ya que aproximadamente el 40% de sus aminoácidos son esenciales.

**Grasas**: Su contenido oscila entre el 3 y el 30% de su composición. Cerca de la mitad son grasas saturadas (destaca el ácido palmítico y el ácido esteárico), y la otra mitad insaturadas (ácidos grasos monoinsaturados, como el oleico).

**Vitaminas**: Las carnes destacan especialmente por su aporte en vitaminas del grupo B, sobre todo de $B_1$, $B_3$, $B_6$ y $B_{12}$. También es importante su contenido en vitamina A (concretamente en forma de retinol). En menor cantidad, también aportan vitamina E.

**Minerales**: Se trata de una importante fuente natural de dos minerales: hierro y zinc, en ambos casos de elevada biodisponibilidad. En el caso del hierro, el 30-60 % es hierro hemo. En cuanto al zinc, su biodisponibilidad aumenta si se consume junto con otras proteínas. También contiene cantidades significativas de otros minerales: cobre, selenio, magnesio, fósforo, cromo y níquel.

## INGESTAS RECOMENDADAS

La recomendación oscila entre 3-4 raciones de carnes y aves a la semana, alternando su consumo.

Por ración se entiende la cantidad equivalente a 100-125 g de alimento, lo que corresponde a un filete pequeño de carne o un cuarto de pollo.

## PECULIARIDADES

- Las recomendaciones de consumo saludable aconsejan seleccionar los cortes magros, retirar la grasa visible y, en el caso de las aves, eliminar la piel. Se aconsejan formas de cocción que no incorporen grasas adicionales, restringiendo las frituras y optando preferiblemente por el hervido, la plancha y la parrilla. Otra recomendación es moderar, en la medida de lo posible, el consumo de carnes grasas, vísceras y embutidos grasos.

- La carne de los rumiantes (vacuno, ovino) —al igual que la leche procedente de estos animales— es una fuente de ácidos grasos trans naturales que, según las investigaciones más recientes, no tendrían el mismo efecto negativo sobre la salud (especialmente la cardiovascular) que las grasas de este tipo obtenidas industrialmente de fuentes vegetales con el objetivo de fabricar productos de panadería y repostería.

- El hecho de que el hierro presente en la carne de vacuno sea mayoritariamente del tipo hemo significa que su ingesta puede aumentar la absorción del hierro presente en otros alimentos.

- Las hamburguesas se preparan con carne de una o varias piezas, de ahí que su contenido en grasa sea muy variable. Llevan, además, condimentos de distinto tipo, por lo que pueden aportar cantidades también variables de hidratos de carbono.

- Debido a su elevado contenido en grasa, la carne de cerdo es muy calórica, de ahí la recomendación de elegir las piezas más magras y, siempre, retirar la grasa visible antes de ingerirla.

- Los embutidos aportan proteínas de alta calidad, pero tienen un contenido en grasa muy elevado (sobre todo grasas saturadas) y colesterol. Un ejemplo ilustrativo es el de las vísceras: su aporte proteico es semejante al de la carne, pero el contenido en grasas y colesterol es mayor.

- Los derivados de la carne aportan más cantidad de purinas (sustancias que el organismo transforma en ácido úrico), determinados minerales (hierro, fósforo, selenio) y vitamina $B_{12}$.

- El contenido en grasa y colesterol de los embutidos y otros derivados cárnicos depende de la especie, de la pieza y de la edad, y de la alimentación del animal del que procede la carne. Muchos de los derivados cárnicos (sobre todo los embutidos) tienen un contenido graso superior.

# 1. CARNE DE VACUNO (VACA, TERNERA, BUEY)

Su contenido en macronutrientes (grasas, proteínas e hidratos de carbono) varía según la edad del animal y la pieza de consumo. En cualquier caso, destaca especialmente su contenido en proteínas, que son de alto valor biológico. Esta elevada calidad nutricional está determinada por su buena digestibilidad y porque aporta todos los aminoácidos esenciales.

En cuanto a su contenido en grasa, las partes más magras aportan unos 6 g de grasa por cada 100 g de alimento, frente a los 20 g que pueden llegar a tener las piezas más grasas.

La carne de vacuno contiene muy pocos hidratos de carbono, y destaca su contenido en hierro (2-4 mg/100 g de alimento) y en zinc (100 g pueden llegar a cubrir el 30-40 % de la ingesta diaria recomendada). También es rica en magnesio, potasio, cobre y selenio, y en vitaminas del grupo B, especialmente $B_{12}$ (2 mcg/100 g).

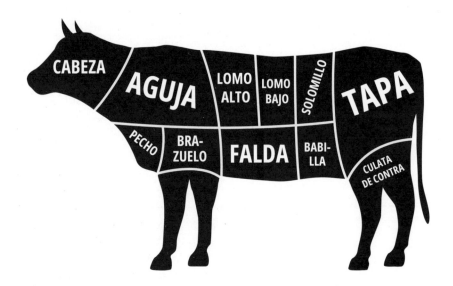

# Contenido nutricional de la carne de vacuno (según piezas)

*Cantidades por 100 g de carne de vacuno

| Lomo | Solomillo |
|---|---|
| Energía: 166 kcal.<br>Proteínas: 20,6 g.<br>Grasas: 8,8 g.<br>Hierro: 1,5 mg.<br>Zinc: 3,6 mg. | Energía: 126 kcal.<br>Proteínas: 22,2 g.<br>Grasas: 4,1 g.<br>Hierro: 2,2 mg.<br>Zinc: 4,2 mg. |
| **Cadera** | **Contra** |
| Energía: 145 kcal.<br>Proteínas: 22,7 g.<br>Grasas: 6 g.<br>Hierro: 1,7 mg.<br>Zinc: 3,3 mg. | Energía: 122 kcal.<br>Proteínas: 22,6 g.<br>Grasas: 3,5 g.<br>Hierro: 1,4 mg.<br>Zinc: 2,9 mg. |
| **Morcillo** | **Aguja** |
| Energía: 126 kcal.<br>Proteínas: 21,7 g.<br>Grasas: 4,4 g.<br>Hierro: 2 mg.<br>Zinc: 5,7 mg. | Energía: 122 kcal.<br>Proteínas: 21,1 g.<br>Grasas: 4,2 g.<br>Hierro: 2,4 mg.<br>Zinc: 5,4 mg. |
| **Espaldilla** | **Falda** |
| Energía: 139 kcal.<br>Proteínas: 21,2 g.<br>Grasas: 5,8 g.<br>Hierro: 2,1 mg.<br>Zinc: 4,9 mg. | Energía: 230 kcal.<br>Proteínas: 18,8 g.<br>Grasas: 17,2 g.<br>Hierro: 1,7 mg.<br>Zinc: 4,7 mg. |
| **Tapa** | **Aleta** |
| Energía: 108 kcal.<br>Proteínas: 22,5 g.<br>Grasas: 2 g.<br>Hierro: 1,6 mg.<br>Zinc: 3,7 mg. | Energía: 116 kcal.<br>Proteínas: 21,8 g.<br>Grasas: 3,2 g.<br>Hierro: 1,9 mg.<br>Zinc: 3,3 mg. |

## 2. CARNE PORCINA (CERDO)

Se caracteriza por ser muy magra y por su contenido en grasas (la mayoría de ellas insaturadas). La cantidad de grasa que aporta es muy variable (alrededor del 23 %): las partes más magras tienen entre 4 y 8 g por 100 g de alimento, mientras que la de mayor contenido en lípidos puede contener hasta 30 g. Cerca del 70 % de su contenido en grasa se localiza debajo de la piel, por lo que es muy visible y se puede retirar fácilmente.

Se trata de una carne especialmente rica en ácido oleico, supone una buena fuente de hierro hemo y zinc, y es de las que tienen mayor cantidad de tiamina (vitamina $B_1$).

## Productos derivados de la carne de cerdo

**Jamón cocido**: Se trata de la pierna del cerdo deshuesada, sin corteza, curada en salmuera y cocida. Su valor nutritivo es similar al de la carne de cerdo de la que procede, aunque generalmente con un menor porcentaje de proteínas y mayor contenido en agua (cerca del 70 %). Destaca su aporte elevado en sodio, resultado de su proceso de elaboración.

**Jamón serrano**: Se obtiene de las partes traseras del cerdo, salada en crudo primero y curada de forma natural después. Su contenido en grasa es superior al de la carne de la que procede, debido a la pérdida de agua que sufre durante el proceso de elaboración. La mayoría de la grasa que aporta (un 13 % de su composición, aproximadamente) es monoinsaturada, especialmente en forma de ácido oleico.

**Chorizo**: Derivado cárnico que se obtiene de la mezcla de carnes picadas o troceadas del cerdo a las que se añade sal, pimentón y otros condimentos y aditivos. La mezcla obtenida se amasa y se introduce (embute) en tripas naturales o artificiales y se somete después a un proceso de maduración o desecación, con o sin ahumado. Su contenido en grasa es alto y su aporte calórico también (352 kcal/100 g). Debido a su proceso de elaboración, su contenido en sodio es elevado.

**Salchichas frescas**: Son productos cárnicos frescos que se elaboran a partir de carne de cerdo picada con más o menos grasa a la que se incorporan condimentos que le proporcionan determinado sabor, y después se introducen en una tripa de origen natural o artificial. A diferencia de los embutidos, no se someten a un proceso de maduración, por lo que deben conservarse a temperatura de refrigeración.

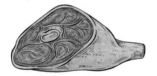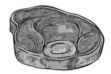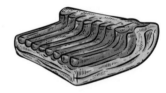

## Contenido nutricional de la carne de porcino (según piezas)

*Cantidades por 100 g de carne de cerdo

| Magro | Chuleta de aguja |
|---|---|
| Energía: 115 kcal.<br>Proteínas: 20,5 g.<br>Grasas: 3,4 g.<br>Hierro: 0,8 mg.<br>Zinc: 2,2 mg. | Energía: 203 kcal.<br>Proteínas: 19,1 g.<br>Grasas: 13,7 g.<br>Hierro: 0,9 mg.<br>Zinc: 2,7 mg. |
| **Chuleta de riñonada** | **Bacon o panceta** |
| Energía: 150 kcal.<br>Proteínas: 21,3 g.<br>Grasas: 7,2 g.<br>Hierro: 0,6 mg.<br>Zinc: 1,6 mg. | Energía: 298 kcal.<br>Proteínas: 19 g.<br>Grasas: 24,3 g.<br>Hierro: 0,6 mg.<br>Zinc: 1,9 mg. |

# 3. CARNE DE OVINO (CORDERO)

Los principales componentes de la carne de cordero son el agua, las proteínas y las grasas, estas últimas en una proporción del 50 % saturadas y el resto monoinsaturadas. Es fuente de vitaminas del grupo B. El perfil nutricional depende de tres factores: la edad, el peso y la raza del animal, siendo la edad la que define los tipos de cordero:

- Cordero lechal o lechazo: Alimentado con leche materna un máximo de 45 días. Su carne es tierna, con menos grasa que los animales de mayor edad y con un sabor muy suave.

- Cordero recental o ternasco: Nunca alcanza los 100 días de vida. Se alimenta primero de leche materna y después de productos sólidos (pastos, rastrojos, cereales).

- Cordero pascual: Tiene entre 4 meses y un año. Se alimenta exclusivamente de pastos y concentrados. Su carne tiene un sabor muy intenso y es la que aporta mayor cantidad de grasas.

La carne de cordero es una gran fuente de proteínas y vitaminas que ayuda a prevenir la anemia, aumenta la densidad ósea, repara y aumenta la masa corporal, favorece la inmunidad del sistema nervioso, y contiene todos los aminoácidos esenciales para nuestro organismo.

# Contenido nutricional de la carne de ovino (según piezas)

*Cantidades por 100 g de carne de cordero

| Pierna | Paletilla |
|---|---|
| Energía: 182 kcal.<br>Proteínas: 17,1 g.<br>Grasas: 12,6 g.<br>Hierro: 1,0 mg.<br>Zinc: 2,2 mg. | Energía: 205 kcal.<br>Proteínas: 16,9 g.<br>Grasas: 15,3 g.<br>Hierro: 0,9 mg.<br>Zinc: 3,0 mg. |
| **Chuleta de palo** | **Chuleta de riñonada** |
| Energía: 231 kcal.<br>Proteínas: 19,8 g.<br>Grasas: 16,9 g.<br>Hierro: 0,9 mg.<br>Zinc: 2,5 mg. | Energía: 225 kcal.<br>Proteínas: 16,9 g.<br>Grasas: 17,1 g.<br>Hierro: 1,1 mg.<br>Zinc: 2,0 mg. |

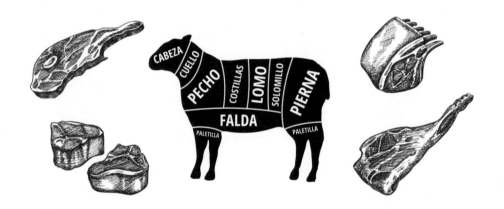

# 4. CARNE DE AVE (POLLO Y PAVO)

Este grupo lo integran principalmente la carne procedente del pollo y el pavo. Son las opciones cárnicas más recomendables debido principalmente a su bajo contenido en grasas saturadas y su elevado aporte de proteínas de alto valor biológico (20 %). En ambos casos, destaca su contenido en vitamina $B_{12}$ y la pechuga en concreto proporciona cantidades importantes de potasio (hasta 300 mg la de pollo).

# Carne de pollo

Desde el punto de vista del alimento comercializado, se establece que el pollo es la gallina o gallo jóvenes (5-16 semanas de vida) con un peso que oscila entre 1 y 3 kg.

Se trata de una carne rica en proteínas, ácidos grasos monoinsaturados, ácidos grasos insaturados, fósforo y vitaminas $B_3$ y $B_6$. Una ración de pollo aporta el 73 y el 97 % respectivamente de las ingestas recomendadas de estas vitaminas.

En la piel se encuentra buena parte de la grasa que contiene, de ahí la recomendación de eliminarla al consumirla. Está compuesta mayoritariamente de agua (aproximadamente un 70 %) y, a diferencia de las carnes de porcino o vacuno, su contenido en colesterol es más elevado (prácticamente el doble).

La pechuga es una de las partes más magras, más baja en grasas con respecto a otras partes (solo un 2,8 % de su composición es grasa). También el aporte en sodio es menor.

## Tipos de pollo

Según el tipo de alimentación del animal, la carne de pollo resulta más o menos tierna y su color es blanco o ligeramente amarillento. En el mercado se encuentran dos tipos de pollo:

- **Pollo de corral**: Vive en semilibertad y se alimenta de grano. Su tiempo de engorde es superior al del pollo industrial, y llega a alcanzar los 3 kg. Su característica principal es el color amarillento de su carne que, además, es más firme, con menos grasa y con un sabor más intenso que la de procedencia industrial.

- **Pollo industrial**: Criado de forma intensiva en granjas industriales, engorda rápidamente con piensos hasta alcanzar aproximadamente 1 kg de peso. Su carne se caracteriza por ser blanquecina (claramente más pálida que la del pollo de corral) y su sabor es menos intenso.

## Carne de pavo

Tiene un perfil nutricional muy similar al del pollo. Se trata de una carne magra, fina, blanda, con un bajo contenido en grasa (2,2 % de su composición), un alto contenido en proteínas de calidad (21,9 %) y un valor calórico bajo. Al igual que el pollo, la grasa que contiene es muy visible y puede retirarse con facilidad, y también destaca su elevado contenido en agua (hasta un 75 % de su composición). Aporta menos grasa y colesterol que el pollo. Es rico en minerales, como el selenio, el fósforo, el zinc y el potasio, y en vitaminas del grupo B ($B_6$ y $B_{12}$).

La carne de pavo, por su bajo contenido en grasas, ayuda a prevenir las enfermedades cardiovasculares y estimula nuestro sistema inmune. Dado su elevado contenido en agua, es una fuente de hidratación para nuestra piel, uñas y pelo.

# Contenido nutricional de la carne de pollo y pavo

*Cantidades por 100 g de carne pollo/pavo

| Pollo (con piel) | Pollo (pechuga) | Pavo (deshuesado sin piel) |
|---|---|---|
| Energía: 167 kcal.<br>Proteínas: 20 g.<br>Grasas: 9,7 g.<br>Sodio: 64 mg.<br>Hierro: 1,1 mg. | Energía: 112 kcal.<br>Proteínas: 21,8 g.<br>Grasas: 2,8 g.<br>Sodio: 81 mg.<br>Hierro: 1 g. | Energía: 107 kcal.<br>Proteínas: 21,9 g.<br>Grasas: 2,2 g.<br>Sodio: 54 mg.<br>Hierro: 0,8 mg. |

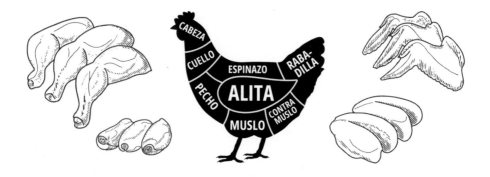

## OTROS TIPOS DE CARNE

**Carne de conejo**: Se trata de una carne blanca que, junto con la de ave, es la que tiene menor cantidad de grasa (menos del 5% de su composición). Se considera una carne magra, tanto por su elevado contenido en agua como por su aporte en proteínas (superior al de la media del grupo de carnes) que, además, son de alto valor biológico. Tiene poco sodio y un aporte destacable de potasio, por lo que ayuda a reducir el riesgo de hipertensión arterial. Es una fuente importante de vitaminas del grupo B y de minerales (fósforo y selenio, principalmente).

**Carne de avestruz**: Tiene un contenido en grasa muy reducido y un aporte de colesterol ligeramente inferior al de otras carnes. Es rica en proteínas, minerales (hierro, zinc, potasio, fósforo, selenio) y vitaminas del grupo B. Su valor calórico es bajo (inferior al del pollo sin piel). Se trata de una carne tierna y fácil de manipular con la ventaja añadida de que se prepara en menos tiempo que otras.

**Carne de buey**: Se incluye en la denominación de carne roja y su calidad depende de la edad, alimentación y crianza del animal. Las partes más magras, como el solomillo, aportan unos 3,5 g de grasa/100 g de alimento, y el contenido en proteínas es del 18%. Es rica en minerales: fósforo, zinc y, sobre todo, en hierro, y aporta vitaminas del grupo B.

**Carne de ciervo**: Es una carne magra, con bajo contenido en grasa intramuscular (y, por lo tanto, con poca cantidad de colesterol). La que procede de ciervos criados en cautiverio es mucho más tierna y suave que la los ciervos salvajes procedentes de la caza mayor. Es rica en proteínas, minerales (hierro, zinc, potasio, selenio, fósforo) y vitaminas del grupo B.

**Carne de perdiz**: Procede de la caza menor y se caracteriza por su color rojo oscuro. Es una carne magra (su contenido en grasa no llega al 2%). Al igual que otras carnes de caza, posee grandes cantidades de ácido úrico. Su contenido proteico es del 23% y es una buena fuente de minerales (hierro, fósforo y selenio) y vitaminas del grupo B.

# DERIVADOS CÁRNICOS

Son los productos alimenticios preparados parcial o totalmente a base de carnes, despojos, grasas o subproductos de los animales, ingredientes de origen vegetal o animal y condimentos, especias y aditivos. Su elaboración pasa por distintos tratamientos (salazón, desecación, cocción…).

La normativa establece que los derivados cárnicos incluyan alguno de estos ingredientes: carne; tocino o grasa; sangre o sus componentes; menudencias o menudillos (vísceras comestibles de las aves) o tripas naturales. Debido a que sus ingredientes son muy variados, su valor nutricional también lo será.

Según el tipo de tratamiento al que son sometidos (y concretamente según si se emplean o no procedimientos térmicos), existen numerosos tipos (y subtipos: ahumados, curados, fermentados, secados…) de derivados cárnicos.

Veamos a continuación algunos de los derivados cárnicos más consumidos:

- **Embutidos**: Elaborados a partir de las carnes autorizadas, picadas o no. Pueden estar sometidos o no a procesos de curación e incluir en su composición un tipo de carne o mezcla de dos o más carnes y grasas molidas, crudas o cocinadas. Dentro de este grupo hay que distinguir entre los embutidos que están tratados por calor (jamón cocido, pechuga de pavo cocido, butifarra, mortadela, morcilla, bacon o panceta) y aquellos que no están sometidos a procedimientos térmicos (jamón y paleta curados; chorizo, salchichones, lomo embuchado, hamburguesas y salchichas frescas).

- **Vísceras**: Son los «despojos» de aves o reses destinados al consumo humano. Se caracterizan por estar constituidas por fibras más cortas, por lo que su masticación resulta más fácil. Su sabor es más fuerte que el de la carne. Existen dos grandes grupos: las vísceras rojas (hígado y riñones) y las vísceras blancas (sesos, criadillas y tuétanos). Respecto a su valor nutricional, el del hígado y los riñones es semejante a la carne magra, aunque tienen menos grasa, más colesterol y un contenido en agua mayor. Son ricas en minerales (hierro, cobre y potasio) y en vitaminas $B_{12}$, A, D y C. Los sesos, las criadillas y los tuétanos tienen un alto contenido en grasas y colesterol.

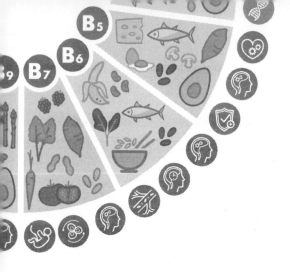

# LOS PESCADOS Y MARISCOS

Se entiende por pescado todo animal vertebrado, comestible, marino o de agua dulce, fresco o conservado por procedimientos autorizados. Los pescados pueden clasificarse en dos grandes grupos: los pescados propiamente dichos y los mariscos. Ambos tienen en común su elevado contenido en ácidos grasos beneficiosos para la salud (principalmente omega 3) y un aporte calórico bajo. Por su calidad nutricional, su consumo se considera una alternativa adecuada al de otros alimentos que pueden tener un alto valor proteico pero grasa de peor calidad.

## NUTRIENTES DESTACABLES EN SU COMPOSICIÓN

**Proteínas**: Su contenido proteico está entre el 15 y el 32 % y es de alto valor biológico. La calidad de su proteína es similar a la de la carne, con la ventaja de que posee menor cantidad de tejido conjuntivo por lo que, una vez cocinado el alimento, su digestibilidad es mayor.

**Grasas**: Es su nutriente más destacable y representativo, ya que su grasa es rica en ácidos grasos insaturados (omega 3 y oleico). En menor medida, también aportan ácidos grasos saturados y omega 6. Este contenido en grasa varía mucho según el pescado (la cantidad puede ir del 1 al 13 %).

**Vitaminas**: Son buena fuente de vitaminas del grupo B, sobre todo $B_1$ y $B_2$, y vitaminas liposolubles A y D (pescado azul).

**Minerales**: Son ricos en yodo, fósforo, potasio, magnesio y calcio (este último en los pescados que se consumen con espina).

## INGESTAS RECOMENDADAS

La dosis recomendada son 3-4 raciones a la semana (una ración = 125-150 g = un filete).

# PECULIARIDADES

- El contenido de hidratos de carbono tanto de los pescados como de los mariscos es muy bajo o prácticamente nulo.
- Los mariscos son ricos en colesterol y purinas, por lo que las personas que padecen hipercolesterolemia o tienen el ácido úrico elevado deberán tomarlos con moderación.
- Los pescados grandes y longevos contienen mayor cantidad de mercurio, por lo que se recomienda optar por especies de menor tamaño (caballa, boquerones, sardinas).
- En cuanto a los pescados grasos, los límites para esta clasificación no están bien definidos porque la grasa del pescado varía a lo largo del año y depende de muchos factores, como, por ejemplo, la actividad reproductora, que repercute directamente en su perfil lipídico. Así, un pescado graso puede convertirse en blanco después del desove, periodo en el que la grasa es sustituida por agua. Por ejemplo, en la sardina los porcentajes de grasa oscilan entre 0,93 y 27,36 g/100 g. La proporción de agua varía en sentido contrario al de la grasa, sin ser rigurosamente proporcional.

# TIPOS DE PESCADOS

La gran variedad de peces existente da lugar a muchas clasificaciones según distintos criterios. Veamos a continuación cuáles son los principales:

## Según la forma de su cuerpo:

- Pescados planos: Gallo, lenguado…
- Pescados redondos: Merluza, pescadilla, bacalao, abadejo.

## Según su hábitat:

- Pescados de agua marina: A este grupo pertenece la mayor parte de las especies comestibles. Son más ricos en sodio, yodo y cloro, lo que les confiere un olor y un sabor más intensos. Según los mares u océanos en los que habitan, pueden ser a su vez:
  - Pelágicos: Viven en distintas capas de agua. Se caracterizan por su carne grasa o semigrasa: túnidos (atún, bonito, melva, caballa), anchoas, sardinas.
  - Bentónicos: Habitan cerca de los fondos marinos. Son pescados de carne magra o blancos de forma aplanada: lenguado, gallo, eglefino, platija.
- Pescados de agua dulce (continentales): Proceden de ríos, arroyos y lagos. Contienen magnesio, fósforo y potasio. Se les considera más sosos y menos sabrosos: esturión, carpa, lamprea, barbo.

- Pescados diadrómicos: Reciben este nombre aquellos que comparten su vida en ambos medios, migrando del agua dulce al agua marina en determinadas etapas de su vida: salmón, trucha y anguilas.

## Según su contenido graso:

- Pescados blancos (o magros): Su contenido graso no supera el 3% y está almacenado principalmente en el hígado. Son fáciles de digerir. Son pescados blancos: bacalao (es el que menos grasa aporta, 0,2-0,4%), abadejo, bacaladilla, gallo, halibut, lenguado, lubina, merluza, perca, pescadilla, platija, raya.

- Pescados semigrasos: Su contenido en grasa oscila entre el 3 y el 6%. Este grupo incluye: besugo, breca, cabracho, carpa, congrio, dorada, eglefino o liba, rape, rodaballo y trucha.

- Pescados azules: La grasa que aportan puede superar el 10%, y se localiza generalmente en una capa debajo de la piel y en su carne oscura. Son los que contienen mayor cantidad de ácidos grasos omega 3 DHA y EPA (con reconocidas propiedades cardioprotectoras). Se trata de un grupo muy numeroso en el que destacan los siguientes: anguila, angula, arenque, atún, bonito, boquerón, caballa, jurel o chicharro, mero, palometa, pez espada, salmón, sardina y sargo.

## PESCADOS DESTACADOS

**Atún**: Destaca por las características de su carne, que es firme, de color rojo oscuro y sabor fuerte. Se trata de uno de los pescados azules más consumidos. Muy rico en grasa (12%), en gran medida como ácidos grasos omega 3. También es uno de los pescados más ricos en proteínas de alto valor biológico, con un aporte superior incluso a las carnes (23 g/100g). Es fuente de fósforo y destaca por su alto contenido en selenio.

**Bacalao**: Es uno de los pescados blancos más magros, ya que la grasa se acumula en el hígado y no en los músculos (de ahí que se extraiga de esta zona el aceite de hígado de bacalao, muy rico en vitaminas y con propiedades reconstituyentes). Resulta muy sabroso y es de muy fácil digestión.

**Bonito**: Pertenece a la misma familia que el atún, pero se diferencia de él en el tamaño (el bonito es un «atún pequeño», que mide entre 50 y 80 cm con respecto a los 150 cm del atún) y en su carne, que es más oscura y con una textura suave, jugosa y más sabrosa. Destaca su contenido en vitamina D y en fósforo, selenio y potasio.

**Besugo**: Es uno de los pescados blancos más magros. Su carne es muy compacta y de un característico color rosado. Destaca por su bajo valor calórico y su escaso aporte de grasas y colesterol. Es ligero y de fácil digestión.

**Lenguado**: Se caracteriza por la textura de su carne magra (muy valorada gastronómica y nutricionalmente) y por su alto contenido en colágeno. Es fuente de ácidos grasos poliinsaturados omega 3 y de proteínas de alto valor biológico.

**Merluza**: Es un pescado muy apreciado por su carne y de alto consumo en la zona mediterránea. Existen muchas especies, distintas en cuanto a tamaño y tonalidades, y cuya denominación determina su procedencia: europea (de color gris azulado metálico), argentina (de tonalidad dorada y cabeza más pequeña), del Cabo (de mayor tamaño y con el lomo marrón), austral (de color pardomarrón) y del Pacífico (de color grismarrón oscuro). Destacan su contenido en ácidos grasos omega 3 y un aporte de proteínas de alto valor biológico.

**Mero**: Su carne densa, semigrasa, blanca, magra y sabrosa, es muy apreciada. Más del 25 % de su contenido en lípidos son ácidos grasos omega 3, destacando también su aporte proteico.

**Pez espada**: Es un pescado semigraso, con lípidos de alta calidad y un valor culinario muy importante debido al color blanco de su carne, la ausencia de grasa y espinas, y su similitud, en cuanto a sabor y textura (una vez cocinado), a la carne o el pollo.

**Rape**: La carne de este pescado blanco está considerada como una de las mejores de los pescados marinos, ya que es blanca, consistente y con fibras finas. Su valor calórico es inferior al de otras especies y su aporte en vitaminas del grupo B es significativo.

**Salmón**: Destaca por su contenido lipídico y por su alto aporte en ácidos grasos monoinsaturados, insaturados y omega 3. Su carne de color rosado es muy sabrosa. Por su alto contenido graso se cocina muy bien al grill o a la plancha.

**Sardinas**: Es el pescado que contiene más ácidos grasos omega 3, concretamente ALA, EPA y DHA, y también uno de los que tienen menor cantidad de mercurio y otros compuestos tóxicos. Es especialmente rico en taurina, un aminoácido con muchos efectos beneficiosos para la salud. Se trata de un pescado graso, energético y con una sabrosa carne blanca rojiza.

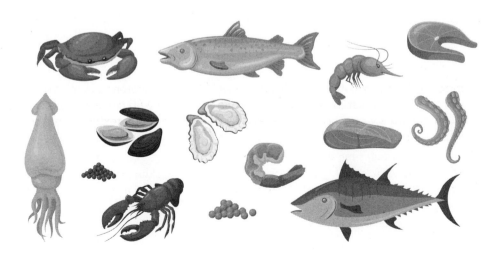

# Contenido nutricional de algunos pescados

*Cantidades correspondientes a 100 g de alimento

| Atún | Besugo |
|---|---|
| Energía: 200 kcal.<br>Proteínas: 23 g.<br>Grasas: 12 g. | Energía: 86 kcal.<br>Proteínas: 17 g.<br>Grasas: 25 g. |
| Bacalao | Bonito |
| Energía:74 kcal.<br>Proteínas: 17,7 g.<br>Grasas: 0,4 g. | Energía:130 kcal.<br>Proteínas: 21 g.<br>Grasas: 6 g. |
| Lenguado | Merluza |
| Energía:78 kcal.<br>Proteínas: 16,5 g.<br>Grasas: 1,3 g. | Energía: 89 kcal.<br>Proteínas: 15,9 g.<br>Grasas: 2,8 g. |
| Mero | Pez espada |
| Energía: 92 kcal.<br>Proteínas: 17,8 g.<br>Grasas: 2,3 g. | Energía:107 kcal.<br>Proteínas: 17 g.<br>Grasas: 4,3 g. |

| Rape | Salmón | Sardina |
|---|---|---|
| Energía: 78 kcal.<br>Proteínas: 18,7 g.<br>Grasas: 0,3 g. | Energía:182 kcal.<br>Proteínas: 18,4 g.<br>Grasas: 12 g. | Energía:140 kcal.<br>Proteínas: 18,1 g.<br>Grasas: 7,5 g. |

# LOS MARISCOS

Los mariscos se diferencian de los pescados en que no poseen esqueleto, sino un cuerpo blando protegido por un caparazón o concha dura. Son de dos tipos:

- **Crustáceos**: Tienen el cuerpo cubierto por un caparazón duro. La gran mayoría de ellos están provistos de patas, y las dos primeras suelen ser pinzas. A este grupo pertenecen el percebe, la gamba, la langosta, el langostino, la cigala, el cangrejo, el centollo, el bogavante, la nécora, el buey de mar...

- **Moluscos**: Poseen un cuerpo blando protegido por una concha calcificada. La mayoría de los moluscos son bivalvos, es decir, poseen una concha segmentada en dos partes, como la ostra, la vieira, el mejillón, la almeja y el berberecho. También hay moluscos univalvos, como los bígaros.

   Entre los moluscos se suele incluir un tercer grupo, los **cefalópodos** (calamar, sepia, chipirón, pulpo); sin embargo, no hay unanimidad en cuanto a esta clasificación, ya que no tienen ni concha ni caparazón, y su cuerpo está provisto de tentáculos.

Los mariscos constituyen una excelente fuente de proteínas de alta calidad (su contenido oscila el 20%), aunque de menor valor biológico que las de carnes y pescados. Destacan por su bajo contenido en grasas (del 0,5 al 2,5%) y su reducido aporte calórico (100 kcal/100 g como media). Por el contrario, ofrece un aporte importante de minerales (potasio, hierro, zinc, fósforo, selenio) y es una de las fuentes más ricas en yodo, vitaminas A y del grupo B. Destaca especialmente su elevado contenido en ácidos grasos esenciales (omega 3).

Son una fuente importante de colesterol, de ahí la necesidad de limitar su ingesta en caso de hipercolesterolemia y enfermedad cardiovascular.

## Mariscos destacados

**Almeja**: De gran valor gastronómico y sabor muy fino; es una fuente de proteínas y de ácidos grasos omega 3. Su contenido en grasa es muy bajo.

**Berberecho**: Destaca especialmente su bajo contenido en grasa (0,5 g/100 g) y su aporte en colesterol es menor que el de otros mariscos. Su sabor es peculiar (diferente al de otros moluscos). Es fuente de proteínas y omega 3.

**Calamar**: Es una fuente importante de proteínas y omega 3. Se trata del cefalópodo con mayor contenido en colesterol. Investigaciones recientes han descubierto que su tinta contiene una serie de aminoácidos y polisacáridos muy eficaces en la prevención de algunas enfermedades.

**Langosta**: Su carne es muy valorada debido a su peculiar textura y sabor. Su principal nutriente son proteínas de alto valor biológico. Destaca por su alto contenido en purinas, sodio y colesterol, por lo que su consumo está desaconsejado en pacientes con hipertensión, gota, o con niveles elevados de colesterol en sangre.

**Langostino**: Su carne, muy apreciada por su gran calidad, es rica en proteínas y tiene poca grasa. Existen distintas especies según su lugar de procedencia: tigre (gigante, castaño, japonés, oriental), blanco, del Pacífico…

**Mejillón**: Rico en proteínas de buena calidad (aunque en menor cantidad que el resto de los moluscos), y bajo en grasas y calorías. Destaca por su contenido en hierro y selenio.

**Pulpo**: Su carne es de muy buena calidad, rica en proteínas y con bajo contenido en grasas y calorías. Es una buena fuente de selenio y vitaminas del grupo B.

## Contenido nutricional de algunos mariscos

*Cantidades correspondientes a 100 g de alimento

| Almejas, berberechos | Cangrejos, nécoras y similares |
|---|---|
| Energía: 54 kcal.<br>Grasas: 1,3 g.<br>Colesterol: 113 mg.<br>Proteínas: 10,5 g. | Energía: 124 kcal.<br>Grasas: 5,1 g.<br>Colesterol: 100 mg.<br>Proteínas: 10,5 g. |
| **Cigalas, langostinos** | **Langosta y bogavante** |
| Energía: 93 kcal.<br>Grasas: 1,4 g.<br>Colesterol: 138 mg.<br>Proteínas: 20,1 g. | Energía: 81 kcal.<br>Grasas: 1,9 g.<br>Colesterol: 182 mg.<br>Proteínas: 15,9 g. |
| **Mejillones** | **Ostras** |
| Energía: 51 kcal.<br>Grasas: 1,3 g.<br>Colesterol: 150 mg.<br>Proteínas: 51 g. | Energía: 47 kcal.<br>Grasas: 1,2 g.<br>Colesterol: 260 mg.<br>Proteínas: 9,0 g. |
| **Calamar** | **Pulpo** |
| Energía: 80 kcal.<br>Grasas: 1,3 g.<br>Colesterol: 200 mg.<br>Proteínas: 17 g. | Energía: 51 kcal.<br>Grasas: 1g.<br>Colesterol: 48 mg.<br>Proteínas: 10,6 g. |

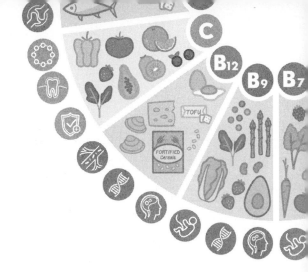

# LAS LEGUMBRES

C on la denominación genérica de legumbres se conoce a las semillas secas, limpias, sanas y separadas de la vaina, procedentes de la familia de las leguminosas (*Leguminosae*). Se trata de un alimento muy completo, ya que en su composición se incluyen prácticamente todos los nutrientes. Además, destacan por su bajo coste y la facilidad con la que se almacenan.

Son ricas en hidratos de carbono, principalmente en forma de almidón, salvo el grupo de las oleoleguminosas (soja, cacahuete); seguido de oligosacáridos (rafinosa y estaquiosa). Se trata de hidratos de carbono de digestión lenta, por lo que liberan glucosa en sangre de forma paulatina.

Son la principal fuente de proteína vegetal para el hombre (19-36% de la composición total). Se trata de una proteína de buena calidad, pero su aporte es escaso en dos aminoácidos azufrados (importantes para el mantenimiento de la piel, los ligamentos y los tendones): la metionina (un aminoácido esencial) y la cisteína (aminoácido no esencial que se forma a partir de la metionina). Sin embargo, destacan por su aporte del aminoácido lisina, por lo que se complementan muy bien con los cereales, que son ricos en metionina y pobres en lisina.

En cuanto a su contenido energético, aportan unas 350 kcal/100 g de alimento en crudo (el valor energético final dependerá del tipo de preparación o forma de cocinado).

Son muy bajas en grasas (alrededor del 3%), salvo las oleoleguminosas, y, además, estas son en su mayoría ácidos grasos monoinsaturados y poliinsaturados (omega 3 y omega 6). Tienen muy poca cantidad de agua (entre un 1,7 y un 14%), con la excepción de las legumbres frescas o en conserva. Al igual que el resto de los alimentos de origen vegetal, no contienen colesterol.

## NUTRIENTES DESTACABLES EN SU COMPOSICIÓN

**Fibra**: Su contenido en fibra dietética —tanto soluble como insoluble— es alto: entre el 11 y el 25%.

**Minerales**: Destaca su aporte de calcio, magnesio, potasio, zinc y hierro (este es de peor absorción que el contenido en los alimentos de origen animal).

**Vitaminas**: Es importante su aporte en vitaminas del grupo B ($B_1$, $B_3$ y $B_6$), ácido fólico (especialmente presente en los garbanzos) y vitamina E.

**Antioxidantes**: Son ricas en polifenoles, fitoesteroles e isoflavonas.

## INGESTAS RECOMENDADAS

Se recomienda consumir 3-4 raciones de legumbres a la semana. Se considera una ración 70 g en crudo de legumbres o 3 cucharadas colmadas de legumbre cocida. Lo ideal es que este consumo sea como plato principal (dos veces por semana, por ejemplo) y como guarnición de otros platos (una o dos veces por semana).

## PECULIARIDADES

- Aunque existen muchas especies distintas de leguminosas alrededor de 12 000 en todo el mundo, solo unas pocas variedades en grano (enteros y secos) son consumidas por el ser humano.

- Entre las especies más consumidas en Occidente se encuentran las judías blancas y rojas, las habas, los guisantes, las lentejas, los garbanzos y la soja.

- Las comidas en las que se combinan las legumbres y los cereales (debido al efecto complementario de los aminoácidos de ambos alimentos) aportan un buen equilibrio nutritivo: garbanzos con fideos, lentejas con arroz, frijoles con maíz…

- Entre los hidratos de carbono que contienen se encuentra la rafinosa, que es la responsable de las flatulencias que este alimento produce a muchas personas. Para minimizar el efecto de este nutriente se recomienda realizar una cocción previa, con el objetivo de extraer la rafinosa, eliminando después esa primera agua de cocción, aunque con ello se pierden parte de los minerales y las vitaminas.

- Todas las legumbres deben estar cocinadas (no se pueden comer en crudo). De la correcta cocción depende su digestibilidad (entre un 85 y un 95 %). La forma en la que se digieren y absorben los nutrientes que aportan puede verse alterada por distintos factores: los métodos de cocción, la cantidad de alimento que se ingiera, el estado del aparato digestivo y la incorporación de otros alimentos (grasas, condimentos) en la elaboración de la receta.

- Para aumentar la absorción de hierro de origen vegetal, se aconseja consumir las legumbres junto a alimentos ricos en vitamina C (pimientos rojos, brécol, hinojo).

- Las legumbres contribuyen a la sostenibilidad y a mitigar el cambio climático, ya que fijan el nitrógeno al suelo donde se cultivan y, una vez recolectadas, no necesitan procesado ni refrigeración para su conservación.

# TIPOS DE LEGUMBRES

Se consideran como legumbres secas: alubias, judías blancas, judías pintas, frijoles, lentejas, garbanzos, guisantes secos, habas secas, altramuz, soja, cacahuete, garrofa, algarroba. Una clasificación habitual es la que distingue entre:

- Legumbres oleosas u oleaginosas: Aquellas ricas en grasas insaturadas, como la soja y el cacahuete (aunque se engloba en el grupo de los frutos secos, botánicamente es una legumbre).

- Legumbres no oleosas: Son la mayoría (lentejas, garbanzos, habas, judías o alubias). Su contenido graso es menor (no supera el 3%).

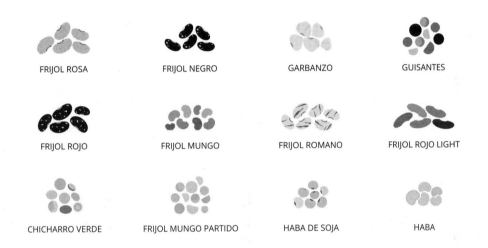

FRIJOL ROSA     FRIJOL NEGRO     GARBANZO     GUISANTES

FRIJOL ROJO     FRIJOL MUNGO     FRIJOL ROMANO     FRIJOL ROJO LIGHT

CHICHARRO VERDE     FRIJOL MUNGO PARTIDO     HABA DE SOJA     HABA

# LEGUMBRES DESTACADAS

**Garbanzos**: Las proteínas que aportan (aproximadamente un 20%) son las de más alto nivel nutritivo dentro del grupo de las legumbres. También de alto contenido en calcio, similar, por ejemplo, al que proporciona el queso. Además, son ricos en vitaminas A y B, y en cantidades más pequeñas, C y E. Contienen minerales como el potasio, magnesio, hierro y fósforo; cantidades importantes de ácidos grasos esenciales, un 60% de hidratos de carbono y tan solo un 5% de grasa. Son imprescindibles en las dietas vegetarianas ya que por su alto contenido en proteínas (combinados con cereales) constituyen un excelente sustituto de la carne.

**Guisante verde, arveja o chícharo**: Aunque popularmente se le considera una verdura, el guisante pertenece a la familia de las leguminosas. Es la pequeña semilla de la planta que se cultiva para su producción. Destaca su aporte en proteínas y su alto contenido en fibra alimentaria. También aporta cantidades importantes de hierro y vitamina C, niacina y tiamina, y carotenoides como la luteína y la zeaxantina.

**Judías (alubias):** Todas las variedades (pintas, rojas, frijoles, judías riñón) son igual de nutritivas, pero destaca el perfil nutricional de las blancas. Tienen un alto contenido de proteínas y fibra alimentaria. Son fuente de calcio y selenio, y también aportan cantidades importantes de hierro, fósforo, magnesio, zinc, potasio y vitaminas del grupo B. Una ración de 70 g de alubias cubre el 40 % de las ingestas diarias de referencia de fósforo y el 26 % de niacina.

**Lentejas:** Entre sus nutrientes destaca el hierro, aunque también contienen selenio. Son ricas, además, en fibra, proteínas y compuestos fenólicos. Otros micronutrientes presentes en su composición son el magnesio, zinc, potasio y ácido fólico. Existen numerosos tipos de lentejas que se clasifican según el color: las verdes o verdinas (de tamaño pequeño y color verde amarillento con manchas oscuras), amarillas (de origen asiático), rojas (de sabor muy fino, muy adecuadas para la elaboración de purés), pardas o pardinas, rubias...

**Soja:** Contiene una variedad de proteínas muy completa. Es rica en fitoestrógenos, sustancias que actúan como antioxidantes y que tienen un efecto muy positivo en la regulación de los niveles hormonales femeninos. Su contenido en grasa es mayor que el del resto de las legumbres, pero se trata de grasas cardiosaludables (ácidos grasos omega 3 y omega 6). Destaca su aporte en vitamina E y vitaminas del grupo B, y minerales como selenio, calcio, hierro, magnesio, zinc, potasio y fósforo. Es un alimento polivalente ya que a partir de él se obtiene una amplia variedad de productos: lecitina, aceite, tofu, harina, bebidas de soja, brotes y productos fermentados, como el tamari (salsa, resultado de la fermentación con sal) y tempeh (fermentación sin sal).

## Contenido nutricional de algunas legumbres

*Cantidades por cada 100 g de alimento

| Lentejas | Garbanzos |
|---|---|
| Energía: 312,8 kcal.<br>Hidratos de carbono: 54,8 g.<br>Proteínas: 23,0 g.<br>Grasas: 1,7 g.<br>Fibra: 11,2 g. | Energía: 330 kcal.<br>Hidratos de carbono: 55 g.<br>Proteínas: 19,4 g.<br>Grasas: 5 g.<br>Fibra: 15 g. |
| **Habas secas** | **Alubias o judías** |
| Energía: 317 kcal.<br>Hidratos de carbono: 55 g.<br>Proteínas: 19,40 g.<br>Grasas: 5 g.<br>Fibra: 15 g. | Energía: 317 kcal.<br>Hidratos de carbono: 55 g.<br>Proteínas: 19,40 g.<br>Grasas: 5 g.<br>Fibra: 15 g. |

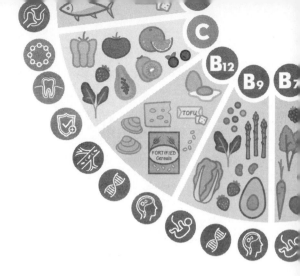

# LOS CEREALES Y DERIVADOS

Genéricamente, los cereales son semillas de plantas (en la mayoría de los casos pertenecientes a las gramíneas). Concretamente se trata de las semillas y el fruto desecados, ya que en las gramíneas ambas partes de la planta forman prácticamente la misma estructura: el grano; de hecho, en muchos países, los cereales se denominan también granos.

Es uno de los grupos de alimentos que presenta una mayor variedad, ya que esta denominación engloba el arroz, el trigo, el maíz, la cebada, el centeno, el mijo, el sorgo, la espelta, la quinoa, etc., y sus derivados (harinas, pan, pastas, galletas, bollería).

A pesar de los distintos tipos de cereales que existen, todos tienen una composición bastante similar.

Son muy ricos en hidratos de carbono y constituyen un aporte importante de proteínas. Prácticamente carecen de grasa (su contenido oscila entre el 1 y el 5%), y como todos los alimentos de origen vegetal, no tiene colesterol.

La capa más externa del grano, el salvado, es rica en fibra, minerales, vitaminas del grupo B y algunas proteínas.

## NUTRIENTES DESTACABLES EN SU COMPOSICIÓN

**Hidratos de carbono**: Son alimentos ricos en hidratos de carbono complejos (especialmente almidones). Entre el 65 y el 75% de su peso total corresponde a su contenido en carbohidratos.

**Proteínas**: Son de origen vegetal y constituyen entre el 6 y el 12% de su peso total. La más abundante es el gluten, excepto en el caso del arroz y el maíz, que no la contienen. El valor biológico de las proteínas que aportan no es muy alto, ya que están presentes en aminoácidos limitantes: la lisina en la mayoría de ellos, y el triptófano en el caso del maíz.

**Vitaminas**: Son una excelente fuente vitamínica, especialmente de vitaminas E y del grupo B.

**Fibra**: Todos aportan fibra (principalmente insoluble), aunque la cantidad es variable dependiendo del tipo de cereal y del grado de extracción (en el caso de la harina). Los integrales (sin refinar) aportan una mayor cantidad de fibra.

**Minerales**: Destaca su contenido en hierro, potasio, fósforo y calcio (este en menor cantidad).

## INGESTAS RECOMENDADAS

Las recomendaciones oficiales sobre el consumo de este alimento son 4-6 raciones de cereales y derivados al día. Ejemplos de ración son 60-80 g de pasta o arroz (en crudo) o 40-60 g de pan.

## PECULIARIDADES

- En los cereales, la distribución de los nutrientes dentro del grano no es uniforme. La concentración de fibra, minerales y vitaminas suele ser mayor en las capas más externas, que son precisamente las que se eliminan para obtener los cereales refinados y la harina blanca, lo que supone que se pierda gran parte de estos nutrientes, sobre todo fibra. Esto no ocurre en el caso de los cereales integrales, que están constituidos por el grano entero, puesto que no se han refinado para eliminar sus capas más externas.

- Numerosas evidencias avalan optar por el consumo de cereales integrales en lugar de los refinados, ya que esta opción se relaciona con un menor riesgo de mortalidad en general y de cáncer colorrectal y de enfermedades cardiovasculares en particular.

- Los alimentos pertenecientes al grupo de los cereales y derivados pueden ser enriquecidos fácilmente con determinados minerales (calcio y hierro, principalmente) y algunas vitaminas (tiamina, niacina y $B_2$), con ello se consigue restaurar e incluso superar los niveles iniciales de estos nutrientes en el grano que se eliminan con la extracción de la harina. En este sentido, las legislaciones alimentarias de algunos países obligan a enriquecer la harina blanca con algunos nutrientes. De la misma manera, a ciertos alimentos se les añaden cantidades extra de salvado con el objetivo de aumentar su contenido en fibra.

- El arroz es el grano de cereal más consumido en el mundo y el segundo más cultivado (por detrás del maíz), además de ser considerado por la FAO como un alimento básico para más de la mitad de la población mundial. Se trata de un ingrediente «global», en el sentido de que es habitual en las despensas de todos los países y en todos los continentes.

## CEREALES DESTACADOS

**Avena**: Es uno de los cereales más ricos en proteínas, hidratos de carbono, vitamina $B_1$ y minerales como el fósforo, potasio, magnesio y calcio. El 80 % del total de las grasas que contiene son insaturadas, y abunda el ácido graso esencial linoleico (omega 6). Asimismo, es rica en fitoesteroles y contiene un alcaloide no tóxico, la avenina, de efecto sedante en el sistema nervioso. Destaca especialmente la presencia de un ingrediente, el betaglucano (una fibra soluble), capaz de formar en el intestino una especie de gel viscoso que impide la absorción de grasas y con reconocidas propiedades cardioprotectoras. Se consume en forma de copos, salvado, muesli, harina o crema.

**Cebada**: Contiene enzimas, vitaminas, minerales y proteínas que favorecen el buen estado celular tanto de los órganos internos como de la piel. Tiene efectos alcalinizantes y remineralizantes (es muy rica en calcio, potasio y magnesio). Es el componente fundamental de la cerveza, y como ingrediente aislado, se cocina en forma de copos, en leche o caldos vegetales.

**Trigo**: Es, junto al centeno, el único cereal panificable, es decir, adecuado para la elaboración de productos de panadería. Se clasifica como duro o blando, dependiendo del contenido en gluten de las diferentes variedades. El más duro (con más gluten) es más rico en proteínas y en betacaroteno, y se suele usar para la elaboración de la pasta seca y el cuscús, mientras que el trigo blando se destina principalmente a la fabricación de galletas y pasteles. Tiene una buena proporción de proteínas de origen vegetal (aproximadamente un 12%), y contiene una gran variedad de vitaminas y minerales: vitamina B, hierro, magnesio, fósforo y zinc. Entre sus modalidades se encuentran el trigo sarraceno (conocido también como alforfón), rico en flavonoides y con la peculiaridad de que sus minerales se absorben mucho mejor que los de cereales como la avena o el propio trigo, ya que el ácido fítico, un inhibidor de la absorción, es considerablemente mejor. Otra modalidad es el bulgur, que es el grano de trigo entero, secado y triturado, y que supone una importante fuente de proteínas y sales minerales.

**Mijo**: Su grano es muy nutritivo, ya que contiene un 10% de proteínas y un 4% de grasas e hidratos de carbono. Se trata del cereal más rico en vitamina A y en hierro, y también destaca su contenido en vitaminas del grupo B ($B_1$, $B_2$ y $B_9$), que triplica al de otros cereales. Es importante también su aporte en silicio. Existen distintas variedades de mijo: el común, el redondo, el largo... Su sabor recuerda al de las nueces.

**Maíz**: Su aporte en hidratos de carbono de fácil digestión es muy elevado y se diferencia del resto de los cereales por su alto contenido en carotenos o provitamina A. También es rico en vitaminas del grupo B y en magnesio. Sus usos son muy diversos: en el desayuno, en ensaladas, en mazorca y en forma de palomitas. También se emplea para la composición de aceites y jarabes.

**Quinoa**: En realidad se trata de un pseudocereal: no responde a un cereal, en su significado biológico, pero debido a sus usos culinarios —harina o grano—, a su aspecto y valor nutricional, se consume como tal. Destaca por su elevadísimo contenido en proteínas (similar al de la carne) y su aporte de aminoácidos esenciales, sobre todo la lisina, fundamental para el desarrollo de las células cerebrales y la metionina. Sus niveles de hierro y su ausencia de gluten son otras de sus características.

**Espelta:** Se trata de una variedad de trigo (también se la conoce como trigo verde, trigo salvaje o escanda). Es un alimento rico en hidratos de carbono, proteínas, minerales como el hierro, fósforo y vitaminas como la niacina, la vitamina E y la provitamina A. Una de sus peculiaridades es que contiene todas las sales minerales, destacando por su contenido en magnesio. También aporta ácido salicílico y zinc. Sirve como base para elaborar algunos tipos de pan, galletas, pastas, harinas, cerveza, copos y sémolas como el cuscús.

## Contenido nutricional de los algunos cereales

*Cantidades aproximadas por 100 g de cereal

| Avena | Cebada |
|---|---|
| Energía: 367 kcal.<br>Proteínas: 14 g.<br>Carbohidratos: 66,5 g.<br>Fibra: 8 g.<br>Grasas: 5 g.<br>Calcio: 55 mg.<br>Magnesio: 150 mg. | Energía: 346 kcal.<br>Proteínas: 9 g.<br>Carbohidratos: 76,5 g.<br>Fibra: 0,8 g.<br>Grasas: 1,4 g .<br>Calcio: 16 mg.<br>Magnesio: 37 mg. |
| **Mijo** | **Maíz** |
| Energía: 354 kcal.<br>Proteínas: 10,6 g.<br>Carbohidratos: 69 g.<br>Fibra: 4 g.<br>Grasas: 3,9 g.<br>Calcio:20 mg.<br>Magnesio: 170 mg. | Energía: 50 kcal.<br>Proteínas: 1,1 g.<br>Carbohidratos: 10,7 g.<br>Fibra:1 g.<br>Grasas: 0,2 g.<br>Calcio: 1 mg.<br>Magnesio: 7 mg. |
| **Quinoa** | **Espelta** |
| Energía: 341 kcal.<br>Proteínas: 20 g.<br>Carbohidratos: 60 g.<br>Fibra: 4 g.<br>Grasas: 6 g.<br>Calcio: 66,6 mg.<br>Magnesio: 204 mg. | Energía: 320 kcal.<br>Proteínas: 11,3 g.<br>Carbohidratos: 60,5 g.<br>Fibra: 10 g.<br>Grasas: 3 g.<br>Fibra: 10 g.<br>Calcio: 27 mg.<br>Magnesio: 136 mg. |

# EL ARROZ

Tanto por sus características como por lo extendido de su uso y consumo, el arroz merece un apartado aparte dentro del grupo de los cereales. Aporta los ocho aminoácidos esenciales para el organismo humano. Se trata de una fuente importante de minerales y vitaminas y tiene una importante riqueza nutricional. Destaca por su contenido en fibra; su aporte en magnesio y en vitaminas del grupo B (sobre todo $B_1$ y triptófano) y sus elevadas cantidades en fósforo (100 mg/100 g).

## Tipos de arroz

Los distintos tipos de arroz se clasifican según varios criterios: tamaño, grado de manipulación, capacidad de absorción... Estas son las variedades que se encuentran en el mercado con mayor frecuencia:

- Blanco de grano largo: Su grano supera los 6 mm de longitud. Entre las variedades más importantes destacar el Basmati (tiene una versión integral), un tipo de arroz aromático (su olor recuerda a la nuez) de color blanco inmaculado.

- Blanco de grano medio: Su grano mide entre 5 y 6 mm y es el más consumido.

- Vaporizado o parboiled: Está tratado con un proceso de vaporización en el que el salvado se introduce en el grano, con lo que se consigue que el grano no se cueza más de lo debido. Una vez cocido, sus granos son muy livianos y de fácil separación.

- Blanco de grano corto: De menor tamaño que el arroz de grano medio y prácticamente redondo en su forma, se cuece antes.

- De grano redondo: Es pequeño y se cuece muy deprisa. Contiene gran cantidad de almidón que se incorpora al medio en el que se cuece (agua), por lo que adquiere una textura cremosa.

- Salvaje: Es el más fino y de color oscuro. Tiene un índice glucémico bajo y aporta una importante dosis de nutrientes. Además, supone una buena fuente de vitaminas y aminoácidos esenciales.

- Integral: Se considera la mejor opción, especialmente si se le compara con el arroz blanco, ya que se trata de un grano entero que contiene el germen y el salvado; ambos proporcionan fibra y varias vitaminas, minerales y antioxidantes que no se eliminan en el proceso de refinado. El arroz blanco, en cambio, es un grano refinado, al que se le han eliminado estas partes nutritivas. Por tanto, el alto contenido en nutrientes esenciales del arroz integral contrasta con su escasez en el arroz blanco. Además, su índice glucémico es inferior al del arroz blanco, ya que aporta menos almidón y más fibra.

- Glutinoso: Es un arroz de grano corto rico en almidón, por lo que sus granos quedan pegados tras la cocción. Es el tipo de arroz que se utiliza para la elaboración de sushi.

- Arroz negro: Es una variedad indonesia que se suele mezclar con otras variedades para intensificar su sabor. Es rico en antioxidantes y magnesio. Una vez cocido, se vuelve morado y desprende una fragancia aromática y adquiere un sabor muy similar al de la nuez.

Una de las peculiaridades más destacables del arroz —sobre todo en el caso del blanco— es la alteración de nutrientes que se produce al cocerlo y que afecta principalmente a la cantidad de los mismos, tal y como se refleja en la siguiente tabla:

|  | Crudo | Cocido |
|---|---|---|
| Energía | 363 kcal. | 109 kcal. |
| Proteínas | 6,7 g. | 2 g. |
| Hidratos de carbono | 80 g. | 24,2 g. |
| Grasas | 0,4 g. | 0,1 g. |
| Fibra | 0,1 g. | 0,2 g. |
| Calcio | 24 g. | 10 g. |
| Fósforo | 94 g. | 28 g. |
| Hierro | 0,8 g. | 0,2 g. |

*Aporte nutricional por 100 g de arroz blanco

Otro aspecto a tener en cuenta en este cereal es su índice glucémico (IG), que puede variar desde un mínimo de 43 hasta un máximo de 96. Estos son los IG medios de algunas variedades de arroz:

- Arroz jazmín: 96-116.
- Arroz basmati: 55-65.
- Arroz negro: 42.
- Arroz vaporizado: 38-72.

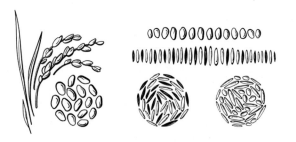
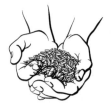

# DERIVADOS DE LOS CEREALES

Veamos a continuación los principales derivados de los cereales.

## LA HARINA

Básicamente, la harina es el alimento en polvo que resulta de la molienda del trigo y de otras semillas. Cuando procede de otros cereales debe indicarse el grano con el que se elabora. Son habituales las harinas de maíz, avena, cebada y centeno, así como de otros alimentos como legumbres (garbanzos, frijoles), frutos secos (castaña), yuca o patata.

## Nutrientes más destacables de su composición

**Hidratos de carbono**: La mayoría de las harinas son ricas en hidratos de carbono complejos (almidón).

**Proteínas**: La principal proteína de la harina de trigo es el gluten. Las proteínas de la harina no son de gran valor biológico ya que son deficientes en lisina y treonina, dos aminoácidos limitantes que se pierden en la molienda.

**Fibra**: La harina integral es una fuente importante de fibra.

**Vitaminas**: Aporta sobre todo vitaminas del grupo B (tiamina, riboflavina, niacina). La harina integral tiene un aporte significativo de ácido fólico.

**Minerales**: Destaca su contenido en fósforo (120 mg/100 g de harina).

## Tipos de harinas

1. **Según el procedimiento empleado en la molienda puede distinguirse entre harina refinada y harina integral:**

   o **Harina refinada**: Es la harina blanca (la más común). Durante su proceso de elaboración el trigo (o los granos de los otros cereales) se somete al descascarillado para extraer su capa externa (salvado) y el germen. Dicho procedimiento redunda en un menor valor nutricional, teniendo en cuenta que el salvado contiene la mayoría de la fibra y los minerales del cereal, mientras que en el germen se halla la mayoría de los antioxidantes. El grado de extracción indica hasta qué punto el producto es más o menos refinado. Así, que el grado de extracción de una harina sea del 60% significa que en su elaboración se ha retirado el 40% del germen y del salvado.

   o **Harina integral**: Conserva el salvado y el germen, por lo que su contenido en fibra, vitaminas y minerales es mayor. Se caracteriza por su color oscuro (marrón, como el salvado). La harina integral reduce el riesgo de padecer enfermedades degenerativas, alivia los síntomas de la menopausia, depura el organismo y reduce el colesterol.

# Contenido nutricional de la harina de trigo (refinada) y la harina de trigo integral

*Cantidades por cada 100 g de alimento

| Harina de trigo | Harina de trigo integral |
|---|---|
| Energía: 341 kcal.<br>Agua: 14,1 g.<br>Hidratos de carbono: 70,6 g.<br>Proteínas: 9,9 g.<br>Grasas: 1,2 g.<br>Fibra: 4,3 g.<br>Calcio: 17 mg.<br>Hierro: 1 mg.<br>Magnesio: 23 mg. | Energía: 322 kcal.<br>Agua: 17,8 g.<br>Hidratos de carbono: 58,3 g.<br>Proteínas: 12,7 g.<br>Grasas: 2,2 g.<br>Fibra: 9 g.<br>Calcio: 38 mg.<br>Hierro: 3,9 mg.<br>Magnesio: 120 mg. |

*Fuente: Instituto de Nutrición y Bromatología (CSIC). Madrid (España)

2. **Dependiendo del cereal que se utiliza, encontramos diferentes tipos de harina. Las más utilizadas son:**

   o **Harina de trigo**: Se emplea fundamentalmente para la elaboración de los productos de panadería. Con la harina de los trigos blandos (*Triticum aestivium* L) se fabrica el pan común, la bollería y las galletas, mientras que los trigos duros (*Triticum turgidum* L) son más ricos en proteínas y se destinan a la fabricación de las pastas alimenticias y el pan de molde.

   o **Harina de maíz**: Tiene un característico color amarillo. Se emplea en la fabricación de cereales de desayuno y es un ingrediente muy utilizado en los productos de alimentación infantil. De ella se obtienen productos como la maicena, que es harina de maíz, molida muy fina, de la que se ha suprimido el germen, con la misma consistencia que el almidón y que se emplea en la elaboración de salsas y en repostería; y la polenta o sémola de maíz, que se utiliza en la elaboración de sopas, tortas, bizcochos y similares.

   o **Harina de centeno**: Su grado de extracción es mayor que el de la harina de trigo, por lo que su contenido en almidón y, también, en fibra y micronutrientes es mayor.

   o **Harina de quinoa**: Resulta muy versátil, puesto que puede sustituir a otras harinas en la elaboración de pan, galletas y bollería. Aunque carece de gluten, puede ser panificable mezclándola con harina de trigo.

- ○ **Harina de espelta**: Es especialmente rica en fibra. Es la harina que contiene mayor cantidad de carbohidratos, proteínas, vitaminas del grupo B y zinc. Se utiliza principalmente para la elaboración de pasta.
- ○ **Harina de castaña**: Es una de las opciones sin gluten más destacables, ya que resulta muy versátil y se puede utilizar en la elaboración de panes, bizcochos o tortitas. Contiene una cantidad de fibra muy similar a la harina integral de trigo.

# EL PAN

Se define como tal el «producto perecedero resultante de la cocción de una masa obtenida de la mezcla de harina de trigo, sal comestible y agua potable, fermentada por la adición de levaduras activas (*Saccharomyces cerevisiae*)». Existen muchos tipos de pan, en cuya composición pueden incluirse otros ingredientes: grasa, leche, fruta, frutos secos, harina de otros cereales, etc.

Se trata del alimento más consumido de los derivados de cereales. Tiene un contenido graso muy bajo (1g/100 g) y su aporte energético es elevado: 277 kcal/100 g el pan blanco y 258 kcal/100 g el integral.

El tipo de pan más habitual es el elaborado con harina de trigo. El contenido en proteínas es mayor en los panes grandes (tipo hogaza), los precocidos y los elaborados con masas congeladas. La lisina (aminoácido limitante) es inferior al resto en el caso de los panes tostados, lo que reduce significativamente su aporte proteico. En cuanto al aporte en grasa (muy bajo en general), aumenta ligeramente en los panes de molde. El pan es una fuente de energía debido a los carbohidratos que los componen. Su alto contenido en fibra facilita la digestión y si no se abusa de él, el pan ayuda a equilibrar el funcionamiento del aparato digestivo. Es rico en fósforo, magnesio, calcio y potasio.

## Nutrientes más destacables de su composición

**Hidratos de carbono**: Es una fuente importante de hidratos de carbono complejos, principalmente en forma de almidón (58 % en el pan blanco y 49 % en el pan integral).

**Agua**: Aproximadamente un 30 % de su contenido es agua.

**Proteínas**: Contiene entre un 8 y un 9 % de proteínas (el gluten es la principal). Estas proteínas no son de alto valor biológico, debido a la falta de lisina (aminoácido limitante de la absorción).

**Fibra**: Es una buena fuente de fibra, ya que en la elaboración (procesamiento y cocción) el almidón que contiene se transforma en almidón no digerible, que actúa como fibra. El contenido de este nutriente es superior en el pan integral.

**Minerales**: Aporta calcio, hierro, magnesio, selenio y zinc.

**Vitaminas**: Es rico en vitaminas del grupo B (tiamina, niacina y ácido fólico).

# Tipos de pan

1. Según el tipo de harina empleada en su elaboración (refinada o integral), el pan puede clasificarse en:

   **Pan blanco (o común):** Es la variedad más consumida. Elaborado con harina de trigo refinada. Contiene agua y levadura, además de diversos aditivos y emulsionantes. Es habitual que la harina empleada en su elaboración se someta a un proceso de blanqueamiento con el fin de conseguir una miga blanca y compacta y aumentar su fecha de caducidad. Se comercializa en forma de barra, hogaza o rosca.

   **Pan integral:** En su elaboración, la harina de trigo es sustituida por harina integral, generalmente de trigo, aunque también puede utilizarse harina blanca con salvado o germen de trigo, tratándose en este caso de un pan pseudointegral, con una calidad nutricional inferior a la del auténtico pan integral. Aporta mayor cantidad de vitaminas y minerales que el pan blanco. Su textura es menos fina que la del pan común y tiene un elevado contenido en fibra. Se comercializa en forma de barra o de pan de molde.

## Contenido nutricional del pan blanco y el pan integral

*Cantidades por 100 g de alimento

| Pan blanco | Pan integral |
|---|---|
| Energía: 261-277 kcal.<br>Agua: 34,9 g.<br>Proteínas: 8,5 g.<br>Hidratos de carbono: 51,5 g.<br>Grasas: 1,6 g.<br>Fibra: 3,5 g.<br>Calcio: 56 mg.<br>Hierro: 1,6 mg.<br>Magnesio: 25,1 mg.<br>Zinc: 0,61 mg.<br>Niacina ($B_3$): 3 mg. | Energía: 221-258 kcal.<br>Agua: 44,6 g.<br>Proteínas: 7 g.<br>Hidratos de carbono: 38 g.<br>Grasas: 2,9 g.<br>Fibra: 7,5 g.<br>Calcio: 54 mg.<br>Hierro: 2,7 mg.<br>Magnesio: 76 mg.<br>Zinc: 1,8 mg.<br>Niacina ($B_3$): 5,5 mg. |

2. Otros tipos de pan

   **Pan de molde:** Procede de la masa elaborada con harina de trigo blanco o integral que se enriquece con ingredientes como aceites y/o grasas, leche (en polvo), azúcar y/o huevos, que se introduce en un molde para su cocción. También pueden añadirse nueces o semillas, en cuyo caso su valor nutritivo es mayor. Esta denominación incluye también el pan blanco de molde, el pan de leche (con una masa muy blanda, por su mayor proporción de agua), el pan de molde integral, el pan de hamburguesa…

La principal diferencia con el pan común, además de su textura y su forma de presentación, es que su contenido en grasa (4,5g/100 g), proteínas y fibra es generalmente algo mayor. Con respecto al pan común su masticación es muy fácil y se conserva más tiempo en perfectas condiciones.

**Pan de centeno:** Está elaborado con una mezcla de harina de trigo y centeno. Sus propiedades y características son muy diferentes a las del pan de trigo: es muy denso, tiene un color oscuro y un olor y sabor muy intensos. Se conserva muy bien y durante más tiempo que el pan común.

**Pan rallado:** Es el producto resultante de la trituración industrial del pan de trigo.

**Pan tostado o biscote:** Se trata del pan común o pan de molde que, una vez cocido, se corta en rebanadas y se somete a un proceso de tostado que lo deshidrata. Debido a esta deshidratación, se conserva en buen estado durante mucho tiempo.

# LA PASTA

La pasta es el alimento preparado con una masa cuyo ingrediente básico es la harina de trigo, mezclada con agua y a la cual pueden añadirse sal, huevos u otros ingredientes. Se cuece en agua hirviendo.

La auténtica pasta se elabora con la sémola, una sustancia que se extrae tras un largo proceso de molienda, del *triticum durum* o el *triticum turgidum* (trigo duro). Existen otras pastas elaboradas a base de harina, pero presentan varias deficiencias respecto a la de trigo. A diferencia de la harina, la sémola se obtiene en la primera molienda del grano, conservando mayor cantidad de gluten. Por otro lado, la pasta de trigo duro tiene un color amarillo ámbar, uniforme en toda la superficie, áspera al tacto y resistente a la rotura. Requiere más tiempo de cocción y aumenta hasta tres veces de volumen. Por el contrario, las pastas elaboradas a base de harina aportan menor cantidad de nutrientes. Además, carecen de germen y son de difícil digestión.

## Nutrientes más destacables de su composición

**Hidratos de carbono:** Es una fuente importante de hidratos de carbono complejos, concretamente almidón. Sin embargo, presenta un IG bajo, en torno al 40%. De hecho, la pasta es, después de las legumbres (y especialmente las lentejas) el grupo de alimentos amiláceos (ricos en carbohidratos de digestión lenta) con un IG más bajo.

**Proteínas:** Su contenido medio en proteína es del 12%, siendo el gluten la proteína más importante.

**Grasas:** Su aporte es escaso, entre 1,5 y 2 g por 100 g de porción comestible. Se trata de lípidos de origen vegetal y, por lo tanto, libres de colesterol.

**Fibra**: Su contenido es variable, según el grado de extracción de la harina. El aporte en fibra de la pasta integral es mayor que el del resto de las modalidades.

**Vitaminas**: Principalmente es fuente de vitaminas del grupo B (tiamina y niacina).

**Minerales**: Es rica en zinc, fósforo y selenio.

## Tipos de pasta

1.  **Según el modo de elaboración:**

     **Pasta seca**: Se prepara industrialmente, de forma simple o «al huevo». Su aporte de agua es escaso: tan solo un 12 %.

     **Pasta fresca**: A diferencia de la pasta seca, alcanza un elevado porcentaje de agua (30 %) y sus propiedades nutricionales son similares a las de la pasta seca. Sus ingredientes básicos son la harina de trigo, huevos y sal.

2.  **Según los ingredientes que contiene:**

     **Pasta simple**: Aquella que solo se elabora a partir de la harina de trigo.

     **Pasta compuesta**: La que lleva en su preparación verduras (tomate, remolacha y espinacas, sobre todo) que se trituran en forma de pasta o puré y se incorporan a la masa «base» para añadirle color y sabor, enriqueciéndola, además, con vitaminas y minerales.

3.  **Según la forma y la modalidad:**

     **Pasta corta**: Macarrones, rigatoni, ñoquis, penne, plumas, fusilli, margaritas...

     **Pasta larga**: Espaguetis, tallarines, fettuccine, linguini, bucatini...

     **Pasta rellena**: Raviolis (cuadrados o rectangulares), tortellini (en forma de anillo), agnolotti (cuadrados o semicírculos doblados por la mitad)... El relleno puede ser de distintos ingredientes: carne, queso, espinacas, jamón, etc.

     **Pasta pequeña**: Suele emplearse en las sopas, y adoptan diferentes formas: sémolas, estrellas, fideos de distinto grosor...

     **Lasaña**: Se trata de tiras de pasta más o menos anchas que son la base de la receta del mismo nombre y que también se emplean para preparar canelones. Pueden ser al huevo o con espinacas.

     **Ravioli y tortellini**: Cuadrados o rectangulares los primeros y en forma de anillo los segundos, ambos son modalidades de pasta rellena, a menudo de carne, queso, espinacas, jamón, etc.

4.  **Otros tipos de pasta**: Pueden encontrarse en el mercado tipos de pasta integral, con fibra, sin gluten o ecológicas, o bien enriquecidas con algas, lentejas o la espelta.

# Contenido nutricional de algunos tipos de pasta

*Cantidades por 100 g en crudo

| Espaguetis | Macarrones | Pasta al huevo |
|---|---|---|
| Energía: 342 kcal. Proteínas: 12 g. Grasas: 1,8 g. Glúcidos: 74,1 g. Fibra: 2,9 g. Calcio: 25 mg. Hierro: 2,1 mg. Magnesio: 56 mg. Ácido fólico: 43 mcg. | Energía: 348 kcal. Proteínas: 12 g. Grasas: 1,8 g. Glúcidos: 75,8 g. Fibra: 3,1 g. Calcio: 25 mg. Hierro: 1,6 mg. Magnesio: 53 mg. Ácido fólico: 23 mcg. | Energía: 362 kcal. Proteínas: 12,3 g. Grasas: 1,8 g. Glúcidos: 69,9 g. Fibra: 3,4 g. Calcio: 27 mg. Hierro: 1,6 mg. Magnesio: 67 mg. Ácido fólico: 11 mcg. |

# OTROS ALIMENTOS DERIVADOS DE LOS CEREALES

## CEREALES DE DESAYUNO

Se obtienen industrialmente a partir de granos de cereales (maíz, arroz y avena, sobre todo) que son sometidos a procesos como consecuencia de los cuales cambian de aspecto: se hinchan o se transforman en copos. Se trata de un alimento altamente energético, ya que está compuesto en su mayor parte (en algunos casos alcanzan el 90%) de hidratos de carbono complejos que proceden de las harinas empleadas en su elaboración, además de azúcares simples y otros ingredientes añadidos: frutos secos, miel, chocolate, frutas, etc.

En menor proporción (cerca del 10% restante) aportan proteínas (de calidad intermedia), grasas (salvo los que llevan coco, frutos secos o chocolate, muy ricos en este nutriente), fibra (el porcentaje es más elevado en las variedades integrales y en las que incluyen salvado), vitaminas y minerales.

Se trata de un alimento que habitualmente se fortifica con vitaminas (del grupo B y vitamina D) y minerales (hierro, calcio y magnesio).

## Tipos de cereales de desayuno

**Cereales procesados (o cereales «de caja»):** Se elaboran a partir de harina más o menos refinada (no de grano entero). Suelen tener sal añadida y otros ingredientes como azúcar, malta y extractos, que les proporcionan sabor. Generalmente se enriquecen con vitaminas y minerales para compensar la pérdida de estos nutrientes por el uso de harinas refinadas.

**Cereales inflados**: Se elaboran insuflando aire a presión en pequeños fragmentos de una masa elaborada con harina de diversos granos. Se caracterizan por ser ligeros, esponjosos y crujientes. Su perfil nutritivo es menor que el de los cereales integrales.

**Cereales integrales**: Tienen forma de copos y se elaboran con el grano integral del cereal (su aporte de fibra es por tanto mayor). Se pueden consumir solos o bien con lácteos (leche, yogur) o zumos de frutas, aumentando de esta forma su valor nutritivo.

**Tipo muesli**: Se trata de una mezcla de cereales (avena, arroz inflado, trigo, maíz), frutos secos (almendras, nueces, avellanas) y frutas desecadas (pasas, manzana, coco).

## Contenido nutricional de los cereales de desayuno

*Cantidades por 100 g de cereales

- Energía: 378 kcal.
- Hidratos de carbono: 84 g.
- Proteínas: 7 g.
- Grasas: 0,9 g.
- Fibra: 3 g.

- Agua: 5,1 g.
- Hierro: 8 mg.
- Sodio: 700 mg.
- Vitamina D: 4,2 mcg.

# GALLETAS Y PRODUCTOS DE BOLLERÍA

El valor nutricional de estos alimentos depende de su forma de elaboración y de los productos añadidos a la harina base.

Ambos suelen tener un contenido muy elevado de hidratos de carbono (almidones y azúcar) y grasa, destacando las cantidades altas de grasa saturada vegetal (aceite de palma, aceite de coco). Las opciones que sustituyen este tipo de grasas por el aceite de oliva o de soja se consideran las más saludables. Es preferible la bollería y repostería casera (artesanal) a la de origen industrial, ya que esta última suele ser más rica en grasas saturadas y grasas trans y también aporta más cantidad de azúcares.

**Galletas**: Se elaboran a base de harinas de distintos cereales, rellenas y/o recubiertas de ingredientes como el chocolate, cremas de distinto tipo, frutos secos, azúcar, coco, etc. En la mayoría de las versiones destaca su aporte en fibra y fósforo y su alto contenido energético, debido, por un lado, a la elevada presencia de hidratos de carbono (aportados por la harina utilizada y por el azúcar añadido en su composición) y, por otro, a su bajo contenido en agua (2,5 g por cada 100 g de producto). Los hidratos de carbono presentes en su composición son tanto simples (sacarosa, glucosa, fructosa) como complejos (almidón). En cuanto a la calidad de su contenido en grasa, depende del tipo de ingredientes empleados en su elaboración.

Las galletas elaboradas con harina integral suponen una buena fuente de fibra.

Muchas de las galletas comercializadas están enriquecidas o fortificadas con nutrientes como las vitaminas A, D y del grupo B; minerales (calcio, hierro) y fibra.

El aporte calórico es muy variable y depende de si se trata de una galleta simple (tipo María), que tienen alrededor de 414 kcal/100 g, o de una rellena y/o cubierta, en cuyo caso el valor energético es mayor (525 kcal/100 g en las galletas cubiertas de chocolate, por ejemplo).

## Contenido nutricional de las galletas

*Cantidades aproximadas por 100 g de alimento

- Energía: 450 kcal.
- Proteínas: 7 g.
- Grasas: 14 g.
- Hidratos de carbono: 71,5 g.
- Fibra: 5 g.
- Agua: 2,5 g.

- Calcio: 115 mg.
- Hierro: 2 mg.
- Magnesio: 32 mg.
- Sodio: 410 mg.
- Potasio: 140 mg.
- Fósforo: 190 mg.

**Bollería**: Bajo esta denominación se incluye una gran variedad de alimentos (la mayoría de ellos dulces) cuya principal diferencia en cuanto a valor nutritivo respecto a los otros del grupo de los cereales es que contienen menor cantidad de agua y más cantidad de grasa y azúcar (20%) añadidos en el proceso de elaboración.

Tanto su contenido graso como su composición en ácidos grasos depende del tipo de grasa utilizada en cada caso. Otro aspecto que los diferencia nutricionalmente del resto de los alimentos de este grupo es su contenido en vitaminas liposolubles, presentes en la mantequilla/margarina enriquecidas y en otros ingredientes (leche, huevos) que se le añaden.

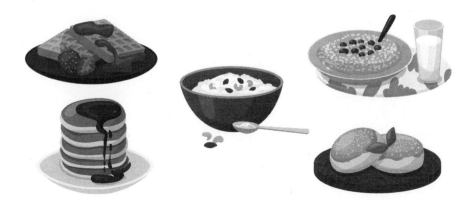

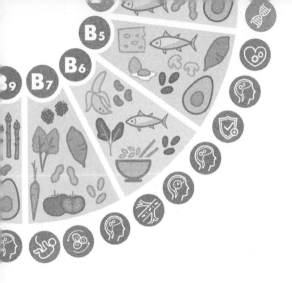

# LOS ACEITES Y LAS GRASAS

El Código Alimentario Español (CAE) define como grasas comestibles «los productos de origen animal o vegetal cuyos constituyentes principales son glicéridos naturales de los ácidos grasos, conteniendo como componentes menores otros líquidos».

Se trata de aceites y grasas visibles (cuantificables y modificables) que son distintas de las grasas contenidas en diferentes alimentos (carnes, pescados, yema de huevo, aceitunas, aguacate, lácteos…).

Tanto las grasas como los aceites tienen la misma estructura química. Son fuentes concentradas de grasa: 899-900 kcal/100 g.

## NUTRIENTES DESTACABLES EN SU COMPOSICIÓN

**Grasas**: Su principal nutriente (cuantitativa y cualitativamente) son los lípidos. Aportan ácidos grasos esenciales, como el linoleico y el linolénico (presente en el aceite de girasol, de maíz y de soja). El aceite de oliva es una fuente muy importante de ácido oleico.

**Vitaminas**: Son fuente de vitaminas liposolubles como la A (retinol, carotenos), sobre todo la mantequilla; la vitamina D está presente en la margarina enriquecida y la E, muy abundante en los aceites vegetales, posee propiedades antioxidantes que le proporciona estabilidad ante la oxidación. El aceite más rico en vitamina E es el de girasol: mientras una cucharada (10 g) de este aceite aporta 4,9 mg, la misma cantidad de aceite de oliva proporciona 0,51 g.

## INGESTAS RECOMENDADAS

Se recomienda una ingesta diaria de 30-60 g; de aceite de oliva, 3-6 raciones (una ración = 10 ml = una cucharada sopera). Es aconsejable consumir el resto de grasas de forma ocasional.

# PECULIARIDADES

- Es preciso distinguir los aceites de las grasas: los aceites son grasas normalmente insaturadas, líquidas a temperatura ambiente, mientras que las grasas (mantequillas, margarina) son sólidas y, desde el punto de vista nutricional, suelen pertenecer al grupo de las grasas saturadas.

- El contenido total de grasa es el mismo en la mantequilla que en la margarina. La diferencia radica en que la margarina está formada por aceites vegetales hidrogenados y grasas de configuración trans, cuya composición depende de la emulsión utilizada en el proceso de elaboración.

- La ración comestible de estos alimentos es de 100 g por cada 100 g de producto fresco.

- Tanto en el caso de los aceites como en el de las grasas, es importante evitar el contacto con el aire y la luz solar para evitar que se oxiden.

## TIPOS DE ACEITES Y GRASAS

El Código Alimentario Español (CAE) recoge las peculiaridades de los principales productos que forman parte de este grupo:

- **Aceite**: Es el líquido oleoso extraído de los frutos maduros del olivo *Olea europaea L.* sin que haya sido sometido a manipulación o tratamiento.

- **Mantequilla**: Producto graso obtenido por un procedimiento mecánico a partir de la leche o nata higienizada.

- **Margarina**: Alimento en forma de emulsión líquida o plástica, principalmente de grasas y aceites comestibles que no proceden de la leche o solo parcialmente.

## LOS ACEITES

### El aceite de oliva

Se trata del zumo natural de la aceituna, obtenido cuando esta es prensada por procedimientos mecánicos, lo que permite que conserve sus propiedades y su riqueza en vitaminas y otros nutrientes. Destaca por su alto contenido en ácido oleico (monoinsaturado), muy beneficioso para la salud. Es rico en vitamina E y polifenoles, que son potentes antioxidantes. Tal y como señala la Fundación Española de Nutrición (FEN), la composición de ácidos grasos del aceite de oliva varía ligeramente según el suelo, el clima o la variedad de aceituna utilizada. Así, los porcentajes de ácidos grasos saturados (AGS), monoinsaturados (AGM) y poliinsaturados (AGP) suelen situarse entre el 17, el 71 y el 11 % respectivamente, lo que da como resultado un perfil lipídico rico en AGM y bajo en AGP, que hace que el de oliva sea mucho más estable que el de otros aceites.

## Tipos de aceite de oliva

- **Aceite de oliva virgen extra (AOVE)**: Se trata del zumo de la aceituna natural, que mantiene todas sus propiedades nutricionales, su aroma y su sabor. Se obtiene por centrifugación de la pasta, una vez molida la aceituna. Es el de mayor calidad nutricional y organoléptica (color y sabor). Tiene una acidez menor del 0,8 %.

- **Aceite de oliva virgen**: Sigue el mismo proceso de elaboración que el aceite virgen extra, pero con ligeras diferencias en cuanto a color y sabor. Tiene un grado de acidez mayor (alrededor del 2 %).

- **Aceite de oliva**: Se obtiene de la mezcla de pequeñas cantidades de aceite de oliva virgen y otras cantidades de aceite de oliva que han sido refinados y que se añaden para aumentar el sabor y el aroma. No alcanza las cualidades de los dos anteriores y su grado de acidez es igual o menor al 1 %.

- **Aceite de oliva refinado**: Se obtiene partir de aceites de oliva vírgenes sometidos a un proceso de refinado. Su acidez es de un 0,3 %.

- **Aceite de orujo de oliva**: Procede del residuo que queda después del prensado de las aceitunas (piel, restos de pulpa) sometido a un proceso de extracción y refinamiento.

  Además de ser rico en ácidos grasos insaturados y tener una baja concentración de lípidos saturados, cuenta con una composición única de compuestos menores, cuyas propiedades son beneficiosas para la salud.

## Otros aceites vegetales

Pueden clasificarse en dos grupos:

1. **Aceites vegetales ricos en ácidos grasos poliinsaturados (AGP)**

- **Aceite de girasol**: Es un tipo de grasa que se obtiene de la semilla de girasol. Tras un proceso similar al que se emplea en otros aceites de semillas, se obtiene un 40 % de aceite y un 25 % de proteína (utilizada generalmente para la alimentación del ganado). Se trata de uno de los aceites vegetales más consumidos en el mundo.

  Su contenido en grasas comestibles es muy elevado (cerca del 100 %). La mayor parte de este contenido lipídico es en forma de triglicéridos, mientras que el 62 % de la grasa que contiene son ácidos grasos poliinsaturados, entre los que destaca el ácido linoleico (omega 6). Muy rico en vitamina E: 49 mg/100 g. En el mercado se encuentra el aceite de girasol normal o alto oleico, aquel al que se le añade ácido oleico para mejorar sus propiedades nutricionales.

- **Aceite de soja**: Se extrae de las semillas de la soja (el contenido de aceite de la semilla puede variar entre un 15 y un 23 %, según la variedad de soja). Del proceso de refinado se obtiene un aceite de color amarillo claro y de sabor bastante suave. Su perfil lipídico está compuesto sobre todo de ácidos grasos poliinsaturados (58%). Los lípidos monoinsaturados suponen el 23% y los saturados constituyen el 16%. Destaca su contenido en ácidos omega 3 y omega 6. Es uno de los aceites vegetales más utilizados del mundo.

- **Aceite de colza o canola:** Se obtiene de dos especies vegetales (*Brassica napus* y *Brassica campestris*). La colza convencional es muy rica en ácido erúcico, un ácido graso que puede ser perjudicial para la salud ya que contribuye a la formación de depósitos grasos en el corazón. Durante muchos años, el aceite de colza que se comercializaba contenía hasta un 54% de este aceite, pero en la década de 1970 se desarrollaron variedades de colza con niveles reducidos de este compuesto a las que se denominó canola, y que aportan cerca de un 2% de ácido erúcico.

  El aceite de colza comestible se diferencia de otros aceites de semillas por su contenido en ácido alfa-linolénico (cerca del 9%), precursor de la familia de los ácidos grasos omega 3; a lo que hay que añadir su alto contenido en ácido oleico y el bajo nivel de ácidos grasos saturados, además de aportar un interesante contenido en vitamina E.

- **Aceite de maíz:** El aceite de mejor calidad se obtiene de la presión en frío del germen del maíz. Es especialmente útil para consumirse tanto en crudo como cocinado, ya que posee muy buenas propiedades organoléoticas. En su composición se encuentra una concentración del 12% de ácidos grasos saturados, un 60% de pollinsaturados y un 23% de monoinsaturdos. Aporta cantidades elevadas de vitamina E y polifenoles, ácido oleico y linoleico. Este aceite contiene un gran poder calórico: una cucharada aporta 90 kcal. Su uso está muy extendido en países como Estados Unidos.

2. **Aceites tropicales con alto contenido en ácidos grasos saturados (AGS)**

   Pertenecen a este grupo los aceites de coco y palma o palmiste. Suelen utilizarse en la elaboración industrial de productos alimenticios. Desde el punto de vista nutricional, su principal diferencia con los aceites vegetales es la calidad de los ácidos grasos que aportan. Destaca su alto porcentaje de grasa saturada, por lo que se recomienda un consumo moderado.

   - **Aceite o manteca de coco:** Procede de la pulpa dela semilla del cocotero. Se presenta en estado sólido, como una masa de textura pastosa o fluida (según la temperatura ambiente). Tiene un 80% de grasas saturadas.

   - **Aceite de palma:** Se trata de un aceite semisólido que procede de la pulpa del fruto de la palmera. El 48% de la grasa que aporta son ácidos grasos saturados, predominando el ácido palmítico. El resto de su contenido lipídico son ácidos grasos monoinsaturados, como el oleico (37%), y AGP omega 3 (concretamente ácido linoleico) en un 10%. Es rico en antioxidantes como betacarotenos y vitamina E. Se llama palmiste a la manteca que se elabora a partir de este aceite.

- **Aceite de cacahuete**: Aunque es un aceite tropical, el aceite de cacahuete, muy popular, sobre todo en países asiáticos, no pertenece a este grupo desde el punto de vista nutricional. De color muy claro, se obtiene de las semillas de la planta del cacahuete (*Arachis hypogaea*). Un 39 % de sus grasas son monoinsaturadas (como el ácido oleico) y un 27 % poliinsaturadas. Es rico en vitamina B, hierro y magnesio, y destaca también por su elevado contenido en vitamina E.

# LA MANTEQUILLA Y LA MARGARINA

## Mantequilla

Está compuesta principalmente por la nata de la leche. Por lo general contiene un 82 % de nata, con trazas de proteína y carbohidratos; el resto es agua, ya que se obtiene al transformar una emulsión de grasa en agua (leche) en una emulsión de agua en grasa (mantequilla), de ahí las finas gotas de agua dispersas de forma homogénea en su estructura. Aunque la de mayor consumo es la que procede de leche de vaca, se puede obtener de la leche de cabra, oveja y búfala (muy habituales en el Magreb y Oriente Medio).

Tanto el color (que varía de un amarillo claro, casi blanco, a un amarillo intenso) como el sabor y la textura dependen de la alimentación de la vaca (u otro animal), del clima y de la zona.

La mantequilla es una fuente importante de vitaminas liposolubles: su contenido en vitamina A es 20 veces mayor que el de la leche con toda su nata. Su alto contenido en ácidos grasos saturados (45g/100 g porción comestible) y su elevado poder calórico (112 kcal/porción de 15 g) hace que sea recomendable un consumo moderado. También aporta minerales como el yodo. Existen distintos tipos de mantequilla, según su composición y proceso de elaboración: batida, light o baja en calorías, con ingredientes no lácteos (ajo, hierbas aromáticas), salada y dulce (con azúcar).

## Margarina

Se obtienen mediante procedimientos industriales a partir de grasas insaturadas que pueden ser de origen vegetal (margarina 100 % vegetal) o una mezcla de grasas de origen animal y vegetal (margarinas mixtas). Los aceites vegetales que se emplean en su elaboración son de maíz, soja, oliva y girasol. A esta materia grasa se incorpora agua, y se forma una emulsión a la que se añaden emulgentes. El resultado es un producto graso semisólido, con aspecto similar al de la mantequilla, pero más untoso.

La margarina en sí misma es fuente de vitaminas A y E, pero se suele suplementar con vitamina A y agregarse otras vitaminas como la D para que el producto final sea nutricionalmente muy parecido a la mantequilla.

También es frecuente añadir un poco de sal. Algunas marcas sustituyen parte del contenido en agua por leche desnatada, aumentando así el contenido en calcio de la margarina.

Según los ingredientes añadidos y el contenido en grasa existen distintos tipos de margarinas:

- Margarina: Contiene entre un 80 y un 90% de materia grasa.

- Margarina tres cuartos: Su contenido es de entre el 60 y el 62% de grasa.

- Semimargarina o margarina ligera: Su contenido en materia grasa oscila entre el 39 y el 41%. Son las menos calóricas y su contenido en agua es mayor, por lo que se suele incluir gelatina (proteína que estabiliza la emulsión de agua y aceite).

- Margarinas enriquecidas: Son las que incorporan vitaminas (A, D, E), minerales (calcio), fibra o fitoesteroles.

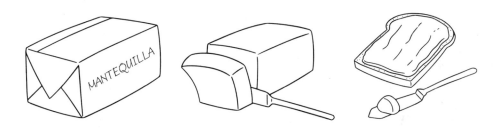

# OTRAS GRASAS

## Manteca de cerdo

La manteca de cerdo se define como la grasa de depósito de este animal en perfecto estado sanitario que se extrae mediante calentamiento (fisión de los tejidos adiposos del cerdo), separando la grasa de otras partes de tejidos. La mejor grasa se obtiene de la panceta, pero lo habitual es que en la composición de la manteca industrial se incluya una combinación de distintas grasas del cuerpo del cerdo a la que se añade agua, que le proporciona su característica textura, blanda y untosa.

Como otras grasas animales (por ejemplo, el sebo), está compuesta por cerca de un 99% de grasa y no contiene carbohidratos, proteínas, vitaminas o minerales. Tanto por su contenido graso como por las calorías que aporta (90 kcal/10 g), se aconseja controlar su consumo.

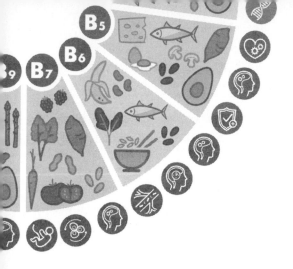

# LOS FRUTOS SECOS

La principal característica de los frutos secos es que su parte comestible posee menos del 50 % de agua. El contenido en agua de la mayor parte de ellos oscila entre un 5 y un 19 %. Como consecuencia de su escasa humedad y su gran concentración en grasas, su contenido calórico es muy elevado: entre 570 y 720 kcal/100 g.

Destaca también su elevado contenido en lípidos (el 50 % de su peso), la mayoría de ellos ácidos grasos monoinsaturados (sobre todo la avellana, la almendra y las nueces de Macadamia) y poliinsaturados omega 3 (especialmente en las nueces) y omega 6 (nueces y piñones).

Su contenido en hidratos de carbono es bajo (salvo la castaña). Son ricos en proteínas (entre un 10 y un 30 % de su composición) de alto valor biológico. Y tienen la ventaja de que son un alimento carente de colesterol.

Aportan minerales de fácil absorción como el potasio, el calcio (sobre todo las almendras), fósforo, hierro y magnesio. Su contenido en vitaminas es escaso, salvo la vitamina A, vitaminas del grupo B (cantidades variables, según el fruto seco) y, sobre todo, vitamina E, que está presente en todos ellos y a la que deben su inclusión en la categoría de alimentos antioxidantes.

## NUTRIENTES DESTACABLES EN SU COMPOSICIÓN

**Grasas saludables**: Más de un 75 % de la grasa que contienen es insaturada (la «saludable»), mientras que la grasa saturada es escasa (menos del 6 %).

**Fitoquímicos**: Su contenido en fitoquímicos es elevado, la mayoría de ellos con actividad antioxidante: fitoesteroles, flavonoides, carotenoides y vitamina E. Estas sustancias están presentes sobre todo en la piel y en la cobertura comestible.

**Fibra dietética**: Su contenido es alto, sobre todo de fibra insoluble.

## INGESTAS RECOMENDADAS

Se recomienda consumir de 3 a 7 raciones de frutos secos a la semana. Una ración equivale a 20/30 g.

## PECULIARIDADES

- Los ácidos grasos monoinsaturados están presentes sobre todo en las almendras, las avellanas y los pistachos, mientras que las poliinsaturadas se encuentran en mayor cantidad en las nueces, las pipas y los piñones.
- Son una buena alternativa a las proteínas animales.
- Aunque todas las guías alimenticias recomiendan su inclusión en la dieta, es aconsejable consumirlos en poca cantidad debido a su alto aporte calórico y a que se digieren con dificultad (la mayoría de ellos resultan indigestos cuando se comen en cantidades importantes).
- El aporte en vitamina E, además de sus propiedades saludables, contribuye a que la grasa que contienen los frutos secos no se oxide ni se ponga rancia.

## TIPOS DE FRUTOS SECOS

Se consideran frutos secos los siguientes alimentos: almendra, anacardo, avellana, castaña, nuez, nueces de Brasil, nueces de Macadamia, pecanas, pistacho, piñón.

Aunque el cacahuete se suele considerar un fruto seco, en realidad se trata de una legumbre.

## FRUTOS SECOS DESTACADOS

**Almendra**: El 50% de su composición es ácido oleico; contiene gran cantidad de vitamina E, y su aporte en fibra destaca sobre el del resto de los frutos secos.

Las almendras pueden ser dulces o amargas. Además de en el sabor, ambas variedades se diferencian en el tamaño, ya que las dulces son ligeramente más grandes. En el mercado pueden encontrarse en una amplia variedad de formas: tostadas, peladas, saladas, repeladas…

**Anacardo (merey)**: Se comercializa principalmente como fruto seco descascarado, tostado y salado. Contiene un alto contenido en ácidos grasos monoinsaturados, ácido fólico, vitaminas $B_1$, $B_2$ y mucho magnesio, calcio y potasio.

**Avellana**: Es muy rica en ácido oleico (se la ha denominado como una «cápsula natural» de aceite de oliva) y el 78% de la grasa que aporta es monoinsaturada. Destaca su aporte en vitamina E: un puñado de avellanas cubre el 44% de las recomendaciones diarias de esta vitamina. También es importante su contenido en folatos y en vitamina $B_6$. Contiene más hierro y calcio que la mayoría de los alimentos de origen vegetal.

**Pistacho**: Es una fuente importante de proteínas vegetales, de grasas insaturadas, sobre todo de tipo monoinsaturadas, y de ácido oleico. Destaca su contenido en fósforo: una ración de pistachos aporta el 15 % de la ingesta diarias recomendada de este mineral.

**Nuez de California**: Es el tipo de nuez más habitual. El 90 % por ciento de sus grasas son insaturadas, principalmente omega 3 (es el fruto seco con mayor contenido en este nutriente) y omega 6. La proporción entre ácidos grasos saturados y poliinsaturados que contiene la nuez es de 1 a 7, proporción difícil de encontrar en otros alimentos naturales.

Hay otras modalidades de nueces: nueces de Brasil, ricas en selenio; nueces de macadamia, de las que destaca su aporte en ácido oleico, y las nueces pecanas, que son una fuente excelente de ácido fólico.

**Castaña**: Debido a su composición se trata del fruto seco más ligero. Posee un alto aporte en fibra: 100 g (unas 8-10 castañas, según el tamaño) proporcionan cerca de 7 g de fibra. El principal nutriente de su composición son los hidratos de carbono (47 %), de los que la mayor parte es almidón (26,5 %), un 13,5 % son monosacáridos y disacáridos (azúcares simples) y un 7 % es fibra. Asimismo, tiene una pequeña proporción de proteínas (3 %) y de grasa (2,6 %). Otro nutriente importante es la vitamina C: 100 g de castaña crudas aportan 17,20 mg de esta vitamina. Asimismo, es una fuente excelente de carotenoides (24 mcgs/100 g) y de ácido fólico (12,42 mcg /100 g). Destaca también su contenido en potasio (100 g aportan un 10 % de la dosis diaria recomendada) y, sobre todo, en fósforo.

**Piñón**: Posee un alto contenido en grasas (60 % poliinsaturadas y 29 % monoinsaturadas); es, de hecho, el fruto seco más rico en este macronutriente (por detrás de las nueces de macadamia). Entre sus proteínas destaca el contenido en arginina. Es fuente de tiamina (15 % de la ingesta diaria recomendada), niacina (el 9 %) y vitamina E (28 %). En cuanto a los minerales, es rico en fósforo, magnesio, hierro, zinc y potasio.

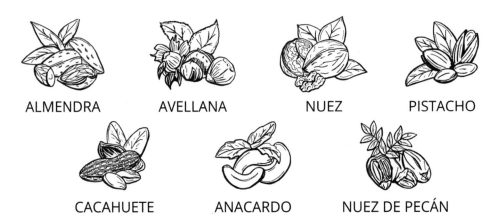

ALMENDRA   AVELLANA   NUEZ   PISTACHO

CACAHUETE   ANACARDO   NUEZ DE PECÁN

# CONTENIDO NUTRICIONAL DE ALGUNOS FRUTOS SECOS

*Cantidades por 100 g de alimento

| Avellanas | Almendras |
|---|---|
| Energía: 646 kcal.<br>Proteínas: 13 g.<br>Hidratos de carbono: 9,6 g.<br>Fibra: 7,5 g.<br>Grasas: 62 g. | Energía: 576 kcal.<br>Proteínas: 19 g.<br>Hidratos de carbono: 4,8 g.<br>Fibra: 15 g.<br>Grasas: 53,5 g. |
| Nueces | Piñones |
| Energía: 674 kcal.<br>Proteínas: 14, 5g.<br>Hidratos de carbono: 11,1 g.<br>Fibra: 5,9 g.<br>Grasas: 63,8 g. | Energía: 570 kcal.<br>Proteínas: 24 g.<br>Hidratos de carbono: 14 g.<br>Fibra: 4 g.<br>Grasas: 51 g. |
| Pistachos | Anacardos (merey) |
| Energía: 599 kcal.<br>Proteínas: 18 g.<br>Hidratos de carbono: 13,4 g.<br>Fibra: 8,5 g.<br>Grasas: 53 g. | Energía: 570 kcal.<br>Proteínas: 15 g.<br>Hidratos de carbono: 33 g.<br>Fibra: 3 g.<br>Grasas: 46 g. |

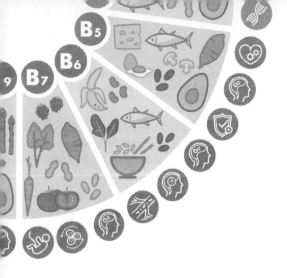

# LAS SEMILLAS

Las semillas son los embriones de las plantas y las encargadas de concentrar todos los nutrientes que estas necesitan para crecer. Todas ellas tienen un aporte energético elevado. Se trata de alimentos densos a nivel nutricional, ricos en grasas saludables, vitaminas, minerales, proteínas y antioxidantes. Son una excelente fuente de fibra, grasas saludables, vitaminas, minerales, proteínas y antioxidantes.

## NUTRIENTES DESTACABLES EN SU COMPOSICIÓN

**Grasas saludables**: Tienen un elevado contenido en lípidos, siendo la grasa que aportan principalmente insaturada, mono o poliinsaturada, es decir, de buena calidad. Destaca su aporte en ácidos grasos omega 3 y omega 6.

**Fibra**: Contiene fibra soluble e insoluble en proporciones variables, según la semilla.

**Proteínas**: Muchas semillas, como las de cáñamo, contienen hasta un 30 % de proteínas. Otros aportes importantes son los de las pipas de calabaza (25,5 g/100g), las semillas de chía (21,2 g/100 g), las pipas de girasol (20,1 g/100 g) y las semillas de lino (18,30 g/100 g).

**Vitaminas**: Constituyen una buena fuente de vitamina E.

**Minerales**: Su contenido en zinc es destacable; también son ricas en magnesio, fósforo, manganeso, cobre y selenio.

## INGESTAS RECOMENDADAS

En la mayoría de las guías nutricionales se recomienda consumir una ración de semillas al día. Es conveniente que cada ración de semillas del tipo girasol o calabaza no sea mayor de 25-30 g, lo que equivale a un puño cerrado. En el caso de las semillas tipo chía o lino, una ración adecuada se corresponde con una cucharada sopera.

# PECULIARIDADES

- La mayoría de las semillas pueden consumirse con cáscara o sin ella; enteras o en polvo; solas o mezcladas con alimentos y preparaciones (galletas, salsas, panes, mezclas de cereales…).
- Aunque pueden ingerirse crudas o tostadas, siempre es mejor la primera opción, ya que, si bien el tostado aumenta su sabor, puede hacer que se pierdan algunos de sus antioxidantes y alterar la composición de las grasas saludables que aportan.
- Evitar las modalidades fritas o aquellas variedades con sal o azúcar añadida.
- Debido a su alto contenido en fibra proporcionan un efecto saciante que es muy beneficioso en determinadas situaciones.

# TIPOS DE SEMILLAS

Hay distintos tipos de semillas, que pueden clasificarse en dos grandes grupos:

- Las semillas de cereales, legumbres y frutos secos.
- Otras semillas: calabaza, girasol, chía, sésamo, lino…

# SEMILLAS DESTACADAS

**Semillas de chía**: Es uno de los alimentos del reino vegetal con más contenido en ácidos grasos omega 3. Además, aportan mucílagos, un tipo de fibra que se libera al entrar en contacto con el agua, formando una especie de gelatina vegetal. Su sabor recuerda al de las nueces, y debido a su textura (parecida a la de las pasas) combinan muy bien con los lácteos y los zumos. Esta textura también hace que absorban fácilmente tanto los líquidos como las grasas, de ahí que se puedan usar como espesante de salsas, por ejemplo.

**Pipas de girasol**: Son ricas en proteínas, vitaminas y antioxidantes. Unos 100 g aportan cerca de 80 nutrientes esenciales para distintas funciones del organismo. Destaca especialmente su aporte de vitaminas del grupo B, vitamina E y fitoesteroles. También proporcionan una cantidad elevada de ácidos grasos y lecitina. Entre los minerales de su composición destacan el selenio, el zinc y el magnesio. Se pueden adquirir tanto enteras como peladas (en ambos casos, la mejor opción es sin sal añadida).

**Pipas de calabaza**: Destaca especialmente su elevado contenido en magnesio (100 g de pipas aportan 262 mg de este mineral) y en triptófano. Son ricas en antioxidantes como la vitamina E y carotenoides, y también suponen un aporte importante de zinc, grasas saludables y de fibra.

**Sésamo (ajonjolí)**: Son fuente de minerales, vitaminas, proteínas y fibra, siendo importante su aporte en ácido oleico. También son ricas en vitaminas del grupo B, fitoesteroles vegetales, magnesio, calcio, hierro y cobre. Es un alimento especialmente rico en calcio.

**Lino**: Junto a las semillas de chía, son el vegetal con mayor contenido en ácidos grasos esenciales omega 3. Destaca su contenido en ácido alfalinoleico, y su aporte de lignanos, sustancias de origen vegetal con reconocidas propiedades antioxidantes. De hecho, la concentración de lignanos en las semillas de lino es 800 veces mayor que en cualquier otro vegetal.

## Contenido nutricional de algunas semillas

*Cantidades por 100 g de porción comestible

| Pipas de girasol | Sésamo (ajonjolí) |
|---|---|
| Energía: 580 kcal.<br>Proteínas: 27 g.<br>Grasas: 43 g.<br>Hidratos de carbono: 20 g.<br>Fibra: 2,7 g. | Energía: 614 kcal.<br>Proteínas: 18,2 g.<br>Grasas: 58 g.<br>Hidratos de carbono: 0,9 g.<br>Fibra: 7,9 g. |
| **Pipas de calabaza** | **Semillas de lino** |
| Energía: 570 kcal.<br>Proteínas: 22,7 g.<br>Grasas: 49,5 g.<br>Hidratos de carbono: 8,7 g.<br>Fibra: 6 g. | Energía: 534 kcal.<br>Proteínas: 18,2 g.<br>Grasas: 42 g.<br>Hidratos de carbono: 28,8 g.<br>Fibra: 27,3 g. |

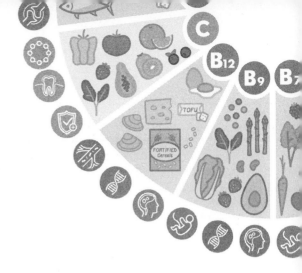

# EL AZÚCAR, LOS DULCES Y LOS EDULCORANTES

E l azúcar como tal (sacarosa) es un hidrato de carbono disacárido formado por la unión de una molécula de glucosa y otra de fructosa. En el grupo de azúcares y dulces se incluyen todos aquellos alimentos en los que se utiliza el azúcar como ingrediente principal. Los dulces, a su vez, suelen llevar también ingredientes como el cacao o los frutos secos.

Dentro de este grupo, aunque tienen unas características distintas y una serie de peculiaridades en cuanto a su elaboración, uso y legislación, se incluyen también los edulcorantes.

## NUTRIENTES DESTACABLES EN SU COMPOSICIÓN

Desde el punto de vista nutricional, el aporte de nutrientes (vitaminas, minerales y fibra principalmente) de todos estos alimentos es muy bajo. Por el contrario, son muy ricos en grasas (sobre todo los productos elaborados) y azúcares.

## INGESTAS RECOMENDADAS

La OMS, la FAO y el resto de los organismos e instituciones de referencia recomiendan que la ingesta diaria de azúcar no supere el 5 % de las calorías de la dieta, y recuerdan que el azúcar aporta 4 kcal/g, lo que significa que se deberían consumir cerca de 25 g al día (el equivalente a 6 terrones).

## PECULIARIDADES

- La valoración nutricional de estos nutrientes depende de si están presentes en los alimentos de forma natural o si son añadidos. Al tratarse de una sustancia químicamente pura, este alimento no contiene más que azúcar, careciendo por lo tanto de otros nutrientes importantes como proteínas, aminoácidos, vitaminas o minerales.

- Los diferentes azúcares poseen una serie de propiedades específicas: proporcionan estructura, textura, sabor, dulzor y conservación.

## TIPOS DE AZÚCARES

En los alimentos se pueden encontrar dos tipos de azúcares: azúcares naturales y azúcares añadidos. La OMS describe así las principales diferencias entre ambos:

- **Azúcares naturales o intrínsecos**: Son aquellos que se encuentran en la estructura de frutas, verduras y hortalizas frescas y enteras, sin manipular ni estar sometidos a proceso alguno.

- **Azúcares libres o añadidos**: Los que se incorporan a los alimentos o bebidas durante el procesado, en forma de conservantes o saborizantes, ya sea por el fabricante, cocinero o el propio consumidor, así como los azúcares que naturalmente están presentes en la miel, los jarabes, zumos de fruta y néctares.

  Los azúcares añadidos se incorporan a los alimentos y productos con varios objetivos:

  - Añadir sabor, color y textura a los alimentos (en salsas, panes, mermeladas).
  - Potenciar la fermentación (caso del yogur, el vinagre, la cerveza o la salsa de soja).
  - Aumentar el periodo de conservación (el azúcar ayuda a prolongar la fecha de caducidad de algunos alimentos).

## AZÚCARES PRESENTES EN LOS ALIMENTOS

Estos son los más habituales y los alimentos en los que se encuentran:

- Glucosa o dextrosa: Frutas, verdura y miel.
- Fructosa: Frutas, verdura y miel.
- Sacarosa: Azúcar de mesa, miel y productos con azúcar añadido (bollería, refrescos, dulces).
- Galactosa: En los lácteos «sin lactosa».
- Lactosa: Lácteos.
- Maltosa: Cebada germinada.

*Fuente: «¿Azúcar o azúcares? La importancia del apellido». Dra. Ana Belén Ropero. Profesora de Nutrición y Bromatología de la Universidad Miguel Hernández de Elche. Directora del proyecto BADALI.

## AZÚCARES AÑADIDOS

Los azúcares añadidos pueden consumirse por separado o utilizarse como ingredientes en procesados o preparados: azúcar blanco, azúcar moreno, azúcar en bruto, jarabe de maíz, sólidos de sirope o jarabe de maíz de alto contenido en fructosa, jarabe de malta, jarabe de arce, sirope, edulcorante de fructosa, fructosa líquida, miel, melazas, dextrosa anhidra, dextrosa y cristal.

En cuanto a los principales alimentos que son fuente de azúcares añadidos, estos son los más habituales y los porcentajes en los que contienen estos nutrientes:

- Refrescos con azúcar: 25,50 %.
- Azúcar: 17,80 %.
- Bollería y pastelería: 15,20 %.
- Chocolate: 11,40 %.
- Yogur y leches fermentadas: 6,44 %.
- Otros productos lácteos: 5,99 %.
- Mermeladas y otros: 3,58 %.
- Zumos y néctares: 2,91 %.
- Cereales de desayuno y barritas de cereales: 2,78 %.
- Otros dulces: 1,30 %.
- Bebidas para deportistas: 1,14 %.
- Pan: 1 %.
- Otros alimentos y bebidas: 4,96 %.

*Fuente: Estudio «Ingesta dietética de azúcares (añadidos e intrínsecos) y fuentes alimentarias en la población española: resultado del estudio científico ANIBES», de la Fundación Española de Nutrición.

## AZÚCAR DE MESA

El azúcar de mesa o común es la sacarosa. Por su origen puede extraerse de la caña de azúcar o de la remolacha, y según el procesamiento se obtendrá azúcar blanco o refinado (sometido a un proceso de purificación final mecánico, por centrifugación) y azúcar moreno (no se somete a este proceso).

**Azúcar blanco:** Se extrae tanto de la remolacha como de la caña de azúcar. En el proceso de refinado, el azúcar pierde todas las sales minerales, fibra y vitaminas. El azúcar refinado presenta varias modalidades destinadas a su uso culinario, principalmente la repostería: azúcar glasé o glass (se le añade 0,5 % de almidón de maíz u otros apelmazantes, el azúcar vainilla (azúcar en polvo con al menos un 10 % de extracto de vainilla natural), o el azúcar perlado o pilón (su grano oscila entre 1 y 3 mm), que se utiliza para decorar pasteles y bollería y para elaborar caramelo, almíbar y siropes.

El único nutriente que aporta el azúcar refinado de mesa son hidratos de carbono (99,5 g/100 g), y su valor calórico —similar al del azúcar moreno— es elevado (398 kcal/100 g).

**Azúcar moreno**: Hay dos tipos: el azúcar moreno como tal, que se obtiene añadiendo al azúcar blanco melazas (restos de azúcar cristalizado y de color oscuro), y el azúcar integral de caña, extraído siempre de la caña azucarera, que es el jugo de la caña de azúcar evaporado por calentamiento, un proceso que conserva mejor las vitaminas, minerales y oligoelementos.

# LA MIEL

Se trata de un fluido dulce y viscoso producido por las abejas a partir del néctar de las flores que ingieren y, combinado con sustancias propias, transforman con el objetivo de almacenarlo en los panales donde madura.

## Tipos de miel

Veamos a continuación cómo se clasifican los diversos tipos de miel.

- Según su origen botánico, las mieles pueden clasificarse en aquellas que se obtienen del néctar de las flores y la miel de mielada, esto es, la que procede de las secreciones vivas de determinadas plantas (por ejemplo, la miel de arce).

- Según el método de extracción se puede diferenciar entre la miel escurrida, la prensada, la filtrada y la centrifugada (considerada como la que ofrece mejores condiciones higiénicas y de calidad).

- Según su textura, en el mercado se puede encontrar miel líquida o semilíquida (la más habitual), en trozos de panal o cremosa.

- Según su tratamiento, la miel puede ser pasteurizada o no pasteurizada.

La variedad más consumida es la que procede del néctar utilizado por las abejas («miel de abeja»). Su peculiar sabor dulce se debe a su elevado contenido en fructuosa. Además, es rica en otros azúcares, como la glucosa, así como en enzimas, minerales y vitaminas B y C. Un dato a tener en cuenta es que generalmente las mieles de color más oscuro contienen más vitaminas que las más claras y su contenido en minerales como el calcio, el magnesio y el potasio es mayor.

# EL CHOCOLATE

El chocolate, tal y como lo consumimos hoy en día, procede de la mezcla del cacao y la manteca de cacao, es decir, la grasa natural que se obtiene calentando, presionando y filtrando la pulpa de las semillas de cacao. Nutricionalmente, destaca por su contenido en antioxidantes naturales (polifenoles, teobromina, taninos, fitoesteroles y, sobre todo, flavonoides). Es también rico en minerales (fósforo, magnesio, hierro, potasio).

## Tipos de chocolate

En el mercado pueden encontrarse distintos tipos de chocolate, siendo las más habituales las siguientes:

- **Cacao/chocolate en polvo**: Mezcla de cacao en polvo, harinas y azúcar, se utiliza principalmente en la preparación de bebidas. Se incluyen aquí los solubles de cacao (los del desayuno), cuyos niveles energéticos son más bajos (74kcal/ración) debido a su menor contenido graso y mayor cantidad de hidratos de carbono.
- **Chocolate de cobertura**: Contiene un mínimo de un 30% de manteca de cacao y un 55% si es cobertura negra. Con él se elaboran las preparaciones de confitería (tartas, mouses...). Su aporte nutricional es similar al del chocolate amargo.
- **Chocolate negro y amargo**: Contiene un mínimo de un 43% de cacao (60% en el caso del amargo) y es el que ofrece los antioxidantes y otros ingredientes beneficiosos en estado más «puro», siendo por tanto el más recomendable.
- **Chocolate con leche**: Contiene un 14% de materia grasa seca procedente de la leche, un 55% de sacarosa y un 25% de cacao.
- **Chocolate blanco**: Su ingrediente básico es la manteca de cacao (20%), además de un 14% de leche, un 55% de azúcar y vainilla. Generalmente se consume en tableta. Fabricado sin colorantes, apenas contiene cacao sólido, de ahí su color, pero presenta la misma intensidad de sabor que el negro.
- **Chocolate con frutos secos**: Está compuesto por un 20% de frutos secos (avellanas y almendras sobre todo), leche entera o en polvo, pasta de cacao, manteca de cacao, lactosa, aromas, lecitina de soja y un 35% de cacao. Tanto su aporte energético como el nutricional es más elevado que el resto de las modalidades.

# OTROS DULCES

**Bollería/pastelería industrial**: Se trata de alimentos compuestos por harinas, grasas de distinta procedencia (mantequillas, margarinas, grasas hidrogenadas, aceites vegetales) y azúcar. También pueden presentar otros ingredientes como frutos secos, fruta, cacao, yema de huevo, etc. Se trata de alimentos ricos en grasas e hidratos de carbono y con un valor energético muy alto. Entre los nutrientes que aportan destacan las vitaminas A y D (este dato es variable, teniendo en cuenta la heterogeneidad de este grupo de alimentos). En algunos de ellos se sustituye el azúcar común por edulcorantes y las grasas por aditivos con el fin de obtener la consistencia deseada.

**Mermeladas**: Las mermeladas, jaleas y compotas son conservas que se obtienen de la cocción de frutas con azúcar (generalmente en una proporción de 1 a 1 en peso). En su elaboración se emplean frutas que contienen pectina (un tipo de fibra): manzana, bayas y cítricos, principalmente. Las de producción industrial suelen incorporar aditivos gelificantes, acidulantes y conservantes que garantizan su peculiar textura y sabor y su adecuada conservación. Su aporte en nutrientes no es destacable, aunque muchas de ellas tienen un contenido significativo en fósforo (18 mg/100 g).

**Otros**: Golosinas, turrones y *nougats*, mazapanes y otros productos de confitería. Además de azúcares, pueden contener otros ingredientes, como frutos secos, lo que puede aumentar, según el caso, su valor en nutrientes como ácidos grasos monoinsaturados, calcio o vitamina E.

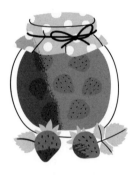 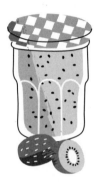 

# LOS EDULCORANTES

Se trata de sustancias (concretamente, aditivos alimentarios) que se emplean en lugar de la sacarosa (azúcar de mesa) o alcoholes del azúcar para endulzar alimentos y bebidas. Todos ellos se procesan químicamente y pueden encontrarse en bebidas y alimentos comercializados (generalmente en las versiones light, zero o sin azúcar) y también en forma de gotas, pastillas o polvos solubles para incorporar a las bebidas y preparaciones culinarias caseras.

Están regulados por los organismos competentes: En EE.UU., por la Administración de Alimentos y Medicamentos (FDA, por sus siglas en inglés) y en Europa por la Agencia Europea de Seguridad Alimentaria (EFSA, por sus siglas en inglés), que establece un sistema para denominarlos e identificarlos claramente: la letra E seguida de 3 números:

- E 950: Acesulfamo K.
- E 951: Aspartamo.
- E 952: Ciclamato.
- E 954: Sacarina.
- E 955: Sucralosa.
- E 960: Estevia.
- E 967: Xilitol.

# Tipos de edulcorantes

Básicamente, existen dos tipos de edulcorantes: los acalóricos y los calóricos o polialcoholes.

## 1. Los acalóricos (0 kcal/g)

Proporciona dulzor, pero ninguna de las propiedades (volumen, consistencia, poder de conservación) del azúcar común. Son los «edulcorantes de mesa». La mayoría no tiene ninguna relación química con el azúcar (se obtienen de sustancias distintas) y su denominador común es más endulzante que la sacarosa. Los más habituales son sacarina, ciclamato, aspartamo, estevia, sucralosa y acesulfame K.

- **Sacarina (E-954):** Es hasta 500 veces más dulce que la sacarosa (azúcar de mesa). Se utiliza ampliamente en la industria alimenticia (chicles, frutas enlatadas, refrescos, productos horneados...). Es estable (se puede utilizar para cocinar y hornear), pero a más de 70 °C adquiere un sabor metálico.

- **Aspartamo (E-951):** Se obtiene de la combinación de dos aminoácidos, fenilalanina y ácido aspártico. Es el que se encuentra con más frecuencia en las bebidas light o sin azúcar, postres, batidos, yogures y chicles. Es 200 veces más dulce que el azúcar. Tiene la desventaja de que a temperaturas superiores a 120 °C pierde su poder edulcorante.

- **Sucralosa (E-955):** Hasta 600 veces más dulce que el azúcar, tiene estabilidad a temperaturas muy altas y buena solubilidad. Puede utilizarse para cocinar y hornear, ya que con el calor no modifica su dulzor. Se emplea habitualmente en productos horneados, postres, helados y productos lácteos; cereales para desayuno y golosinas.

- **Ciclamato o ácido ciclámico (E-952):** Se utiliza como edulcorante de mesa en bebidas, chicles, condimentos para ensaladas y mermeladas. Es hasta 50 veces más dulce que el azúcar. No modifica su dulzor con el calor, por lo que puede utilizarse tanto para cocinar como para hornear.

- **Acesulfamo (E-950):** Se emplea en bebidas, alimentos, edulcorantes de mesa, productos de cuidado bucal y farmacéuticos. No modifica su dulzor con el calor por lo que es apto para cocinar y hornear. Es muy soluble y entre 130 y 200 veces más dulce que el azúcar.

- **Estevia (E-960):** Es un edulcorante acalórico natural, ya que los glucósidos de esteviol o extracto purificado de estevia se extrae de la planta *Stevia rebaudiana*. Su poder endulzante es de entre 200 y 300 veces mayor que la sacarosa. No aporta calorías ni afecta a la concentración de glucosa en sangre. Además, es resistente al calor, por lo que resulta apto para el horneado y la cocción. Puede dejar un regusto amargo, de ahí que sea frecuente encontrarla en el mercado mezclada con edulcorantes artificiales (eritritol).

## 2. Los calóricos o polialcoholes

Son bioquímicamente parecidos al azúcar, aportan más cuerpo y consistencia al alimento (como los caramelos o mermeladas «sin azúcar») a expensas de cierto aporte energético (aunque pocas, contienen calorías). Son los ingredientes que acaban en «ol» (sorbitol, glicerol, eritritol, xilitol), aunque hay algunos que termina en «osa» (isomaltosa). Respecto a estos edulcorantes, la Sociedad Española de Endocrinología y Nutrición (SEEN) señala que «se llegan a absorber cerca del 50 % de los polialcoholes que se ingieren. Es importante tenerlo en cuenta para calcular el total de hidratos de carbono del alimento». Contienen entre 1,6 y 2,6 kcal por gramo y aportan más cuerpo y consistencia al alimento que los acalóricos.

- **Xilitol (E-967)**: Aporta 2,4 kcal/g. Su dulzor relativo con respecto al azúcar de mesa es de 0,7-1 (tiene aproximadamente el mismo dulzor). Forma parte de la composición de la mayoría de chicles y caramelos (también de los productos para diabéticos) pues, con respecto al azúcar, tiene la ventaja de que no daña los dientes.
- **Sorbitol (E-420)**: Tanto su aspecto como su textura son similares al azúcar de mesa, pero aporta un 30 % menos calorías que esta (2,6 kcal/g). El dulzor relativo respecto al azúcar es de 0,6 (un 60 % menos dulce). Se utiliza como alternativa al azúcar en los alimentos bajos en calorías y productos de salud oral (dentífricos).
- **Manitol (E-421)**: Aporta 2,6 kcal/g y su dulzor relativo respecto a la sacarosa es un 50 % menos dulce. Tiene un efecto refrescante que muchas veces se usa para enmascarar los sabores amargos.

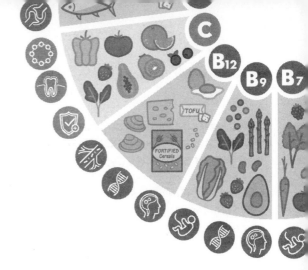

# CONDIMENTOS Y ESPECIAS

B ajo la denominación de condimentos se incluyen la sal, el vinagre, las especias y hierbas aromáticas, los aperitivos y las salsas. Todos ellos se emplean para añadir o mejorar el sabor y el aroma de los alimentos. Contienen nutrientes y numerosos fitoquímicos, pero aportan poco valor nutritivo, debido principalmente a que se ingieren en pocas cantidades.

## LA SAL

Se considera un condimento alimentario que está formado por cloruro de sodio. Aunque en el mercado se venden distintos tipos de sal, la composición es prácticamente la misma: cloro (60 %) y sodio (40 %). Su principal valor culinario es el de realzar el sabor de los alimentos, pero no posee propiedades nutricionales destacables, salvo la sal yodada.

## Tipos de sal

Por su textura y composición se distinguen los siguientes tipos de sal:

**Sal de mesa**: Es la más habitual y se caracteriza por su textura fina, fácil para añadir al plato. La industria la refina —con lo que pierde su contenido en yodo— y le añade antiaglomerantes (ferrocianuro de sodio o ferrocianuro de potasio) para absorber la humedad y evitar que se apelmace.

**Sal marina natural**: Se comercializa en granos más gruesos. Se obtiene del residuo que queda al evaporarse el agua de mar. Puede contener yodo y pequeñas cantidades de otros minerales (magnesio, potasio, hierro y calcio). No lleva antiaglomerantes, por lo que tiende a apelmazarse (se recomienda almacenarla en lugares secos).

**Sal marina yodada**: Es la opción más recomendable. De hecho, una de las estrategias establecidas por la OMS y la FAO para evitar la deficiencia de yodo en la dieta de la población. Para diferenciarla de la sal común hay que fijarse en el etiquetado, donde debe indicarse «sal yodada» o «sal marina yodada», así como especificarse la cantidad exacta de yodo que contiene el producto (un aporte que puede variar en mayor o menor medida según la marca).

Los pilares de la nutrición ▮

**Flor de sal**: La más conocida es la sal Maldon. Son los cristales que se forman al evaporarse el agua de mar.

**Sal del Himalaya**: Su uso está cada vez más extendido. Procede de la antigua mina de sal Khewra (Pakistán). Tiene un característico color rosa, debido al hierro que contiene. También aporta magnesio y calcio, mientras que su contenido en yodo es mínimo.

**Otros tipos**: En el mercado pueden encontrarse otras variedades o formas comerciales de este condimento, como la sal ahumada, la sal con especias o con hierbas.

Es importante tener en cuenta que la OMS recomienda que la ingesta diaria de sal no debe superar los 5 g al día (cantidad equivalente a una cucharilla de postre), incluyendo la sal que llevan los alimentos y productos, y aconseja que dicha sal sea yodada.

# LAS ESPECIAS

Son plantas o partes de las mismas, frescas y desecadas, enteras, troceadas o molidas. Dentro de esta categoría se incluyen las hierbas aromáticas. Aunque se tiende a pensar que son el mismo tipo de nutriente, se diferencian en que las hierbas aromáticas proceden de las hojas de las plantas herbáceas (de ahí que se recomiende usarlas lo más frescas posible), mientras que las especias se obtienen de cualquier parte de la planta, salvo las hojas, y por lo general aportan un sabor más intenso que las hierbas aromáticas.

Su principal baza gastronómica son sus propiedades aromáticas, lo que hace que por su color, olor o sabor se destinen a la preparación de alimentos y bebidas. Además, muchas de ellas también favorecen la digestión y la correcta transformación de los alimentos.

Salvo excepciones, como es el caso del cardamomo, la vainilla y el azafrán —que son las más caras debido a su escasez—, la mayoría de las especias resultan muy asequibles, fáciles de conservar (en un sitio fresco y oscuro, y cerradas herméticamente, pueden mantener sus propiedades durante años) y sencillas de utilizar. Su aporte nutricional es poco significativo, teniendo en cuenta que se consumen en cantidades muy pequeñas: la ración media es de 0,25 g.

## Peculiaridades de algunas especias

**Albahaca**: Es rica en flavonoides (sustancias antioxidantes) y en aceites volátiles con propiedades antibacterianas, de ahí que añadida a alimentos no cocidos, como los vegetales de las ensaladas, cumpla la doble misión de dar sabor y eliminar cualquier microorganismo que haya podido sobrevivir al lavado.

**Canela**: Tiene propiedades antimicrobianas, anticoagulantes y antiinflamatorias, y, además, numerosas investigaciones han demostrado su importante papel en el control del azúcar en sangre. Es una excelente fuente de fibra y calcio, y contiene

200

múltiples compuestos químicos, como fenoles y aldehídos, entre los que destaca el cinamaldeido, responsable de su característico olor y sabor.

**Pimienta cayena o pimentón**: Contiene capsaicina, una sustancia que, además de ser la responsable de su característico sabor, ha demostrado ser un potente antiinflamatorio. Contiene también betacaroteno y licopeno.

**Menta**: Sus hojas contienen un aceite esencial cuyo compuesto principal es el mentol, el cual posee una acción antimicrobiana. Es una excelente fuente de calcio, ácido fólico, betacarotenos, vitamina C y fibra.

**Orégano**: Al igual que otras especias, tiene propiedades antibacterianas y aporta betacarotenos y vitamina C, potentes antioxidantes. Es rico en compuestos fenólicos.

**Curry**: Es uno de los condimentos más sabrosos y sensoriales. La mayoría de sus propiedades saludables residen en su pigmento amarillo, la cúrcuma.

**Romero**: Sus hojas —muy aromáticas— y sus flores contienen taninos, vitamina C y el alcaloide rosmaricina, que es el responsable del efecto estimulante que produce esta especia.

Albahaca    Canela         Orégano    Romero

## Contenido nutricional de algunas especias

*Cantidades por 100 g de alimento

| Canela | Laurel |
|---|---|
| Energía: 44 kcal.<br>Proteínas: 3,9 g.<br>Grasas: 3,2 g.<br>Hidratos de carbono: 0 g.<br>Micronutriente destacable: calcio (1 228 mg). | Energía: 300 kcal.<br>Proteínas: 7,6 g.<br>Grasas: 8,4 g.<br>Hidratos de carbono: 48,6 g.<br>Micronutriente destacable: hierro (43 mg). |
| **Menta** | **Mostaza** |
| Energía: 43 kcal.<br>Proteínas: 3,8 g.<br>Grasas: 0,7 g.<br>Hidratos de carbono: 5,3 g.<br>Micronutriente destacable: calcio (210 mg). | Energía: 84 kcal.<br>Proteínas: 4,7 g.<br>Grasas: 4,4 g.<br>Hidratos de carbono: 6,4 g.<br>Micronutriente destacable: selenio (36 mcg). |

| Nuez moscada | Orégano |
|---|---|
| Energía: 350 kcal.<br>Proteínas: 5,8 g.<br>Grasas: 36,3 g.<br>Hidratos de carbono: 0 g.<br>Micronutriente destacable: magnesio (183 mg). | Energía: 335 kcal.<br>Proteínas: 11g.<br>Grasas: 10,3 g.<br>Hidratos de carbono: 49,5 g.<br>Micronutriente destacable: calcio (1580 mg). |
| **Perejil** | **Pimentón** |
| Energía: 45 kcal.<br>Proteínas: 3 g.<br>Grasas: 1,3 g.<br>Hidratos de carbono: 2,7 g.<br>Micronutriente destacable: Vit. Aretinol (673 mcg). | Energía: 316 kcal.<br>Proteínas: 14,8 g.<br>Grasas: 13 g.<br>Hidratos de carbono: 34,9 g.<br>Micronutriente destacable: Vit. A (6042 mcg). |
| **Pimienta** | **Romero** |
| Energía: 74 kcal.<br>Proteínas: 11g.<br>Grasas: 3,3 g.<br>Hidratos de carbono: 0 g.<br>Micronutriente destacable: calcio (437 mg). | Energía: 331 kcal.<br>Proteínas: 5 g.<br>Grasas: 15,22 g.<br>Hidratos de carbono: 46,4 g.<br>Micronutriente destacable: calcio (750 mg). |
| **Tomillo** | |
| Energía: 369 kcal.<br>Proteínas: 9,11 g.<br>Grasas: 7,43 g.<br>Hidratos de carbono: 57,1 g.<br>Micronutriente destacable: calcio (1890 mg). | |

# EL VINAGRE

Además de condimentar, es un excelente conservante, ya que impide la proliferación de microorganismos. El ácido acético que contiene (en una cantidad de 5 g/100 ml aproximadamente) es el que le proporciona su sabor ácido tan característico.

El vinagre se elabora en dos etapas (y con dos fermentaciones) a partir de diferentes bebidas alcohólicas o soluciones azucaradas: primero se añaden levaduras que convierten los azúcares naturales en alcohol y después estas bebidas alcohólicas se someten a una segunda fermentación como resultado de la cual las bacterias implicadas transforman el alcohol en ácido acético.

Su aporte de calorías es prácticamente nulo (4 kcal/100 ml) y también es escaso su valor nutritivo, del que solo es destacable su contenido en proteínas (0,4 g/100 ml). No contiene vitaminas, pero sí cantidades mínimas de minerales como potasio (89 mg/100 ml), fósforo (32 mg), magnesio (22 mg) y sodio (20 mg).

## Tipos de vinagre

Los vinagres varían de sabor y color según el alcohol a partir del cual se elaboran, y que suelen ser: vino (blanco y tinto), sidra, malta, etc. Estas son algunas de las variedades más conocidas:

**Vinagre de vino**: Rico en antioxidantes, tiene un sabor más intenso. El elaborado con vino blanco cuenta con una acidez menor.

**Vinagre blanco**: Se obtiene de la fermentación del alcohol puro de caña de azúcar, maíz, remolacha o melaza. Su aspecto es transparente y es el más ácido y, por lo tanto, el más fuerte de todos los vinagre.

**Vinagre balsámico de Módena**: Originario de la zona de Módena (Italia), se elabora a partir del mosto de unas variedades específica de uva (lambrusco y trebbiano). Tras someterse a una larga fermentación se introduce en toneles de distintas maderas (castaño, ciruelo…) que le proporcionan algunas de sus características organolépticas. Su aspecto es similar al de un licor, su sabor es agridulce y resulta muy aromático.

**Vinagre de manzana**: Procede de la sidra y es rico en minerales y oligoelementos. Se caracteriza por su sabor afrutado, con un toque dulce, y es menos ácido.

**Vinagre de arroz**: Muy utilizado en la cocina asiática donde se añade a una amplia variedad de platos. De color blanco dorado, tiene un sabor sutil y agridulce.

## LAS SALSAS

Se trata de una mezcla de sustancias comestibles, trituradas y desleídas, que se utilizan para condimentar la comida, ya sea mezclada con ella, formando parte de una receta, o servida aparte. Hay distintos tipos de salsas, siendo siempre preferibles las de preparación casera a las envasadas e industriales, ya que estas últimas suelen incorporar azúcares, sal y otros ingredientes que elevan su valor calórico. Las salsas más populares son las siguientes:

**Mayonesa**: Salsa emulsionada a base de huevo crudo, aceite, sal y jugo de limón o vinagre (que le proporcionan un toque ácido). Aporta ácidos grasos monoinsaturados e insaturados, vitaminas ($B_{12}$, D y E) y yodo. Su contenido en colesterol es muy elevado (260 mg/100 g).

**Ketchup**: Se elabora con tomate y sal, y luego se le añade azúcar, vinagre y mezcla de especias y hortalizas. Es rico en hidratos de carbono (24 g/100 g) y destaca su contenido en vitaminas del grupo B (tiamina y niacina, principalmente). Su nutriente más destacable es un carotenoide, el licopeno, un pigmento vegetal responsable del color rojo del tomate y con una avalada capacidad antioxidante que se potencia durante el proceso de elaboración del ketchup y otras salsas que tienen como base al tomate.

**Tomate frito**: Salsa que se obtiene a partir del tomate (natural, pasta de tomate, puré, concentrado) sometido a cocción con aceite vegetal y al que se añaden ingredientes como azúcar, sal, cebolla y ajo, y aditivos (almidón de maíz, ácido cítrico, glutamato monosódico). Aporta vitamina C y ácido fólico y es muy rica en licopeno y potasio.

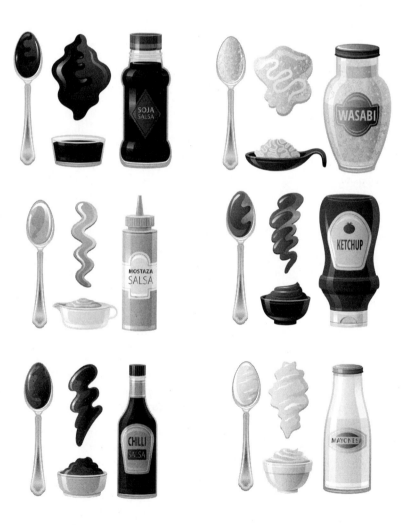

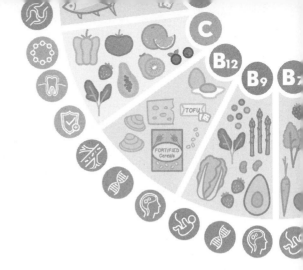

# LAS BEBIDAS

L as bebidas de dividen básicamente en dos grupos: alcohólicas y no alcohólicas. Su valor energético varía según el grado de alcohol (alcohólicas) o según los azúcares y otras sustancias añadidas (no alcohólicas).

## INGESTA RECOMENDADA

En cuanto a las bebidas alcohólicas, la ingesta de alcohol (incluso en poca cantidad) está desaconsejada. En caso de consumo, este debe ser inferior al 10% de la energía consumida. El consumo moderado en adultos sanos es de 10-12 g al día en mujeres (no gestantes) y de 20-24 g al día en los hombres.

La cantidad diaria de bebidas no alcohólicas no suele reflejarse en una pauta concreta, sino que en general depende de la bebida (en el caso del agua, salvo excepciones, no hay límites). Sí, en cambio, los hay en el consumo de refrescos (debido principalmente a su contenido en azúcares libres), por lo que aconsejamos los zumos naturales con respecto al resto de las opciones.

## TIPOS DE BEBIDAS

### 1. Bebidas alcohólicas

En cuanto a las bebidas alcohólicas, las que aportan menos calorías son el vino, la cerveza y el champán (aproximadamente unas 43-70 kcal/100 g); un segundo grupo, con un aporte superior a las 100 kcal, está compuesto por bebidas como el vermut (140-170 kcal/100g), y las más calóricas son las bebidas destiladas (vodka, whisky y ginebra), con unas 170-250 kcal/100 g. Pueden clasificarse:

- **Según su graduación**: Son de alta graduación (brandy, aguardiente, ron, ginebra, whisky, vodka, tequila, anís…) y de bajo contenido alcohólico, aquellas con una graduación inferior a 16% (en según qué países se restringe esta denominación a las que tienen 1,2% o menos).

- **Según el proceso por el que se obtienen**: Pueden ser de cuatro tipos:

  ○ Fermentadas: Aquellas que son sometidas a un proceso de fermentación, en el que la acción de las levaduras convierte el azúcar o el cereal de la preparación de origen en alcohol: vino, sidra, champán, cerveza, vermut, sake.

  ○ Fortificadas o generosas: Aquellas a las que después del proceso de fermentación se les añade un licor o alcohol con el fin de aumentar su graduación alcohólica: vinos de Oporto, Marsala, Jerez, Madeira, Banyuls francés.

  ○ Licores y cremas: Se trata de bebidas elaboradas a partir de una mezcla de frutas, especias aromáticas o cremas de leche y azúcares: licor de hierbas, crema de orujo o de whisky, limoncello, pacharán, licor de frutas, Amaretto.

  ○ Destiladas o espirituosas: Se obtienen a partir de la destilación de la bebida previamente fermentada. En el proceso de destilación (que se repite varias veces) pueden incorporar ingredientes que aportan el sabor final: whisky, vodka, tequila, ginebra, ron, pisco, orujo.

## 2. Bebidas no alcohólicas

Las bebidas no alcohólicas son menos calóricas que las alcohólicas. Veamos cuáles son:

- **Agua**: La apta para el consumo humano es la llamada agua potable (la del grifo). Las aguas minerales naturales (envasadas) son aquellas que tienen su origen en un estrato subterráneo, que brotan de un manantial. Destacan por su alto contenido en minerales, oligoelementos y otras sustancias disueltas que les proporcionan un valor terapéutico. Según su composición pueden ser bicarbonatadas o alcalinas (más de 600 mg/litro de bicarbonatos), cálcicas (más de 150 mg/litro de calcio), magnésicas (más de 50 mg/litro de magnesio), hiposódicas (menos de 20 mg/litro de sodio) y fluoradas (más de 1 mg/litro de fluoruros).

  En cuanto las aguas con gas o carbónicas, son aquellas que tienen más de 250 mg/litro de anhídrido carbónico natural o añadido.

- **Zumos de frutas**: Se obtiene de la fruta mediante procesos mecánicos, sin fermentar, y tienen el color y sabor típicos de la fruta de la que proceden. Se incluyen también los productos obtenidos a partir de un concentrado que posea las características sensoriales y analíticas equivalentes al zumo obtenido de la fruta.

  El néctar de fruta se elabora a partir de frutas trituradas a las que se les añade agua, azúcar y ácidos de fruta, razón por lo que aporta más calorías.

Según los ingredientes empleados existen diferentes zumos en el mercado:

- ○ Zumos naturales: Aquellos frescos estabilizados mediante procedimientos autorizados que garantizan su conservación.

- ○ Zumos conservados: Incorporan algún aditivo conservante autorizado.

- ○ Zumos azucarados: Contienen edulcorantes (sacarosa).

- ○ Zumos gasificados: Llevan incorporado gas carbónico.

- **Bebidas refrescantes (refrescos)**: El Código Alimentario Español (CAE) recoge cuáles son las materias primas reconocidas para fabricar un refresco: agua potable, jarabe compuesto o preparado básico y anhídrido carbónico. Según su composición, reciben distintas denominaciones:

  - ○ Refrescantes aromatizadas: Contienen agua (carbónica o no), edulcorantes (naturales o artificiales), agentes aromáticos y aditivos. También pueden llevar zumos de frutas, cloruro sódico y ácido ascórbico.

  - ○ Refrescantes de extractos: Se elaboran a partir de extractos conseguidos por presión y evaporación del zumo o líquido obtenido. Pueden ser gasificadas o no, e incluyen agentes aromáticos de origen vegetal, edulcorantes naturales y aditivos.

  - ○ Refrescantes de zumos de frutas: Pueden ser carbónicas o no, y están elaboradas con agua, zumos de frutas y edulcorantes naturales.

  - ○ Bebidas de cola: Se consideran bebidas refrescantes de extractos (de frutas o de partes de plantas comestibles) con agua, edulcorantes naturales y otros alimentos autorizados. Los refrescos con sabores distintos a la cola (limón, naranja, etc.) se consideran bebidas refrescantes de zumos de fruta.

- **Sodas o gaseosas**: Bebidas transparentes e incoloras, preparadas con agua potable y anhídrido carbónico, a las que pueden incorporarse ingredientes como ácidos (cítrico, tartárico, láctico), aroma de frutos cítricos y edulcorantes naturales artificiales permitidos.

- **Bebidas energéticas**: La Agencia Española de Seguridad Alimentaria y Nutrición (AESAN) las define como bebidas con alto contenido en cafeína, concretamente 15 mg/100 ml. Asimismo contienen cafeína, 32 mg/100 ml.

  Tanto por su elevado contenido en cafeína como por los azúcares (una lata de 250 ml aporta entre 27,5 y 30 g, y el envase de 500 ml entre 55 y 60 g) se aconseja restringir su consumo, sobre todo entre los jóvenes, principal grupo de población consumidor de estos productos. De hecho, las bebidas energéticas son adictivas por su elevado contenido en cafeína y, en menor medida, por la taurina, que estimulan el cerebro y mejoran el rendimiento físico.

# BEBIDAS DESTACADAS

## 1. Bebidas alcohólicas

**Cerveza**: Aporta hidratos de carbono, vitaminas del grupo B ($B_{12}$, $B_2$ y ácido fólico) y numerosos fitoquímicos (polifenoles, principalmente). También contiene una pequeña proporción de proteínas vegetales y no tiene grasas. Su contenido en minerales es elevado (magnesio, potasio, fósforo). Es la única bebida que contiene lúpulo (con propiedades sedantes y estimulantes del apetito). Es diurética y su ingesta es la más beneficiosa del grupo de las bebidas alcohólicas.

**Vino**: Debido a la incorporación de la piel de la uva durante el proceso de fermentación, el vino tinto aporta cantidades elevadas de compuestos polifenólicos, con efectos beneficiosos para la salud (sobre todo la cardiovascular), entre los que destaca el resveratrol. El vino blanco, aunque no contiene resveratrol, también es rico en compuestos fenólicos, con un potente efecto antioxidante y propiedades saludables. En cuanto a las diferencias entre ambas modalidades, destaca que si bien el tinto aporta menos hidratos de carbono (4 g por copa con respecto a los 5 g del blanco), su contenido de alcohol es de 3,1 g por copa, mientras que el del vino blanco es de 2,9.

**Sidra**: Bebida alcohólica de baja graduación (de 3° a 8°, según el tipo), que se obtiene a partir del zumo fermentado de manzana. Básicamente hay dos tipos de sidra: la natural tradicional (sin azúcar añadido y ningún tipo de gasificación y con una graduación alcohólica mínima de 5°) y la sidra espumosa o achampañada, que contiene gas carbónico, es más espumosa y tiene una graduación mayor: 5,5°.

## 2. Bebidas no alcohólicas

**Zumos de frutas**: Aportan energía (42 kcal/100 g) en forma de azúcares procedentes de la fruta (fructosa) y son fuente de vitamina C (30 mg/100 g), carotenos y sales minerales (magnesio y fósforo).

**Gaseosas**: Por lo general son bebidas muy ricas en azúcares y calorías. El ingrediente activo más destacable en la mayoría de ellas es el ácido fosfórico, que actúa sobre el depósito de calcio en los huesos (favoreciendo las pérdidas), de ahí que su consumo no esté indicado si hay riesgo de osteoporosis.

# OTRAS BEBIDAS: CAFÉ Y TÉ

## El café

El grano a partir del que se elabora la bebida procede de los frutos maduros, que son de color verde y no tienen las características (olor, calor y sabor) del café que se consume. Eliminadas las capas que cubren los granos, estos se tuestan y es durante este proceso cuando se producen las reacciones químicas responsables de la formación de sustancias que dan al café su característico aroma y sabor.

Existen muchas variedades de esta bebida, pero destacan dos por su importancia a nivel mundial: *Caffea arabica* y *Caffea robusta*.

En cuanto a su composición nutricional, el café contiene cafeína (salvo el descafeinado), que es un alcaloide con capacidad para penetrar en todas las células del organismo, estimulando la transmisión de impulsos entre las neuronas. La ingesta diaria recomendada de cafeína es de 400 mg.

Asimismo, aporta vitaminas (principalmente niacina) y minerales (potasio, magnesio, calcio). También contiene ácido cafeico, que es un polifenol con capacidad antioxidante y el responsable de la acidez del café y de su peculiar aroma.

## Tipos de café

Desde el punto de vista de su procesamiento hay dos tipos de café:

- **Café natural**: En su tueste solo participan los granos de café y una fuente de calor.

- **Café torrefacto**: Es aquel en el que durante su proceso de tueste se añade a la tostadora una cantidad de azúcar que se carameliza con el calor, envolviendo el grano y dando lugar a un café de sabor más fuerte.

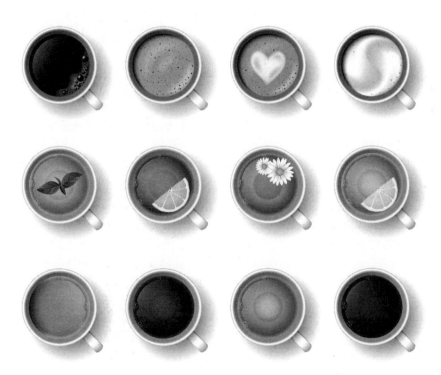

# El Té

Es la segunda bebida más consumida del mundo (después del agua). Se trata de una infusión elaborada con las hojas secas y molidas o los brotes del arbusto *Camellia sinensis* o *Camellia viridis* en agua caliente. No aporta valor calórico en sí misma (a no ser que se le añada leche y azúcar) y su nutriente más destacable son los polifenoles. Entre estos los más abundantes son los flavonoides (concretamente, las catequinas).

## Tipos de té

**Té negro**: Es el más común y, también, el más consumido. A diferencia de otros, ha sido sometido a un proceso de fermentación; debido a la acción de este proceso sobre los polifenoles, tiene un sabor más robusto y aromático. Lo mejor es tomarlo solo, ya que hay indicios de que al añadir leche afecta de forma negativa la biodisponibilidad de los flavonoides.

**Té verde**: Se obtiene de las mismas hojas que el té negro y se elabora siguiendo el mismo proceso, pero sin fermentación. Es poco aromático y de sabor amargo. Por lo general, se aconseja consumirlo solo. Una de las variedades más populares es el té verde matcha, cuyas propiedades antioxidantes son mucho mayores que las del té verde normal.

**Té rojo**: Se trata de las mismas hojas del té verde, pero sometidas a una fermentación especial que las hace más resistentes y les confiere nuevas propiedades curativas. Su resultado es una infusión de tono rojizo, de aroma suave y sabor «terroso». Su contenido en teína es bajo. Se recomienda tomarlo sin leche ni limón.

**Té blanco**: Procede de las primeras yemas de la planta y, debido a esta recolección precoz, sus nutrientes están muy concentrados. Contiene la mitad de teína que, por ejemplo, el té verde, y según las últimas investigaciones aporta el triple de polifenoles que este. Posee una potente acción antioxidante. Tiene un sabor más agradable y menos amargo que otras modalidades.

**Té Rooibos**: Procede de un arbusto similar a un pequeño pino (el Rooibos) que crece en África. Sus hojas se cortan en pequeños trozos que se dejan fermentar para posteriormente ser secadas al sol. Este té tiene un sabor dulce y afrutado, por lo que no necesita ser endulzado. Si el proceso se limita al secado, se obtiene Rooibos verde, que conserva mayores propiedades antioxidantes y tiene un sabor más suave.

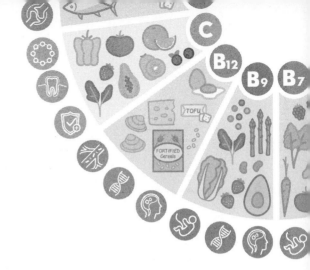

# OTROS TIPOS DE ALIMENTOS

## LOS PROCESADOS Y ULTRAPROCESADOS

**Alimentos procesados**: Son aquellos a los que se ha incorporado azúcar, grasas, sal, almidones, etc., con el objetivo de prolongar su vida útil, cambiar su textura, añadirles sabores más intensos o hacerlos más atractivos. La mayoría poseen 2 o 3 ingredientes y están sometidos a procesos de conservación o cocción. Ejemplos de alimentos procesados son las verduras, legumbres y frutas en conserva; los frutos secos salados; las carnes curadas y ahumadas; los pescados en conserva, los quesos o el pan.

**Alimentos ultraprocesados**: Son aquellos que se han elaborado industrialmente, a menudo con muy poca cantidad de materia prima (frutas, hortalizas, huevos, leche, pescado, legumbres, cereales y harinas, frutos secos, etc.), y que contienen aditivos y sustancias añadidas, además de azúcares: sal, grasas, almidones, caseína lactosa, saborizantes, antiaglomerantes, emulsionantes, etc.), que se añaden para modificar los aspectos sensoriales del producto. Por sus características pueden identificarse fácilmente:

- Los procesos implicados en su fabricación son industriales y no tienen equivalente en el ámbito doméstico (es decir, no es posible ultraprocesarlos en casa).

- Están diseñados para ser productos listos para consumir, precocinados o que solo precisan ser calentados (en el horno o el microondas).

- Suelen tener sabores muy intensos, envases y embalajes muy atractivos, y a menudo están vinculados a intensas campañas de marketing (normalmente dirigidas a los jóvenes).

Desde el punto de vista nutricional, la popularidad de estos productos ha hecho que desde distintos ámbitos se advierta de forma reiterada de las consecuencias negativas de su consumo excesivo. Así, por ejemplo, un informe reciente de la Organización Panamericana de la Salud (OPS), dependiente de la OMS, alerta sobre el preocupante protagonismo de estos alimentos en los menús diarios e insta a adoptar medidas para revertir esta tendencia.

Según el informe de la OPS, se trata de productos nutricionalmente desequilibrados, ya que tienen un elevado contenido en azúcares libres, grasa total, grasas saturadas y sodio, y un bajo contenido en proteína, fibra alimentaria, minerales y vitaminas en comparación con los productos, platos y comidas sin procesar o mínimamente procesados.

Asimismo, hay estrategias como el sistema NOVA (que clasifica a los alimentos en función del grado de procesamiento en su elaboración) que facilitan su identificación y permiten saber qué alimentos se encuadran en esta categoría:

- Refrescos, bebidas carbonatadas y energéticas.
- Snacks dulces y salados.
- Bollería, galletas y dulces industriales.
- Pizzas, pastas y demás opciones precocinadas.
- Helados.
- Postres lácteos.
- Muchos cereales de desayuno.
- Barritas energéticas.
- Salsas y aderezos.
- Golosinas.
- Sopas y fideos instantáneos.
- Nuggets y sticks de pollo y pescado.
- Salchichas y fiambres.
- Margarinas y untables.
- Comidas preparadas congeladas o no perecederas.

# LOS GERMINADOS

Se denomina germinado a cualquier semilla cuyo metabolismo es estimulado al contacto con el agua, el aire o el calor, de tal forma que se modifica su composición química y su valor nutricional. Los alimentos que suelen someterse a este proceso son principalmente las semillas de las legumbres y los cereales. Como resultado de la germinación pueden obtenerse gérmenes o germinados (el embrión que crece inmediatamente después de abrirse la envoltura del grano) y brotes (plantas jóvenes que ya poseen hojas y raíces). El proceso de germinación hace que aumente el valor nutricional de las semillas de cereales y legumbres, y las transformaciones que se producen afectan a una serie de nutrientes:

- Las proteínas: Mejora su calidad, ya que, como consecuencia de la acción de las enzimas que se activan en este proceso, se produce la descomposición de sus cadenas complejas en aminoácidos libres y al aumento del contenido en aminoácidos esenciales.

- Las grasas: Se transforman en ácidos grasos libres.

- Los hidratos de carbono: Durante la germinación son continuamente descompuestos y transformados, lo que los hace mucho más digeribles.

- Las vitaminas: Aumenta la síntesis, principalmente de la A, la B, la C y la E, y sus niveles aumentan.

- Minerales: Se incrementan los niveles de calcio, fósforo, hierro, potasio y magnesio.

Los germinados tienen numerosas ventajas nutricionales: se digieren muy fácilmente; previenen las dolencias derivadas de la acción de los radicales libres debido a su riqueza en vitaminas antioxidantes; su valor nutritivo se asemeja al de las frutas y verduras por su contenido en agua y su riqueza en vitaminas, minerales, enzimas y clorofila, y su aporte energético es muy bajo, por lo que resultan muy útiles en regímenes de control de peso.

Veamos a continuación algunos de los germinados más habituales:

- **Alfalfa**: Muy rica en proteínas (contiene todos los aminoácidos esenciales), betacarotenos, vitaminas C y E, hierro y calcio. Es un estupendo complemento para sopas y ensaladas.

- **Lentejas**: Su contenido proteico es muy elevado. También son ricas en betacarotenos, vitaminas C, E y B, zinc y, sobre todo, hierro. Tanto crudas como cocidas, se consumen en múltiples versiones.

- **Habas de soja**: Ricas en vitaminas del grupo B ($B_1$ y $B_2$, sobre todo), C y E. También tienen un elevado contenido en otros nutrientes como el hierro, el calcio y el fósforo.

- **Berro**: Es uno de los alimentos más ricos en betacarotenos, además de vitaminas C y B. También ofrece un aporte importante de potasio, calcio y hierro.

- **Fenogreco**: La semilla de esta planta es extraordinariamente rica en proteínas de fácil asimilación. Además, supone una excelente fuente de vitamina A, hierro y fósforo.

- **Garbanzo**: Tiene muchos betacarotenos, vitaminas $B_1$, $B_2$ y C, potasio, zinc, fósforo, magnesio y hierro.

- **Trigo**: Es muy rico en vitaminas B, C y E; además de ser una estupenda fuente de minerales como el fósforo, el magnesio, el calcio, el potasio, el silicio, etc. Aunque en la germinación, el gluten suele desaparecer, es conveniente que los celíacos no lo consuman ya que siempre pueden quedar algunos restos.

## LOS FERMENTADOS

La fermentación es un proceso natural por el que los hidratos de carbono se convierten en alcoholes, dióxido de carbono o ácidos orgánicos debido a la acción de bacterias, de levaduras o de ambas. Este procedimiento permite que los alimentos sean mucho más digeribles, por un lado, por la eliminación o reducción de antinutrientes (sustancias que bloquean o interfieren la absorción de otros nutrientes en el organismo) y, por otro, por favorecer la producción de enzimas que a su vez facilitan la digestión. Buena parte de los fermentados son a su vez alimentos probióticos, ya que contienen bacterias y otros microorganismos. El repertorio de alimentos fermentados es amplio y variado. Estos son algunos de ellos:

- **Yogur**: Es el fermentado más conocido y consumido. Contiene cantidades muy elevadas de microorganismos y bacterias.

- **Kéfir**: Bebida fermentada de base láctea (como consecuencia de la fermentación, la lactosa se convierte en ácido láctico).

- **Tempeh**: Es un fermentado de la soja. Tiene un sabor similar al de la nuez y una textura y consistencia firmes.

- **Chucrut**: Producto vegetal resultado de la fermentación del repollo o col blanca mezclada con agua y sal.

- **Kimchi**: Producto a base de col, sal y, opcionalmente, chili rojo.

- **Kombucha**: Es una bebida fermentada, probiótica, refrescante y con la peculiaridad de ser ligeramente gasificada. Procede de la fermentación de un hongo madre (o disco scooby), té y azúcar.

- **Miso**: Alimento fermentado a partir de la soja y otros cereales, semillas de cáñamo y sal.

## LAS CONSERVAS

La conserva es un producto que ha sido envasado en un recipiente cerrado herméticamente y sometido a un tratamiento térmico (esterilización) suficiente para destruir o inactivar cualquier microorganismo. De esta forma, puede almacenarse a temperatura ambiente durante largo tiempo.

Una de las principales ventajas de este procedimiento es que los alimentos se envasan en su mejor momento de maduración y calidad nutritiva, lo que permite degustar durante todo el año cualquier alimento.

Desde el punto de vista nutricional, el tratamiento al que son sometidos estos alimentos permite conservar las vitaminas, las proteínas y todos sus nutrientes. Además, el hecho de que la conservación se realice a las pocas horas de la recolección permite que los nutrientes no pierdan propiedades, como es el caso de las vitaminas hidrosolubles, esto es, la C y la B, muy sensibles al calor y que, especialmente en el caso de la C, se oxidan al aire libre rápidamente. En el caso de las legumbres y las frutas, los expertos en nutrición señalan que las versiones en conserva aportan una cantidad importante de fibras y las hace más asimilables, ya que el proceso de conserva elimina parte de su dureza.

Otro de los aspectos positivos del proceso de conserva es que no es necesaria la incorporación de aditivos para mantener los alimentos en perfecto estado.

Existe una amplia gama de conservas, y se pueden agrupan básicamente en tres grupos:

- **Pescados y mariscos**. Las más habituales son las de atún, bonito, sardinas, caballa, navajas… También pueden encontrarse en conserva otros pescados y mariscos como los berberechos, las zamburiñas, las almejas, las vieiras, la ventresca o el caviar de erizos.

- **Frutas y hortalizas**. Las conservas de fruta más habituales son el melocotón y la piña en almíbar (o en su jugo), pero también pueden encontrarse fresas, higos, uvas, mandarinas y macedonias. De las verduras, destacan las habas, las judías, las alcachofas, los espárragos, los champiñones y los guisantes.

- **Otros alimentos**. En esta categoría se encuadran conservas delicatessen como el confit (preparación de una pieza de carne cocinada muy lentamente en su propia grasa y conservada en esa misma grasa en un envase herméticamente cerrado), los caracoles (en conserva, se presentan bañados por una gran variedad de salsas o al natural), el foie, el paté o las codornices, entre otros.

Es importante distinguir las conservas de las semiconservas. La semiconserva es un alimento que se ha envasado en un recipiente impermeable al agua y se ha sometido a un tratamiento que lo estabiliza por un tiempo limitado (muchísimo menor que en el caso de las conservas). Un ejemplo muy claro son las anchoas en salazón o los filetes de anchoa en aceite de oliva, madurados por efecto de la sal. Al no tratarse de productos esterilizados deben mantenerse en un sitio fresco y refrigerado (aunque, en el caso de las anchoas, por ejemplo, lo mejor es consumirlas a temperatura ambiente, sacándolas un par de horas antes de la nevera).

# LOS PROBIÓTICOS, PREBIÓTICOS, SIMBIÓTICOS

Directamente asociados al concepto de microbiota (conjunto de microorganismos que colonizan de manera estable un determinado medio ambiente, por ejemplo, el tracto gastrointestinal) se hallan en una serie de sustancias que cada vez tienen más presencia en el ámbito nutricional:

- **Probióticos**: La OMS los define como microorganismos vivos que, cuando se administran en cantidades adecuadas, proporcionan un beneficio a la salud del hospedador (la persona que lo consume).

- **Prebióticos**: De acuerdo con la definición de la Organización Mundial de Gastroenterología (WGO, por sus siglas en inglés), se trata de ingredientes fermentados selectivamente que dan lugar a cambios específicos en la composición y/o actividad de la microbiota gastrointestinal, proporcionando así beneficios a la salud del huésped.

  La principal diferencia entre unos y otros se halla en que los alimentos que incluyen probióticos (es el caso de los productos lácteos fermentados, como el yogur; las verduras fermentadas y bebidas como la kombucha, por ejemplo) siempre contienen bacterias vivas, mientras que los prebióticos son ingredientes alimenticios con capacidad para estimular nuestra microbiota intestinal (funcionan, por ejemplo, como la fibra dietética), y cuyas principales fuentes son sobre todo las frutas, las verduras y las legumbres.

- **Simbióticos**: Se trata de una tercera categoría, cada vez más en auge. Son productos que combinan tanto probióticos como prebióticos, y, por lo tanto, tienen un efecto beneficioso superior a la suma del que generan sus integrantes por separado.

Actualmente existen muchos estudios en torno a estas sustancias. A día de hoy, las evidencias más sólidas se refieren a su función gastrointestinal (concretamente en la prevención y tratamiento de las diarreas infantiles), por lo que se recomienda su consumo en la dieta diaria para obtener un buen equilibrio de probióticos y prebióticos.

# LOS ALIMENTOS Y PRODUCTOS CON «BENEFICIOS AÑADIDOS»

Hay una serie de productos dietéticos y alimentos que se comercializan con el objetivo de mejorar la salud que se hallan a medio camino entre los alimentos básicos y los medicamentos. Su amplia oferta favorece que haya confusión respecto a sus características y beneficios, pero los expertos señalan que si bien pueden aportar determinados beneficios, nunca sustituyen una dieta completa, variada y equilibrada.

Veamos a continuación algunos productos que pueden encuadrarse dentro de esta categoría:

- **Alimentos dietéticos**: Aquellos que están destinados a cubrir las necesidades de un sector específico de la población. Pertenecen a este grupo los alimentos para diabéticos, los preparados para nutrición enteral o las leches destinadas a la alimentación infantil.

- **Alimentos fortificados/enriquecidos**: Aquellos productos a los que se les han añadido algunos nutrientes, especialmente vitaminas y minerales, con el objetivo de aumentar su valor nutricional. Es el caso de las leches y lácteos enriquecidos (sobre todo con vitaminas A y E) o los cereales de desayuno, en los que la proporción de uno o más de sus componentes es superior a la habitual.

- **Alimentos fortificados/enriquecidos**: Aunque ambos términos se suelen emplear como sinónimos, algunas fuentes establecen diferencias entre unos y otros: los fortificados son aquellos a los que se les añade un componente que ya contenían de forma natural, mientras que los enriquecidos son aquellos a los que se incorpora un componente que no poseían originalmente.

  Además de las vitaminas y minerales, los nutrientes que se emplean para enriquecer/fortalecer estos alimentos son los ácidos grasos omega 3, el ácido oleico, el calcio, el ácido fólico, la fibra y los fermentos activos.

- **Complementos alimenticios**: Conocidos también como suplementos, son aquellas fuentes concentradas de nutrientes o de otras sustancias con un efecto nutricional o fisiológico. Los más habituales son los que incorporan vitaminas y minerales, y están indicados principalmente para aportar una cantidad adicional de estos nutrientes, siempre complementando una alimentación completa, variada y equilibrada. Por lo general no aportan un único nutriente, sino una mezcla de ellos (vitaminas, minerales, ácidos grasos), atendiendo a la ingesta diaria recomendada.

- **Nutracéuticos**: Son productos que contienen concentrados de sustancias bioactivas que potencialmente tienen un efecto beneficioso para la salud. Se comercializan con distintas presentaciones (pastillas, ampollas, cápsulas...) y aportan dosis de la sustancia presumiblemente beneficiosa para la salud en cantidades mucho más elevadas de las que se obtiene con una ingesta razonable del alimento que la contiene. Son productos de origen biológico natural (a diferencia de los medicamentos, no se sintetizan) y, hasta el momento, no tienen una definición legal propia.

- **Alimentos funcionales**: Aquellos que, además de su valor nutricional, han demostrado científicamente tener ciertos efectos beneficiosos sobre determinadas funciones del organismo. También ejercen un papel preventivo, ya que reducen los factores de riesgo.

  Entre los alimentos funcionales cuyo consumo está más generalizado se encuentran los siguientes:

  o **Yogures con esteroles vegetales**: Especialmente indicados para reducir los niveles elevados de colesterol en sangre. Estos esteroles también pueden añadirse a otros lácteos, como las margarinas.

  o **Lácteos con omega 3**: En estos productos se sustituyen la grasa característica de la leche de vaca (fundamentalmente saturada) y el colesterol por ácidos grasos insaturados como el oleico o el omega 3, de reconocidas propiedades cardioprotectoras.

  o **Leches enriquecidas con calcio**: Contienen entre 160 y 170 mg de calcio por cada 100 ml (el aporte de la leche convencional es de 120 mg/100 ml), por lo que son una alternativa muy recomendable para aquellos casos en los que haya que incrementar las reservas de calcio, como, por ejemplo, durante la menopausia.

○ **Alimentos fortalecidos con fibra soluble**: Leche desnatada, cereales, galletas, zumos y yogures, principalmente, son alimentos funcionales que aportan cantidades extra de fibra a la dieta diaria. En el caso de la leche, el aporte neto de fibra es de 1 g/l. En los zumos, esta fibra añadida sustituye, en parte, la fibra natural de la fruta que se elimina en el proceso de fabricación.

○ **Cereales suplementados con ácido fólico**: El bajo aporte original de vitaminas y minerales en los cereales de desayuno los convierte en «candidatos» ideales para añadirles nutrientes que los fortifiquen. Entre los que se suelen incluir están los que favorecen el correcto crecimiento y desarrollo: calcio y vitamina D, hierro y vitaminas del grupo B, especialmente ácido fólico.

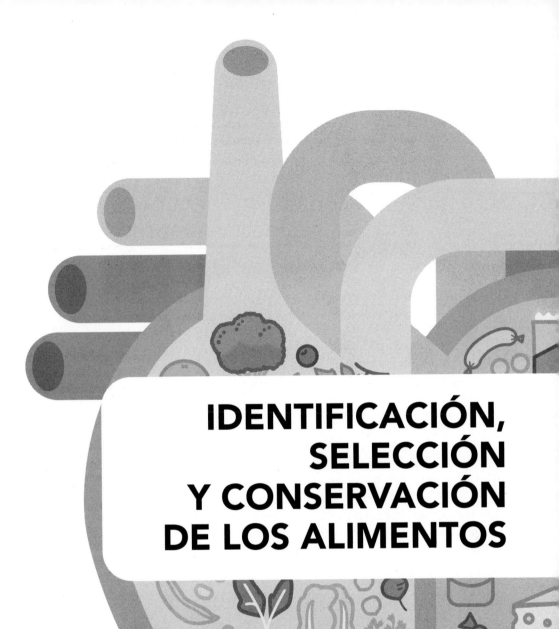

# IDENTIFICACIÓN, SELECCIÓN Y CONSERVACIÓN DE LOS ALIMENTOS

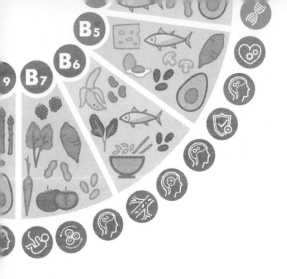

# EL ETIQUETADO NUTRICIONAL

Hoy por hoy, la mejor herramienta de la que se dispone para conocer qué comemos y en qué cantidades es el etiquetado de los productos.

La etiqueta nutricional es la que informa al consumidor sobre las propiedades nutricionales que tiene el alimento. Supone una herramienta fundamental para seleccionar alimentos saludables y ofrece la oportunidad de acceder a informaciones nutricionales complementarias que se incluyen en ella. Además, tiene la ventaja de que favorece el seguimiento de estilos de vida saludables y estimula la aplicación de los principios nutricionales más adecuados en la preparación y correcta manipulación de los alimentos.

Los expertos insisten en la necesidad tanto de que el etiquetado sea lo más claro posible como de educar a los consumidores en el hábito de consultarlo al comprar los alimentos. Los resultados del estudio *Mitos y errores en alimentación en la población española*, realizado por la Fundación Española del Corazón (FEC), indican que el 53 % de las personas reconocen que no obtienen suficiente información nutricional del etiquetado de los productos, lo que les lleva a tomar decisiones erróneas sobre sus pautas alimenticias.

El correcto etiquetado debe responder a las exigencias sanitarias del país en cuestión e incluir el nombre del producto, la lista de ingredientes, el peso neto, las instrucciones de conservación y uso, la identificación de la empresa, el lote y fecha de consumo preferente y/o caducidad. Toda la información que aparece en las etiquetas está regulada por ley, pero puede ocurrir (como sucede, por ejemplo, con los azúcares) que no todos los nutrientes estén reflejados de un modo lo suficientemente claro.

Por otro lado, en el caso de la Unión Europea, la normativa advierte que toda indicación o mensaje que sugiera, afirme o implique que un producto posee propiedades nutritivas concretas («bajo en colesterol», «apropiado para diabéticos», «alto o bajo en calorías»...) obliga a la presentación de un etiquetado nutricional sobre dichas propiedades que deben atenerse a la legislación vigente.

# QUÉ DEBE INCLUIR EL ETIQUETADO

Tanto la estructura del etiquetado como los nutrientes y datos que refleja y el orden en que se hace depende de lo que estipula la legislación o normativa del país en cuestión, aunque el contenido suele ser bastante similar en casi todos los casos.

Veamos a continuación los dos modelos de etiquetado nutricional: el que establece la Unión Europea (con el ejemplo concreto de España) y el propuesto por la FDA norteamericana.

## Etiquetado europeo (España)

En los países de la Unión Europea, como España, tal y como se recoge en el Reglamento (UE) 1169/2011, que entró en vigor el 13 de diciembre de 2016, todos los productores de alimentos están obligados a informar de las características de estos a través de un correcto etiquetado. De esta forma, el consumidor puede conocer las características, los ingredientes empleados en su fabricación, su origen, las condiciones de conservación y fecha de consumo preferente o caducidad, así como el aporte nutricional. También puede hacer un uso práctico de los mismos, calculando de forma precisa cuánto está consumiendo y la cantidad que le falta para llegar (o no superar) la cifra aconsejada. La ley de etiquetado elaborada según este reglamento obliga a indicar las cantidades de grasas, ácidos grasos saturados, hidratos de carbono, azúcares, proteínas y sal que contiene cada producto.

Veamos a continuación algunas de las principales características que definen a este etiquetado:

- La información obligatoria se ofrece en el siguiente orden: valor energético, cantidades de grasas, grasa saturada, hidratos de carbono, azúcares, proteínas y sal.

- Además de estos datos obligatorios, los productores pueden añadir la composición de otros nutrientes (grasa monoinsaturada, poliinsaturada, colesterol, fibra, etc.).

- Toda la información nutricional se expresa por 100 g o 100 ml de alimento.

- El valor energético se refleja en kilojulios (kJ) y en kilocalorías (kcal), y la cantidad de nutrientes en gramos (g).

- Las vitaminas y minerales solo se detallan cuando se encuentran en cantidades significativas: el 15 % de los valores de referencia de los nutrientes establecidos para adultos suministrados por 100 g o 100 ml en los productos distintos de las bebidas; el 7,5 % de los valores de referencia de nutrientes establecidos para adultos suministrados por 100 ml en las bebidas, o el 15 % de estos valores de referencia por porción, si el envase solo contiene una porción.

- Toda esta información se presenta en una tabla, con las cifras en columna y en el orden indicado.

- Todos los productos alimenticios, incluidos los que producen las empresas de catering, así como los comercializados a distancia (venta *on line*), deben incluir obligatoriamente esta información en el formato indicado.

- Están exentos de incorporar esta información los productos sin transformar o curados que incluyen un solo ingrediente; el agua, la sal, las especias, té, vinagres, aditivos alimentarios, bebidas con grado alcohólico volumétrico superior al 1,2% y los alimentos en envases cuya superficie mayor es inferior a 25 cm² (mermeladas y mantequillas de hostelería).

*Fuente: Reglamento (UE) 1169/2011 sobre el etiquetado de alimentos.

# Etiquetado norteamericano (*nutrition facts*)

Recientemente, la Administración de Alimentos y Medicamentos de EE.UU. (FDA por sus siglas en inglés) ha rediseñado, después de más de veinte años, el etiquetado nutricional, introduciendo una serie de innovaciones, tanto de diseño como de contenido, según la información científica actualizada.

Los principales cambios se refieren a los siguientes aspectos:

- **Tamaño de las porciones**: Aparece en primer lugar, en letra grande y negrita. El tamaño de estas porciones se ajusta a la cantidad media que los norteamericanos suelen comer y beber y se adecúa al tipo de alimento: una rebanada, una cucharada, una taza (132 g), un frasco, etc., seguido de la cantidad expresada en gramos (g). Tal y como recuerdan desde la FDA, el tamaño de la porción no es una recomendación de cuánto hay que comer, y un paquete de comida puede contener más de una porción. Además, algunos envases también pueden incluir una etiqueta con dos columnas: en una se enumera la cantidad de calorías y nutrientes de una porción y en la otra se ofrece esta información para todo el paquete.

- **Importancia de las calorías**: Este dato figura en letras más grandes y en negrita, con el objetivo de que la información resulte más útil (en el contexto de la epidemia de obesidad que sufre la sociedad norteamericana, entre otras).

- **Máximos y mínimos del valor diario porcentual**: El valor diario porcentual (% DV, por sus siglas en inglés) es una medida utilizada en las guías alimentarias norteamericanas que indica cuánto contribuye un nutriente en una porción de alimento a una dieta diaria total, lo que ayuda a determinar si una porción de comida tiene un contenido de nutrientes alto o bajo. Se trata de cantidades de referencia (en gramos, miligramos o microgramos) de nutrientes para consumir o no exceder cada día.

- **Información actualizada de nutrientes**: En el etiquetado propuesto por la FDA se han eliminado las calorías que aportan las grasas, pues, de acuerdo a la evidencia científica más reciente, es más importante el tipo de grasa consumida que la cantidad de la misma. Asimismo, las vitaminas A y C ya no figuran obligatoriamente en la etiqueta, ya que el déficit de ambas es casi una rareza hoy en día.

Por el contrario, se añade información sobre otros nutrientes, como los azúcares añadidos, incluyendo los que se agregan durante el procesado de alimentos (como sacarosa o dextrosa), azúcar de mesa, azúcares de jarabes y miel, jugos concentrados de frutas o verduras. También se incluyen datos sobre la vitamina D y el potasio, ya que la población norteamericana no siempre obtiene las cantidades adecuadas de estos nutrientes. Por la misma razón, el calcio y el hierro se mantienen en la etiqueta.

# CARACTERÍSTICAS DEL ETIQUETADO DE ALGUNOS ALIMENTOS Y NUTRIENTES

**Huevos**: De acuerdo con la normativa de la Unión Europea, los envases de los huevos de categoría A (tanto los que llegan a las tiendas como los que se venden al por mayor) deben aportar las siguientes informaciones en su etiquetado:

- Fecha de consumo preferente: día y mes.
- Clase según el peso: S, M, L o XL o «huevos de distinto tamaño» o expresión similar.
- Identificación de la empresa que haya embalado o comercializado los huevos (nombre o razón social y dirección).
- Código del centro de embalaje (número de registro sanitario).
- Forma de cría de las gallinas (en jaula, en suelo, camperas o de producción ecológica).
- Explicación del código marcado en la cáscara, con la siguiente mención: forma de cría de las gallinas (primer dígito), estado miembro de la UE de la producción (las dos letras siguientes) y granja de producción (resto de dígitos).
- Categoría de calidad: Letra «A» combinadas o no con la palabra «frescos».
- Consejo de conservación: Generalmente se indica a los consumidores que conserven los huevos en el frigorífico.

**Azúcares**: Suele ser uno de los aspectos más difíciles de interpretar en los etiquetados. Aunque es frecuente —al menos en el caso europeo— que en el apartado de los hidratos de carbono haya un desglose bajo el epígrafe «de los cuales azúcares», aún no se especifica cuáles de ellos son naturales y cuáles añadidos. Para saberlo habría que especificar qué cantidad de azúcar natural tienen cada alimento per se y restarlo al total que refleja la etiqueta (un recurso poco factible en la práctica diaria). Las autoridades y organismos están trabajando en iniciativas que permitan que, simplemente mirando la etiqueta, sepamos qué cantidad y tipo de azúcar se está consumiendo, más allá del porcentaje general.

**Grasas**: En países como EE.UU., la etiqueta refleja el porcentaje de los valores diarios de las grasas —y del resto de los nutrientes— aportados por los alimentos para comprobar si estos tienen un alto o bajo nivel de dicho nutriente:

- Un 5% DV o menos se considera una fuente baja de grasa saturada.
- Un 20% DV o más es una fuente alta de grasa saturada.

Respecto al resto de las grasas, en la mayoría de los etiquetados se diferencia entre los dos tipos de grasas no saturadas: la monoinsaturada y la poliinsaturada. La recomendación es optar por los alimentos que contengan estos dos tipos de grasas, que son, con diferencia, más saludables que las saturadas.

**Legumbres**: En el caso de la normativa española, las legumbres siempre tienen que estar etiquetadas, tanto si se venden a granel como envasadas. La etiqueta debe incluir obligatoriamente:

- Nombre del producto (garbanzo, lenteja, alubia...) generalmente acompañado de la variedad (lenteja pardina, garbanzo castellano...).
- Categoría comercial: «extra», «primera», «segunda»...
- Contenido neto (en el caso de las legumbres envasadas).
- Fecha de envasado y consumo preferente.

**Bebidas alcohólicas**: Las leyes suelen exigir que en las etiquetas de las bebidas alcohólicas conste la graduación alcohólica de etanol. La graduación alcohólica se suele indicar en el etiquetado de la botella en tantos por ciento volumétricos: vol. 27 %, vol. 42 %, etc.

**Refrescos carbonatados**: En el caso de la FDA, el etiquetado de estas bebidas incluye el tamaño de la porción y los nutrientes que esta proporciona: calorías, grasa total, sodio, hidratos de carbono totales, azúcares (si están presentes) y proteínas. Si en la etiqueta aparece una declaración de contenido de nutrientes —por ejemplo, «muy bajo en sodio»—, la ley norteamericana obliga al fabricante a agregar la frase: «No es una fuente significativa de...», completándola con los nombres que están presentes solo en niveles insignificantes.

El etiquetado de estos productos, además, debe incluir en el envase una serie de informaciones adicionales:

- Nombre y dirección del fabricante, envasador o distribuidor.
- La cantidad de refresco carbonatado.
- Todos los ingredientes, enumerados por orden de predominio de peso. Esto significa que el ingrediente que pesa más (en este caso suele ser el agua carbonatada) aparece en primer lugar, seguido del resto.
- Conservantes químicos, junto a la función que desempeñan: «conservante», «para retardar el deterioro», «para ayudar a proteger el sabor», etc.
- Los refrescos dietéticos carbonatados que contienen fenilalanina también

deben incluir la declaración: «Fenilcetonúrico: contiene fenilalanina». Este dato es importante para las personas que padecen fenilcetonuria, un trastorno genético en el que el cuerpo es incapaz de procesar ese aminoácido.

**Productos congelados**: La información contenida en el etiquetado depende del producto y su envasado, y también de la normativa vigente en el país en cuestión. La categoría de congelados es muy diversa, por lo que puede variar según el tipo de producto. De forma orientativa, estos son algunos de los datos que deben aparecer, según las distintas normativas:

- Denominación del alimento.
- Lista de ingredientes (cuando el producto incluye varios de ellos: ensaladillas, salteados, menestras…). No es necesario si el producto tiene un solo ingrediente y el propio nombre del producto ya indica qué es.
- Ingredientes que produzcan alergias o intolerancias: resaltando con tipografía distinta en la lista de ingredientes.
- Cantidad de determinados ingredientes: Si en la denominación del producto, o las imágenes que contenga el embalaje se destaca algún ingrediente concreto, debe indicarse el porcentaje en la lista de ingredientes. Por ejemplo: en unas croquetas de jamón, debe indicarse el porcentaje en el que incluye este ingrediente.
- Cantidad neta: El peso ya escurrido.
- Fecha de caducidad y fecha de congelación. Este dato es necesario en la carne, preparados cárnicos y productos de la pesca no transformados congelados.
- Condiciones especiales de conservación y/o las condiciones de utilización.
- Modo de empleo.
- Información nutricional: Si es un producto elaborado.

**Alimentos funcionales, enriquecidos y fortificados**: Según la legislación de la Unión Europea, cuando un producto está enriquecido con un nutriente determinado —fibra, vitaminas A o D, omega 3…—, el envase debe contener obligatoriamente el etiquetado nutricional, indicando el aporte real del producto en ese componente (generalmente en forma de porcentaje). En cuanto al etiquetado, la presentación y la publicidad, la legislación europea determina que no pueden atribuirse al producto propiedades preventivas, de tratamiento o curativas.

**Conservas**: De acuerdo con las pautas del Centro de Información de la Conserva Enlatada (España), el etiquetado de estos productos debe incluir toda la información tanto de las características del alimento como de la forma de preparación. La etiqueta puede ser de papel, ir litografiada en la propia lata o en el envase de cartoncillo que acompaña a muchas conservas, y en ella deben indicarse los siguientes datos: el peso neto (el del producto contenido en el envase) y el peso escurrido (el peso sin el líquido), la fecha de consumo preferente, el volumen del contenido de la lata, los ingredientes (se enumeran de mayor a menor cantidad), el número de lote o el código de barras. En algunas conservas se incluye una tabla con el valor nutricional sobre la base de 100 gr de producto. Otro dato importante son las instrucciones para prepararla de forma adecuada o las recomendaciones de uso.

# FECHADO DE LOS PRODUCTOS ALIMENTICIOS

En el etiquetado de los alimentos se suelen encontrar dos tipos de fechas: la de caducidad y la de consumo preferente.

**Fecha de caducidad**: Indica la fecha hasta la cual el alimento puede consumirse de forma segura. Aparece en los que tienen una vida muy corta, como el pescado fresco o la carne picada. En las etiquetas de estos productos debe quedar reflejado obligatoriamente este dato, bajo la leyenda: «Fecha de caducidad», seguido del día y el mes (y eventualmente el año) de caducidad. A partir del día siguiente al señalado, está prohibida su venta y tampoco debe consumirse. En el caso de la carne y los productos de pesca congelados se tiene que incluir la «Fecha de congelación».

**Fecha de consumo preferente**: La fecha de consumo preferentemente la incluyen los productos de media y larga vida (conservas, por ejemplo), e indica el momento hasta el que pueden garantizarse todas sus propiedades. Debe figurar junto a las condiciones de conservación y almacenamiento, y se indica con la frase «Consumir preferentemente antes del» seguido del día/mes/año, o «Consumir preferentemente antes del fin de…» seguido del mes/año o solo del año. Pasada la fecha de «Consumo preferente» el alimento sigue siendo seguro siempre que se respeten las instrucciones de conservación y su envase no esté dañado. Sin embargo, hay que tener en cuenta que puede empezar a perder su sabor y textura característicos.

Hay una serie de alimentos que no están obligados a indicar el dato de la fecha de duración. Veamos cuáles son:

- Frutas y hortalizas frescas sin procesar.
- Productos de panadería de consumo inmediato.
- La sal de cocina.
- Los vinos.
- Los vinagres.
- El azúcar.
- Los productos de confitería elaborados casi de forma exclusiva con azúcar o los chicles.

En el caso de EE.UU., salvo las fórmulas infantiles, la ley o normativa general no obliga a que los fabricantes incluyan en las etiquetas la fecha de elaboración y vencimiento según la calidad del alimento. Asimismo, no existen descripciones uniformes ni aceptadas internacionalmente, de ahí que haya una amplia variedad de frases utilizadas para el fechado de productos. Ante esta situación, la FDA respalda los esfuerzos que está llevando a cabo la industria alimentaria para conseguir que la frase «Consumir preferentemente antes del» se transforme en la leyenda estándar para indicar la fecha en la que un producto alimenticio ofrece el mejor sabor y calidad. Pasada esta fecha, se insta a los consumidores a que examinen los alimentos para detectar señales de su deterioro o descomposición: cambio de color, consistencia o textura, por ejemplo.

# INTERPRETACIÓN DEL ETIQUETADO

## Según el contenido en azúcares

- **Alto y bajo en azúcar**: Como regla general, se considera que un alimento es alto en azúcar cuando la cifra de azúcares totales por 100 g es mayor a 22 g, mientras que si el contenido es de 5 g o inferior por 100 g se considera que el producto es bajo en azúcar.

  En el caso de los líquidos, se considera que tienen un «bajo contenido en azúcares» cuando no llegan a los 2,5 g de azúcares por 100 ml.

- **«Sin azúcares» o «sugar free»**: No quiere decir que no contengan nada de este nutriente, sino que es la denominación que se da cuándo un producto contiene menos de 0,5 g de azúcares por 100 g o 100 ml.

- **«Sin azúcares añadidos»**: Significa que al alimento no se le ha añadido ningún tipo de azúcar. Eso significa que en su proceso de elaboración no se le ha añadido ningún azúcar simple y que el producto contiene azúcares naturales, lo que no significa que su contenido total de azúcar sea cero.

- **«Zero»**: Tal y como se refleja en el valor nutricional de su etiqueta, estos productos tienen, efectivamente, cero azúcares (y la mayoría de ellos también aportan cero calorías). Al analizar la declaración de ingredientes puede comprobarse que su sabor dulce se debe a la inclusión de edulcorantes acalóricos (acesulfamo-K, aspartamo y ciclamato) en su composición.

## Según el aporte de calorías

- **«Light»**: Esta denominación se refiere a los productos que tienen un 30 % de calorías respecto al alimento o bebida original o de referencia.

- **«Bajo valor energético» (o «bajo contenido calórico»)**: Se aplica a productos que no contienen más de 40 kcal por 100 g en el caso de los sólidos y de 20 kcal por cada 100 ml en los líquidos.

- **«Sin aporte energético»**: Término que designa a los productos (bebidas) que no contienen más de 4 kcal por cada 100 ml.

- **«Valor energético reducido»**: Cuando la cantidad de calorías que aporta un alimento es un 30 % menor que el valor energético del producto original.

## Según el contenido en grasas

- **«Sin grasa»**: El alimento no puede contener más de 0,5 g de este nutriente por cada 100 g o 100 ml. La UE aclara que se prohíbe que un producto se distribuya como «X % sin grasa» por considerar que podría confundir al consumidor.

- **«Bajo en grasas»**: El producto no puede contener más de 3 g por cada 100 g en los sólidos y 1,5 g por cada 100 ml en los líquidos.

## Según el contenido en fibra

- **«Integral»**: Aquel alimento que está «elaborado 100 % con harina integral», esa es la fórmula habitual, que no es lo mismo que estar fabricado con harina 100 % integral, ya que en ese caso, supondría que en sus ingredientes podría contener, además de la harina totalmente integral, harina refinada.

  Las legislaciones pertinentes determinan qué cantidad mínima de harina integral debe contener un producto para que pueda calificarse de «integral». Por ejemplo, en España, la norma al respecto (Real Decreto 1137/1894) establece que puede denominarse integral un pan elaborado con harina refinada y al que se ha añadido salvado, aunque en realidad no contenga nada de harina integral. También puede haber un «pan integral de cereales» que contenga solo un 35 % de harina integral.

- **«Fuente de fibra»**: Aquel alimento que contiene 3 g de fibra por cada 100 g de producto.

- **«Alto contenido en fibra»**: Se usa esta fórmula cuando un alimento aporta 6 g de fibra por cada 100 g de producto. Sin embargo, su elevado contenido en fibra no significa que sea un «producto integral» porque puede que no se le haya añadido salvado, por ejemplo.

## Otras especificaciones

- **«Sin gluten»**: El gluten es una sustancia que se produce naturalmente en el trigo, el centeno, la cebada y las mezclas de estos cereales. Proporciona al pan y a otros productos a base de cereales su forma, consistencia y textura. Los alimentos que habitualmente lo contienen son panes, pasteles, cereales, pastas y otros productos a base de cereales, que no son aptos para las personas celiacas (intolerancia al gluten). Según la normativa de la FDA, para que un alimento lleve la etiqueta de «sin gluten», debe contener menos de 20 partes por millón (ppm) de gluten, que es el nivel más bajo de esta sustancia que puede detectarse en los alimentos mediante métodos analíticos validados científicamente. Otros países y organismos internacionales utilizan criterios similares.

- **«Sin lactosa»**: Aquellos productos alimenticios que acrediten ausencia de lactosa (azúcar natural presente en la leche y derivados). Es decir, cuando esta sustancia es inferior al 0,01% de lactosa. Los productos con «Bajo contenido en lactosa» son aquellos con contenidos en lactosa residual medible y que se sitúan por debajo del 1%.

- **«Fuente de proteínas»**. Aquellos alimentos en los que un 12% del aporte energético proviene de las proteínas. En los que se indica un «alto contenido en proteínas», al menos el 20% de su aporte calórico procede de este macronutriente.

- **Contenido en sal**. Se considera que un alimento aporta «mucha sal» cuando tiene 1,25 g o más de sal por cada 100 g, y que tiene «bajo contenido en sal» cuando contiene 0,25 g (o menos) de sal por cada 100 g de alimento. Otra forma de reflejar el contenido es la leyenda «bajo contenido en sal» o «sal reducida». En cualquier caso, es importante, para conocer el dato concreto, consultar los niveles de sodio en la etiqueta.

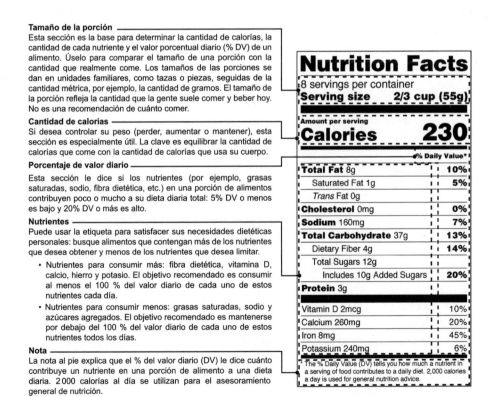

**Tamaño de la porción**

Esta sección es la base para determinar la cantidad de calorías, la cantidad de cada nutriente y el valor porcentual diario (% DV) de un alimento. Úselo para comparar el tamaño de una porción con la cantidad que realmente come. Los tamaños de las porciones se dan en unidades familiares, como tazas o piezas, seguidas de la cantidad métrica, por ejemplo, la cantidad de gramos. El tamaño de la porción refleja la cantidad que la gente suele comer y beber hoy. No es una recomendación de cuánto comer.

**Cantidad de calorías**

Si desea controlar su peso (perder, aumentar o mantener), esta sección es especialmente útil. La clave es equilibrar la cantidad de calorías que come con la cantidad de calorías que usa su cuerpo.

**Porcentaje de valor diario**

Esta sección le dice si los nutrientes (por ejemplo, grasas saturadas, sodio, fibra dietética, etc.) en una porción de alimentos contribuyen poco o mucho a su dieta diaria total: 5% DV o menos es bajo y 20% DV o más es alto.

**Nutrientes**

Puede usar la etiqueta para satisfacer sus necesidades dietéticas personales: busque alimentos que contengan más de los nutrientes que desea obtener y menos de los nutrientes que desea limitar.

- Nutrientes para consumir más: fibra dietética, vitamina D, calcio, hierro y potasio. El objetivo recomendado es consumir al menos el 100 % del valor diario de cada uno de estos nutrientes cada día.

- Nutrientes para consumir menos: grasas saturadas, sodio y azúcares agregados. El objetivo recomendado es mantenerse por debajo del 100 % del valor diario de cada uno de estos nutrientes todos los días.

**Nota**

La nota al pie explica que el % del valor diario (DV) le dice cuánto contribuye un nutriente en una porción de alimento a una dieta diaria. 2 000 calorías al día se utilizan para el asesoramiento general de nutrición.

## Nutrition Facts

8 servings per container

**Serving size**     **2/3 cup (55g)**

**Amount per serving**

**Calories**       **230**

| | % Daily Value* |
|---|---|
| **Total Fat** 8g | **10%** |
| Saturated Fat 1g | **5%** |
| *Trans* Fat 0g | |
| **Cholesterol** 0mg | **0%** |
| **Sodium** 160mg | **7%** |
| **Total Carbohydrate** 37g | **13%** |
| Dietary Fiber 4g | **14%** |
| Total Sugars 12g | |
| Includes 10g Added Sugars | **20%** |
| **Protein** 3g | |
| Vitamin D 2mcg | **10%** |
| Calcium 260mg | **20%** |
| Iron 8mg | **45%** |
| Potassium 240mg | **6%** |

* The % Daily Value (DV) tells you how much a nutrient in a serving of food contributes to a daily diet. 2,000 calories a day is used for general nutrition advice.

Etiqueta con los valores de nutrición de los alimentos. FDA U.S Food and Drug Administration.

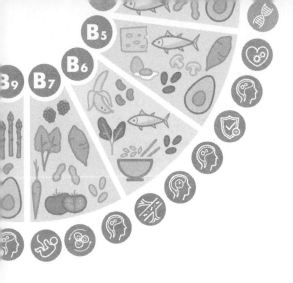

# SELECCIÓN Y COMPRA

## PAUTAS GENERALES PARA ADQUIRIR ALIMENTOS

La FDA y otros organismos internacionales ofrecen una serie de pautas generales a tener en cuenta al adquirir los alimentos en mercados y supermercados. Veamos cuáles son:

- No comprar carnes, aves, pescados o mariscos que estén en paquetes que contengan daños o derrames.
- No adquirir una lata o paquete roto, abollado o que gotee.
- Evitar comprar huevos en cartones dañados o con la cáscara rota.
- En el carrito de la compra, separar las carnes, las aves de corral, los pescados y mariscos y los huevos en bolsas de plástico si es posible, y evitar que estén en contacto con frutas, verduras, cereales y otros alimentos.
- En el momento de pagar, poner las carnes, aves de corral, pescados y mariscos en recipientes y bolsas de plástico selladas antiderrames.
- Es conveniente adquirir los alimentos perecederos al final de la compra, e ir directamente del establecimiento al domicilio.
- No comprar alimentos refrigerados que hayan caducado o de consumo preferente.
- Evitar adquirir alimentos congelados cuyos paquetes muestren que la comida en el interior puede haberse derretido y luego vuelto a congelar.
- Trasportar los alimentos refrigerados y congelados en bolsas o recipientes térmicos. La comida fría debe, además, empaquetarse con hielo (seco o húmedo), para asegurar que se mantenga a menos de 4°C, mientras que la comida caliente debe envolverse y colocarse en un recipiente térmico para conservar el calor (a unos 60°C).

# PAUTAS DE COMPRA PARA ALIMENTOS CONCRETOS

**Frutas y verduras:** En ambos grupos de alimentos es importante comprobar que las piezas que se adquieren no estén magulladas ni dañadas. Cuando se trate de frutas y verduras previamente cortadas (fruta en rodajas o taquitos, ensaladas verdes en bolsas), hay que escoger solo aquellos productos que estén refrigerados o con hielo. Es preciso que estos alimentos estén en bolsas separadas de otros como la carne, los pescados y mariscos.

**Frutas:** Tal y como se recoge en el Código Alimentario Español (CAE), las frutas frescas se presentan enteras, sanas y limpias para el consumo, exentas de humedad y sin ningún sabor u olor extraño. Su aspecto y desarrollo deben ser adecuados a la variedad, estación y zona de producción.

La fruta sana es aquella que no presenta señales evidentes de haber sido atacada por hongos, bacterias, virus, insectos, ácaros, etc., o de haber recibido algún golpe que afecte a su integridad.

En la mayoría de las frutas, es preciso fijarse en la piel para determinar su estado, ya que los golpes o irregularidades en su superficie pueden indicar la entrada en su interior de insectos o microorganismos no perceptibles a simple vista.

**Verduras:** Las recomendaciones respecto a la selección de las más adecuadas son similares a las de las frutas. Veamos algunas peculiaridades a tener en cuenta en algunos tipos específicos:

- **Alcachofa:** Se consume fresca, enlatada o congelada, aunque lo mejor es tratarla lo menos posible para evitar la pérdida de micronutrientes. A la hora de comprarlas es conveniente seleccionar las más gordas y pesadas, con las yemas gruesas, compactas, bien formadas y de color verde claro. Las alcachofas con la punta redondeada tienen menos pelos que las puntiagudas.

- **Brécol:** La pieza que está en óptimas condiciones presenta racimos pequeños y compactos, de color verdemorado brillante y el tallo firme y bien cortado. Por el contrario, hay que rechazar los ejemplares blandos, con las flores abiertas o que presenten un color amarillento.

- **Tomates:** Se aconseja palpar cada pieza para comprobar su firmeza (aunque esto no siempre es posible): si se nota blando y acuoso al tacto, lo más probable es que esté soso o excesivamente maduro en su interior. Cuanto más lisa y suave sea la piel mejor calidad tendrá el tomate; cualquier mancha es un indicio de que está deteriorado.

- **Lechuga:** Hay que optar por las de color más oscuro, ya que resultan mucho más nutritivas. Sus hojas deben ser firmes, crujientes y de color brillante. En las modalidades iceberg o romana, es preciso que sus hojas sean tiernas pero firmes. Cuando se trata de otras variedades, las hojas deberían ser más blandas, sin llegar a estar marchitas.

- **Pimientos**: Lo mejor es decantarse por aquellos que sean duros, carnosos y pesados; la piel debe ser brillante, lisa, lustrosa y libre de golpes o magulladuras (la presencia de manchas o arrugas significa que han estado almacenados durante mucho tiempo, con la consiguiente pérdida de nutrientes). El tallo ha de ser verde, firme y crujiente.

- **Boniato/batata/camote**: Hay que fijarse en que las piezas no tengan raíces salientes (lo que comúnmente se llama «hijos»).

- **Setas**: Las cualidades de este alimento y su contenido en nutrientes se reduce bastante cuando se envasan para la conserva, siendo por tanto las frescas las que mejor mantienen sus propiedades.

**Legumbres**: Para apreciar su calidad, siempre es preferible comprar las legumbres a granel o en un envase transparente. Es necesario rechazar todas aquellas que estén picadas con agujeros circulares o que tengan puntitos oscuros u orificios en forma de media luna en los cantos (suele ser señal de parásitos). Las legumbres de buena calidad tienen la piel limpia, brillante y sin arrugas, y al cocinarlas se cuecen de manera uniforme.

Las legumbres en crudo y envasadas se venden en paquetes de distinto tamaño. En cuanto a las cocidas, también pueden encontrarse envasadas, generalmente en tarros de cristal.

**Huevos**: La normativa de comercialización suele establecer las distintas clases de huevos en función de su peso (S, M, L y XL, en el caso de España), pero también es posible encontrar huevos en el mercado mezclados o sin clasificar, vendidos por precio neto. En este caso, deben llevar una indicación del tipo «huevos de distintos tamaños» y reflejar el peso neto mínimo.

En cuanto a la caducidad, en el caso de la Unión Europea, hay una fecha de consumo preferente de los huevos establecida de 28 días desde la fecha de la puesta y que, en la práctica, significa que ese es el periodo o plazo máximo en el que puede considerarse que los huevos son frescos. La fecha de consumo preferente debe indicarse obligatoriamente en el envase con las fórmulas «consumo preferente» o «consumir preferiblemente antes de». No es obligatorio que los huevos lleven marcada en la cáscara la fecha de consumo preferente (aunque algunos productores la incluyen de forma voluntaria), pero sí deben llevar el código identificativo de la granja de origen.

Siempre hay que evitar comprar huevos con la cáscara rota o que están pegados al envase. La cáscara es un garante de seguridad (está revestida por una película protectora natural que impide que los microorganismos penetren). El hecho de que la cáscara esté rota implica que alguna bacteria ha podido pasar al interior.

**Conservas**: Es importante verificar que la lata no presenta ninguna anomalía: si los dos fondos están ligeramente cóncavos (inclinados hacia el interior), se puede consumir, mientras que hay que desechar la lata si uno o ambos fondos están abombados.

**Aceite:** Lo aconsejable es comprarlos en establecimientos en los que no estén expuestos de forma directa e intensa a la luz y el calor. Una vez en casa, lo ideal es protegerlos de la luz guardándolos en un armario. Para el envasado (sobre todo si se compra en garrafas a granel, que suelen ser de plástico), lo mejor es utilizar botellas de vidrio oscuro.

El grado de acidez es uno de los parámetros que se tienen en cuenta al establecer los criterios de calidad de los distintos tipos de aceite de oliva virgen. La acidez mide la cantidad de los ácidos grasos libres —en su mayoría ácido oleico— que hay en el aceite y que viene determinada por factores como la calidad de la aceituna, las condiciones de la recolección o el proceso de extracción y almacenamiento. Cuanto menor sea la acidez, más calidad tiene el aceite de oliva. Según este parámetro, en el mercado pueden encontrarse distintas modalidades de aceite de oliva:

- Aceite de oliva virgen extra: Su acidez debe ser menor o igual a 0,8 grados.
- Aceite de oliva virgen: Su acidez debe ser menor o igual a 2 grados.
- Todos los aceites vírgenes con acidez mayor de 2 grados son clasificados como lampantes.

Contrariamente a una creencia muy extendida, el grado de acidez del aceite no tiene nada que ver con la intensidad de su sabor. Existen muchos aceites virgen extra de sabor intenso y afrutado con un grado de acidez muy bajo (inferior a 0,2 %).

**Cereales:**

- **Harinas:** Un elemento a tener en cuenta al comprar este producto son los distintos tipos que existen según diferentes criterios. El principal es según el tipo de cereal del que procede (maíz, trigo, espelta…). En el contexto de los países europeos, la clasificación se hace también según el término de «fuerza», que está relacionado con la cantidad de proteínas que tiene la harina: cuantas más proteínas tenga, es más fuerte y puede absorber más líquidos, así como resistir mejor el proceso de fermentación.

  Según esta clasificación, la legislación de los países europeos divide la harina en cuatro categorías:

    o Harinas de gran fuerza o extrafuerte.
    o Harinas de fuerza o fuerte.
    o Harinas de media fuerza o panificables.
    o Harinas débiles o flojas.

  En América Latina, la clasificación de las harinas no se hace en base a su fuerza sino al grado de pureza, empleando para ello una escala entre un (0) y cuatro (0000) ceros:

    o Harinas 0: Son las de gran fuerza, es decir, que tienen una alta cantidad de proteínas, por lo que se usan principalmente en repostería. Son también las menos refinadas.

- Harinas 00: Se trata de harinas de media fuerza, con una cantidad importante de proteínas, lo cual repercute en la formación del gluten. Se usan para preparar panes y es la más habitual en la elaboración de pastas.

- Harinas 000: Similares a las 00, se emplean en la preparación de panes y otros alimentos en los que se usa levadura. También se usa frecuentemente para elaborar pizzas.

- Harinas 0000: Son las más refinadas y con menos impurezas, así como las más débiles o flojas. También se usan en las preparaciones de repostería.

- **Otros cereales**: En todos en general y en el caso de la avena en particular (debido a su mayor contenido graso respecto a otros cereales), es conveniente adquirirlos envasados al vacío o protegidos por envases de cartón. Una vez abierto, el paquete debe conservarse en la nevera y consumirse lo antes posible.

## Pescados y mariscos:

- **Pescados**: Los ojos son el mejor indicativo de la frescura de la pieza: deben ser brillantes, transparentes y, sobre todo, saltones. También hay que comprobar que las agallas sean rojas, de un color burdeos, bien separadas en láminas; y que la piel esté húmeda, con las escamas bien adheridas, y el cuerpo rígido. El olor es otro indicio determinante de frescura: debe desprender un ligero aroma a mar (un olor similar al del amoniaco es indicativo de que el pez no está en buen estado).

- **Mariscos**: Aunque cada ejemplar tiene su temporada, los mejores meses para consumir marisco son los que tienen «erre» (entre noviembre y marzo). Es recomendable comprarlos siempre vivos, sobre todo los moluscos. Deben estar sometidos a una temperatura constante en expositores inclinados para evitar su contacto con líquidos contaminantes, y llevar una etiqueta que indique el nombre comercial de la especie, la categoría de frescura y la procedencia.

  Hay una serie de signos que garantizan la frescura de las distintas especies:

  - Los crustáceos vivos deben mover las patas y doblar la cola con violencia al golpearles el tórax. Los langostinos y gambas deben tener ojos negros muy brillantes, y un cuerpo tenso y consistente. Los cocidos han de tener las patas pegadas al cuerpo y estas no deben ser flácidas ni poderse arrancar con facilidad. Los de cuerpo redondo (centollos, nécoras) deben tener un caparazón brillante. Los de cuerpo alargado (gambas, cigalas, langosta) deben tener un color rosado.

o Los bivalvos deben estar cerrados y tener agua (clara y con olor a mar) en su interior: cuanta más agua, mayor frescura. Es preciso desechar los que tengan las conchas abiertas o rotas.

o Los cefalópodos frescos deben tener la superficie brillante, una coloración viva, cuerpo terso y piel adherida a la carne (blanca nacarada). Cuanto más frescos, más difícil es cortarlos, y los tentáculos ofrecen resistencia al desprendimiento. Nunca deben presentar una mucosidad esponjosa en la superficie.

**Alimentos congelados:** La oferta es amplia y variada, y las estadísticas demuestran que el consumo de estos productos se ha disparado a nivel mundial debido tanto a la comodidad como a la calidad y seguridad que ofrece esta opción. Estas son algunas cuestiones a tener en cuenta al adquirirlos:

• Elegir un establecimiento que ofrezca las máximas garantías. Algunos datos pueden ser muy indicativos en este sentido: las vitrinas expositoras no deben estar sobrecargadas de alimentos; las distintas categorías han de estar claramente identificadas y delimitadas entre sí, y tiene que haber un termómetro visible, que indique en cada momento la temperatura del interior del expositor (que nunca debe ser superior ni inferior a los 18 °C).

• Los productos deben estar totalmente rígidos y su embalaje en perfecto estado, bien cerrado y sin escarcha.

• Es recomendable utilizar una bosa isotérmica para su traslado al hogar, sin introducir en esa bolsa ningún alimento distinto a los congelados (aunque sea refrigerado), ya que puede elevar la temperatura de ese microambiente, adecuar el tamaño de la bolsa a la cantidad de productos que se van a adquirir: cuanto más llena esté la bolsa de productos congelados, mejor se conserva el frío.

• Procurar que la llegada al hogar no dure más de una hora, y una vez en él, introducir lo antes posible los productos congelados en el congelador.

• Priorizar siempre los productos con más antigüedad de compra y que llevan más tiempo en el congelador.

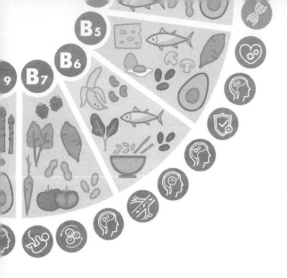

# ALMACENAMIENTO Y CONSERVACIÓN

Una vez adquiridos los alimentos, deben tenerse en cuenta una serie de recomendaciones a la hora de guardarlos para asegurar su conservación. Veamos cuáles son esas pautas en función de si el producto o alimento necesita o no refrigeración para su conservación.

- Alimentos con refrigeración:

    o Mantener los productos agrícolas (frutas, verduras, cereales, legumbres...) y otros alimentos listos para consumir separados de la carne, el pescado, los mariscos y los huevos en la nevera.

    o No sacar los huevos del cartón ni colocarlos en la puerta de la nevera.

    o Refrigerar los alimentos dentro de las dos horas posteriores a la compra o una hora si la temperatura ambiente es superior a 30-32 °C.

    o Congelar las carnes, pescados y mariscos si no está previsto consumirlos en los próximos días.

- Alimentos sin refrigeración:

    o Guardar las bolsas, cajas, latas y botes de los alimentos no perecederos sin abrir en un lugar fresco y seco.

    o En el caso de los alimentos que llevan un tiempo almacenados, es preciso recordar que el óxido, las abolladuras y las protuberancias en las latas son señales de que no están en condiciones de ser consumidos. Hay que eliminar las latas que presenten daños o escapes, los botes con tapas sueltas o dobladas y todo alimento que desprenda mal olor.

    o También hay que fijarse en la envoltura y limpiar el empaquetado de los alimentos antes de abrirlos, incluidas las cajas, los recipientes y las tapas de botes y latas, pues los potenciales contaminantes pueden pasar de la superficie al interior de los alimentos almacenados.

# PAUTAS DE CONSERVACIÓN PARA ALIMENTOS CONCRETOS

**Frutas y verduras**: En algunos mercados pueden encontrar frutas y verduras que indican en el paquete: «lavadas previamente» (pre-washed). Las que no aporten esta información siempre deben enjuagarse con agua corriente y secarse con papel de cocina o un escurridor de ensaladas. También hay que lavar los vegetales de cáscara dura, como el melón o el aguacate, para evitar que los agentes contaminantes que puedan estar en ellas pasen al interior del alimento al pelarlo o cortarlo. Siempre hay que eliminar las piezas que presentan golpes, magulladuras o manchas. En el caso concreto de las verduras, veamos una serie de recomendaciones específicas:

- **Alcachofa**: Es conveniente almacenarlas en un lugar lo más fresco posible. Si se meten en una bolsa de plástico y se guardan en la nevera pueden conservarse durante una semana.

- **Brécol**: Puede almacenarse sin lavarlo (para evitar la aparición de moho) en bolsas de plástico perforadas dentro de la zona de la nevera destinada a las verduras. Si no se guarda en el frigorífico se vuelve excesivamente fibroso. El periodo de conservación es de 35 días.

- **Tomates**: En caso de que no estén excesivamente maduros pueden dejarse a temperatura ambiente (siempre que no les dé el sol) o envolverse en papel de periódico y dejarlos reposar dos o tres días en un lugar seco y oscuro (un armario o una despensa). Antes de utilizarlos es preciso lavarlos siempre con abundante agua, para eliminar cualquier rastro de germen. Después de secarlos, lo mejor es colocarlos dentro del cajón destinado a los vegetales de la nevera, lo más separados posible unos de otros, ya que de esta forma se conservan mejor.

- **Lechuga**: Se deben eliminar todos los envoltorios que impidan que la lechuga pueda respirar, así como retirar las hojas que están en mal estado para que no estropeen el resto. La forma de guardarla en la nevera es envuelta en un paño fino y bien limpio o dentro de una bolsa de plástico fino. Una peculiaridad respecto a su conservación es evitar almacenarla junto a las manzanas, las peras o los plátanos, ya que estas frutas, al madurar, desprenden gas etileno natural, el cual hace que las lechugas se pudran con mayor rapidez.

- **Berenjena**: Para cortarla y/o manipularla es preciso utilizar cuchillos de acero inoxidable, pues el metal acelera las reacciones de las enzimas que contiene, provocando la aparición de la coloración marrón.

- **Puerro**: Antes que nada es necesario comprobar que no tiene tierra en su interior, y para ello debemos separar la parte blanca de la verde, retirar la primera capa y hacer una cruz en los extremos con la ayuda de un cuchillo antes de lavarlo debajo del grifo.

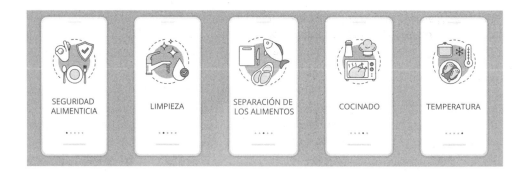

SEGURIDAD ALIMENTICIA · LIMPIEZA · SEPARACIÓN DE LOS ALIMENTOS · COCINADO · TEMPERATURA

- **Pimientos**: Se recomienda guardarlos en el frigorífico y, a ser posible, dentro de una bolsa de plástico perforada; de esta forma se conservan hasta 15 días. Una vez asados y pelados también pueden congelarse, escaldándolos previamente en agua hirviendo durante unos tres minutos.

- **Boniato/batata/camote**: Fuera de la nevera, deben conservarse en un lugar sin luz ni humedad. En estas condiciones se conservan en buen estado durante 7-10 días.

- **Setas**: Antes de cocinarlas es preciso limpiarlas para evitar que tengan restos de tierra, moho o pesticidas. Una vez limpias, deben secarse bien. Se les puede añadir zumo de limón para suavizar su sabor y evitar que se oscurezcan.

- **Patatas**: Se recomienda consumirlas en el menor tiempo posible y almacenarlas en lugares frescos y secos, protegidos de la luz.

**Carnes**: Guardar la carne cruda siempre en recipientes con tapa o cubierta con papel film, y colocarla en los estantes inferiores de la nevera o en el congelador. Se recomienda mantenerlas en su envase hasta el momento de utilizarlas.

**Legumbres**: En cualquiera de sus versiones, este alimento puede conservarse durante mucho tiempo, aunque hay que tener presente la fecha de caducidad incluida en el envase. Para que la conservación se desarrolle de forma óptima, lo mejor es guardarlas en un lugar oscuro, seco y aireado. Las legumbres secas, al igual que los cereales, pueden almacenarse durante años, siempre que se conserven estas condiciones (oscuridad, limpieza, frescor). Sin embargo, hay que tener en cuenta que con el tiempo su piel se endurece, por lo que van a tener un tiempo de cocción más prolongado a la hora de prepararlas. Las que se venden sin piel deberían consumirse en aproximadamente 6 meses.

**Huevos**: Es importante manipular los huevos adecuadamente, puesto que se trata de un alimento «especial» en cuanto a manejo y conservación.

- No hay que lavarlos antes de almacenarlos (aunque sí se puede hacer con agua justo antes de consumirlos). Esta recomendación afecta, en el caso de la Unión Europea, a todos los huevos destinados al consumo humano (que se guardan en los recipientes sin lavado previo). La razón es que al lavarlos se pierda la película protectora que recubre la cáscara, facilitando la potencial entrada de microorganismos.

- Nunca debe consumirse un huevo roto, ya que su seguridad alimentaria depende de la integridad física de la cáscara.
- Los huevos deben guardarse en el frigorífico a una temperatura de entre 4 y 5 °C.
- Los huevos suelen mantenerse frescos aproximadamente unos 28 días, siempre que estén refrigerados.

**Pescados y mariscos**: Tal y como se explica desde el Fondo de Regulación y Ordenación del Mercado de los Productos de la Pesca y Cultivos Marinos de España (FROM), hay dos cuestiones básicas que deben tenerse siempre presentes en la conservación del pescado y el marisco fresco: la limpieza, y la temperatura y humedad del entorno en el que se guardan (generalmente la nevera doméstica).

La nevera debe estar muy limpia ya que, de lo contario, este alimento puede convertirse en una fuente de contaminación, tanto en sí mismo como para el resto de ellos. La temperatura ideal de conservación es de entre 0 y 4 °C. Para mantener la humedad adecuada del pescado en el interior de la nevera es necesario envolverlo en una lámina de plástico o en papel de aluminio. Los moluscos, como las almejas y los berberechos, deben guardarse en un plato (nunca en frascos cerrados).

**Lácteos**: La leche y los derivados lácteos deben almacenarse cubiertos. Veamos algunas recomendaciones para lácteos específicos:

- **Queso**: Guardar el queso en un lugar fresco y seco. Se recomienda envolverlo en papel film, sin apretar en exceso, ya que ello produce un calentamiento que favorece la aparición de moho. Puede guardarse también en un recipiente de plástico con tapa y en la nevera. La temperatura de conservación depende de la textura. Los quesos duros deben conservarse a un máximo de 25 °C; los semicurados y tiernos en torno a los 20 °C, y los quesos tiernos a una temperatura no superior a los 15 °C. Deben consumirse a temperatura ambiente.

- **Yogur**: Es importante mantener la cadena del frío desde que se adquiere el producto hasta que se consume, salvo en el caso de los yogures pasteurizados después de la fermentación, que no necesitan refrigeración. Deben descartarse aquellos que hayan superado la fecha de caducidad, pese a que su aspecto, sabor u olor indiquen que el producto se encuentra en buen estado.

**Cereales**:

- **Pasta**: La pasta seca, si se guarda en un lugar fresco, seco y oscuro, se conserva mucho tiempo. Por el contrario, la pasta fresca, si se elabora de forma tradicional (con un aparato específico), debe conservarse refrigerada. Se recomienda adquirirla poco antes de consumirla y conservarla en la parte inferior de la nevera hasta su utilización.

- **Harina**: La mejor forma de conservarla es en un recipiente hermético de vidrio, en un lugar seco y fresco. Es importante fijarse en su color: tiene que ser blanco o con tonos amarillos; de lo contrario, puede que no esté en buen estado.

**Aceites**: Si no se conservan adecuadamente, los aceites en general y el de oliva en particular pueden perder sabor, textura y color, y también sus propiedades nutricionales. El principal enemigo del aceite es la oxidación, un proceso que se acelera al dejar la botella sin cerrar, expuesta a la luz o cerca de una fuente de calor. Por lo general, los envases de aceite no indican una fecha de caducidad, sino de consumo preferente. Cuanto más se acerque el producto a esa fecha, menos cualidades organolépticas conservará.

**Frutos secos**. La condición más importante de conservación es mantenerlos en lugares secos y en recipientes cerrados herméticamente, ya que la humedad y la oxidación pueden alterar sus propiedades. Además, hay algunos frutos secos que requieren unas pautas más específicas:

- **Nueces**: Para mantener sus propiedades, se recomienda pelarlas, cortarlas o picarlas justo antes de utilizarlas; conservarlas en su envase original o guardarlas en un envase hermético, preferiblemente en la nevera, dentro de un contenedor cerrado alejado de otros alimentos con olor fuerte. De esta forma se conservan durante 6 meses; si se congelan se mantienen en buen estado hasta un año.

- **Castañas**: Las crudas son ricas en taninos, pero si se ingieren pueden provocar molestias intestinales. Por eso es recomendable que, una vez recogidas, se almacenen entre 7 y 10 días para reducir su contenido en taninos y que el almidón se transforme en azúcares más asimilables. La cocción o asado también favorece la transformación de estos hidratos de carbono, lo que las convierte en un alimento más digerible.

**Miel**. Debe conservarse protegida del aire y la humedad y, preferiblemente, a una temperatura inferior a los 20 °C. Debe guardarse en un lugar protegido del sol y del calor. La miel recién extraída del panal presenta un aspecto viscoso, pero con el tiempo tiende a cristalizarse, sin que esto afecte a sus propiedades nutricionales (para devolverle su textura líquida puede someterse al baño María). No debe guardarse en la nevera, ya que las bajas temperaturas favorecen su cristalización. Aunque la miel se conserva bien durante bastante tiempo, es preferible comprarla en tarros pequeños para evitar que se solidifique.

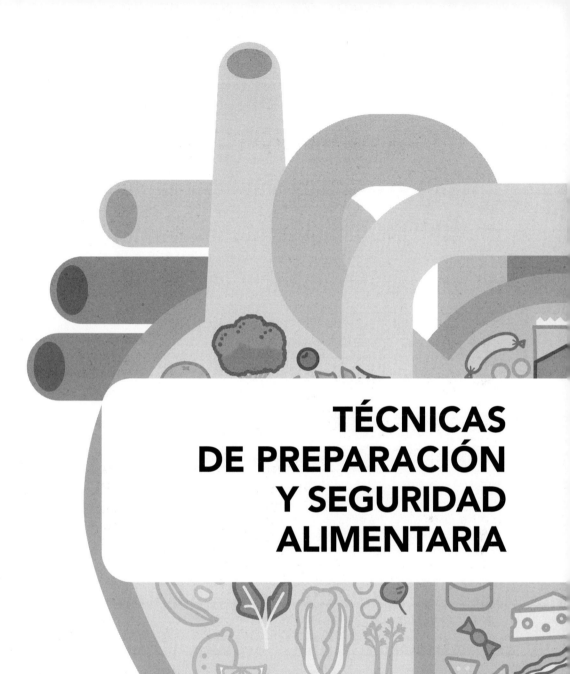

# TÉCNICAS DE PREPARACIÓN Y SEGURIDAD ALIMENTARIA

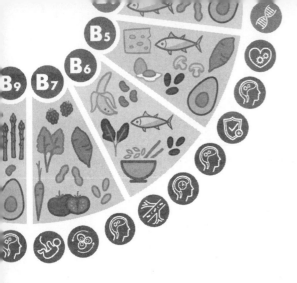

# MANIPULACIÓN SEGURA DE LOS ALIMENTOS

Además del aporte nutricional de los alimentos y sus beneficios para la salud, una alimentación saludable implica una manipulación, una cocción y una conservación adecuados. Con ello no solo se preservan y optimizan los nutrientes, sino que también se evitan las intoxicaciones alimentarias, el principal problema asociado al manejo de los alimentos.

Los microorganismos (bacterias, virus y parásitos) que provocan enfermedades pueden diseminarse, adherirse a las manos y sobrevivir en muchos lugares de la cocina y también en la comida, los utensilios, las tablas de cortar y las encimeras. Con el objetivo de prevenir las intoxicaciones alimentarias y también de preservar el valor nutricional de los alimentos, las recomendaciones de la FDA y la USDA resumen en cuatro las pautas a seguir: limpiar, separar, cocinar y enfriar.

## LA LIMPIEZA

### Lavado de manos

- Antes, durante y después de manipular los alimentos hay que lavarse las manos con agua corriente (preferiblemente templada) y jabón durante al menos 20 segundos, insistiendo en zonas como los dedos y debajo de las uñas. Después, enjuagar y secarlas con una toalla limpia.

- Hay una serie de circunstancias en las que debe extremarse el lavado de manos: después de manipular carnes, pescados y mariscos crudos (y sus jugos), y huevos no cocidos. También después de ir al baño, cambiar un pañal, manipular mascotas o sus alimentos, tocar la basura, cuidar a una persona enferma, curar un corte o una herida, toser o estornudar.

## Lavado de los alimentos

- Como regla general, se lavan las frutas y verduras, pero no las carnes ni los huevos. El lavado puede favorecer la propagación de los gérmenes nocivos potencialmente presentes en la cocina.

- Lavar las frutas y verduras bajo el agua (sin jabón, lejía ni productos comerciales), tanto enteras como cortadas (los gérmenes pueden pasar de la cáscara al interior al cortarlas o pelarlas).

- En el caso de los vegetales con cáscara gruesa y firme (melón, pepino, zanahorias), utilizar un pequeño cepillo específico para frutas y verduras, que facilita la eliminación de la suciedad con mayor facilidad.

- Para el secado, usar papel de cocina o un paño de tela limpio.

- También se recomienda limpiar los embalajes de los alimentos, especialmente las tapas de las latas y los botes de cristal antes de abrirlos.

## Limpieza de las superficies

- Mantener las encimeras limpias, las superficies de la cocina y la parte interior de la nevera, el congelador y el microondas, limpiándolos a menudo con agua y jabón o con un producto específico para ello.

- Se deben limpiar con agua y jabón las tablas de cortar, los platos, los utensilios, los cubiertos (muy importante lavar los cuchillos) y encimeras antes y después de la preparación de los alimentos, especialmente después de manipular carnes, pescados, mariscos y huevos crudos.

- El papel de cocina es una buena opción para limpiar las superficies de la cocina. Si se emplean trapos de tela, es importante lavarlos con frecuencia en la lavadora con agua caliente.

- Además de la limpieza, también se aconseja desinfectar periódicamente las superficies de trabajo de la cocina con un producto específico. Otra opción es mezclar una cucharadita de lejía líquida con 250 ml de agua limpia.

# LA SEPARACIÓN DE LOS ALIMENTOS

Uno de los mayores riesgos que presenta la manipulación de alimentos es la posibilidad de que se produzca una contaminación cruzada, esto es, que las bacterias puedan propagarse de un alimento a otro. Este riesgo es mayor cuando se manipulan carnes, aves, pescados y mariscos crudos, debido a los jugos que sueltan estos alimentos. Estas son las pautas que da la FDA al respecto:

- Los alimentos crudos, como la carne, las aves, el pescado, los mariscos, los huevos y la harina, nunca deben contactar con las frutas, verduras, cereales o alimentos listos para consumir. Deben mantenerse siempre separados al guardarlos y cocinarlos.

- Usar una tabla de cortar para frutas, verduras y otros alimentos que pueden consumirse en crudo y otra distinta para las carnes, pescados y mariscos crudos. Lavarlas bien con agua caliente y jabón después de cada uso y re-emplazarlas cuando estén muy gastadas, independientemente del material del que estén hechas (madera o plástico no poroso), para evitar que proliferen las bacterias en las ranuras y grietas difíciles de limpiar.

- De la misma manera, lavar con agua caliente y jabón (o meter en el lava-platos) todos los platos y utensilios utilizados para preparar y manipular los alimentos, tanto en crudo como una vez cocinados.

- Si es posible, utilizar un set distinto de utensilios para cocinar carne, aves, pescados, mariscos, huevos y harinas crudas.

- Utilizar platos y utensilios distintos para los alimentos crudos y para los ya preparados.

- Usar platos, fuentes o recipientes distintos para la carne cruda y la cocida.

- Es preciso extremar las precauciones con determinadas preparaciones. La marinada y los adobos, por ejemplo, que habitualmente se elaboran con productos crudos pueden contaminarse con bacterias dañinas, por eso es recomendable hervirlos antes de utilizarlos en alimentos cocidos.

## LA COCCIÓN DE LOS ALIMENTOS

Independientemente de la técnica empleada, cocinar los alimentos durante el tiempo suficiente y a la temperatura adecuada es la mejor estrategia para preservar su seguridad y mantener el máximo de sus nutrientes. Estas son las recomendaciones de la FDA y otros organismos al respecto:

- El color y la textura de los alimentos no son garantía de seguridad. El único modo de consumir los alimentos que precisan cocción (carnes, pescados, mariscos, huevos…) con todas las garantías es asegurarse de que han alcanzado la temperatura interna mínima capaz de destruir cualquier bacteria dañina. Para ello es preciso utilizar un termómetro para alimentos. Veamos las temperaturas mínimas internas seguras para determinados alimentos:

  - Pescados y mariscos: 60-70 °C o hasta que estén opacos y empiecen a deshacerse.

  - Carne de ternera, cerdo y jamón: 60-70 °C, además de 3 minutos de reposo.

  - Carne molida, mezclas de carne y platos con huevo: 70-80 °C.

  - Aves, alimentos cocinados en el microondas y sobras recalentadas: 75-80 °C.

- En cuanto al uso del termómetro, este debe introducirse, una vez los alimentos están listos, en la parte de mayor grosor del alimento, asegurándose de no tocar hueso, grasa o cartílagos. Hay que dejar reposar las piezas de vacuno, las carnes de ternera, cordero y cerdo y el jamón antes de tomarles la temperatura para completar así el proceso de cocción. Es importante lavar el termómetro de alimentos antes y después de usarlo.

- En el caso de los huevos, deben cocerse hasta que la yema y la clara estén firmes. Como regla general, no es seguro comer huevos (y tampoco las harinas) hasta que no estén completamente cocinados.

- Al cocinar en el microondas, hay que cubrir el recipiente y remover y girar los alimentos periódicamente para asegurar así una cocción uniforme. Tanto en el microondas como en el horno convencional se recomienda dejar un tiempo de reposo para completar la cocción.

- Tanto las salsas como las sopas deben hervir (llevarlas a ebullición) cuando se recalientan.

- Si la comida no se va a servir inmediatamente después de cocinarla, es preciso mantenerla a una temperatura que esté fuera de la zona de peligro (entre 4 y 60 °C).

# LA REFRIGERACIÓN DE LOS ALIMENTOS

Este paso es clave para la correcta conservación de los alimentos, tanto desde el punto de vista de su seguridad como de sus características organolépticas y nutricionales.

- Hay que refrigerar los alimentos lo más rápido posible (en las dos horas siguientes a la compra o una hora si la temperatura ambiente supera los 30 °C). Las bajas temperaturas evitan la proliferación de las bacterias nocivas.

- Se debe comprobar a menudo la temperatura de la nevera y del congelador, verificando que la primera esté a 4 °C y el segundo a -17 °C o menos.

- Nunca hay que dejar los alimentos perecederos fuera de la nevera durante más de dos horas.

- Las sobras deben colocarse en recipientes poco profundos y conservarlas en el frigorífico.

- Jamás hay que descongelar ni dejar marinar los alimentos en la encimera. La manera más segura de hacerlo es dentro de la nevera, sobre todo cuando se trata de carnes, pescados y mariscos. Asimismo, en el caso de los adobados y marinados, hay que dejar que el proceso se complete dentro de la nevera.

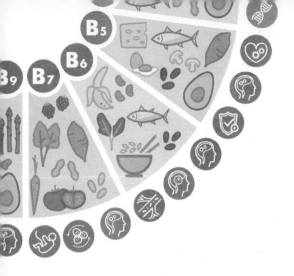

# LA PREPARACIÓN:
# TÉCNICAS DE COCCIÓN

La mayoría de los alimentos necesitan someterse a un proceso de preparación o cocinado antes de consumirse. Cada técnica de cocción tiene una serie de peculiaridades que alteran en mayor o menor medida su valor nutricional y las características organolépticas (textura, color, sabor, olor…).

La función básica de la cocción de los alimentos es hacerlos digeribles, eliminar posibles bacterias presentes cuando están crudos, conseguir que resulten apetitosos y proporcionarles la temperatura más adecuada en cada caso. Pero además de estos efectos más o menos visibles, las técnicas de cocción empleadas producen en cada alimento una «revolución interior» que puede llegar a alterar su textura, sabor y aspecto, y sobre todo, su valor nutricional. En líneas generales, estas son las principales alteraciones que se producen en el caso de los macronutrientes y los micronutrientes:

**Macronutrientes**: La cocción hace que las proteínas se digieran mejor, especialmente en el caso de la carne y las legumbres. En cuanto a los lípidos, su aporte aumenta si se utiliza un método de cocción que implica el uso de grasas (aceite, mantequilla), especialmente cuando se trata de la fritura. Los hidratos de carbono son los macronutrientes más estables con respecto a la cocción, independientemente de la técnica empleada.

**Micronutrientes**: Las vitaminas son muy sensibles a la acción de diferentes agentes físicos y químicos: el calor, la luz, la humedad, los oxidantes, los ácidos…. Debido a ello, pueden perderse durante los procesos culinarios a los que se someten los alimentos que las contienen. Especialmente vulnerables en este sentido son la vitaminas C, el ácido fólico y la vitamina $B_1$. Así, por ejemplo, durante la cocción puede llegar a perderse prácticamente toda la vitamina C de un alimento y casi la mitad (el 40 %) de la $B_1$. Asimismo, las vitaminas liposolubles (A, D, E y K) se degradan con facilidad cuando los alimentos que las contienen se someten a temperaturas muy elevadas.

# COCINADO DE LOS ALIMENTOS: PAUTAS GENERALES

- Los métodos de cocción que mejor conservan los nutrientes son la cocción al vapor, el salteado y la cocción al microondas.

- Sea cual sea la técnica empleada, la calidad y el estado de los alimentos antes de cocinarlos es determinante para preservar su valor nutricional. Así, por ejemplo, se recomienda elegir alimentos frescos y, en la medida de lo posible, de temporada.

- Cocinar y/o recalentar correctamente los alimentos es fundamental para evitar la sobrecocción y, con ella, la pérdida de nutrientes y el deterioro de calidad de las recetas.

- Básicamente, las técnicas culinarias pueden ser de dos tipos: las que actúan por expansión, en las que se pretende que los alimentos «saquen» sus jugos y para ello se les introduce en agua o caldo (guisado y estofado, al vapor, en olla presión); y las que se fundamentan en la «concentración», esto es, aquellas en las que se crea una costra en la superficie que hace que los jugos internos se mantengan en el interior del alimento (fritura, plancha, asado, horneado, salteado…).

# TÉCNICAS CULINARIAS

**Asado**: Consiste en exponer los alimentos a una fuente de calor (fuego, brasas o el aire caliente el horno) con un mínimo de grasa. La cocción se realiza a fuego lento o a baja temperatura, de forma que el calor se reparte gradualmente por todo el alimento, formándose una costra dorada en el exterior y manteniéndose el interior muy jugoso. Generalmente, los asados se preparan en el horno, aunque también pueden hacerse a la parrilla, a la plancha o en un asador.

El asado provoca pérdidas nutritivas en vitaminas termolábiles, como la tiamina, y la desnaturalización de las proteínas, lo que aumenta la digestibilidad. La acción del calor favorece la caramelización de los azúcares del ingrediente, lo que aumenta el efecto de costra o tostado superficial. Por otro lado, se recomienda salar los alimentos cuando empiecen a tomar color para evitar así la pérdida de agua que esta técnica produce. El tiempo de preparación depende del tamaño y del peso de los alimentos. Las carnes, por ejemplo, requieren más tiempo de preparación y menos temperatura que los pescados. Es importante no pinchar ni aplastar la pieza mientras se está asando para evitar que pierda sus jugos y quede muy seca.

Las verduras más recomendables para asar son las más carnosas (calabacín, tomate, berenjena, pimiento rojo…), y especialmente las patatas, tanto enteras como en rodajas. Hay que tener en cuenta que si bien el asado realza el sabor de las verduras, puede producir la pérdida de cerca del 25 % de sus vitaminas.

## Técnicas basadas en el asado

Veamos a continuación cuáles las principales técnicas basadas en el asado:

- **Asado a la sal**: Se trata de una modalidad de asado en la que se cubre el alimento con sal gorda y se introduce en el horno, a alta temperatura, de forma que este queda tierno y jugoso bajo esa capa salada. Tiene la ventaja de que permite cocinar los alimentos en su propio jugo, ya que la sal desempeña la función de «recipiente» al no permitir que ni los jugos ni los vapores que desprende el alimento se volatilicen en el horno. La mayoría de los alimentos pueden asarse a la sal, aunque los que se utilizan con más frecuencia son los pescados (lubina, besugo, sardinas), las carnes (solomillo, cinta de lomo) y verduras como las patatas y las berenjenas. Los mejores resultados se obtienen con las piezas grandes.

- **En papillote**: Es una técnica que consiste en envolver los alimentos en papel de estraza, de horno o de aluminio (también hay moldes de silicona específicos). Realmente se trata de una combinación de las técnicas de horneado, braseado y la cocción al vapor, en la que el alimento se cuece en su propio jugo, lo que potencia su sabor y asegura que sus nutrientes permanezcan intactos. Se recomienda aplicarla en alimentos que necesitan poco tiempo de cocción: pescados, mariscos, carnes blandas (pollo, pavo), verduras (brécol, puerros, espárragos) y frutas.

- **Gratinado**: Es el acabado que se le da a un alimento para aportarle una coloración superficial por tostación. Se obtiene con el grill del horno y también con el del microondas.

**Cocido en agua/hervido**: El agua juega un papel fundamental en la cocción. Los procesos más utilizados son los hervidos y la cocción al vapor, aunque también hay otras variantes como el baño María o la cocción mediante papillote.

La técnica del hervido consiste en cocer un alimento mediante su inmersión en un líquido en ebullición (agua o caldo) durante el tiempo ajustado al tipo de nutriente. Prácticamente todos los alimentos son aptos para ser hervidos y, de hecho, en algunos este proceso es necesario para conseguir así un agente hidratador que los haga digeribles (caso, por ejemplo, de los cereales).

La proporción de agua aproximada para conseguir un hervido óptimo es de dos litros por cada medio kilo de alimentos; con ello se asegura que estos permanezcan inmersos a lo largo de la cocción, sin que se vean afectados por la evaporación que se desprende de una ebullición fuerte. La cantidad de líquido debe ser mayor en aquellos alimentos que contengan poco agua (pastas, legumbres).

La temperatura del agua de cocción es muy importante. Si el agua está fría, las pérdidas nutricionales son importantes (cerca del 35% de los azúcares, las sales minerales y las vitaminas hidrosolubles pasan al líquido de cocción, sobre todo si el alimento está troceado y el tiempo de cocción es prolongado). Por el contrario, si el alimento se añade al agua ya hirviendo, este queda en la superficie, con lo que las pérdidas nutricionales son menores, especialmente las de vitamina C (la elevada temperatura favorece la destrucción de las oxidasas, sustancias que favorecen la eliminación de esta vitamina).

Por lo general, para preservar los nutrientes al máximo, cuanto menos tiempo pase el alimento en el agua y cuanta menos cantidad de agua se utilice, menos nutrientes se pierden.

**Cocción a presión**: La olla a presión permite cocinar los alimentos en muy poco tiempo, ya que la temperatura de cocción supera los 100 °C. Necesita menos cantidad de líquido que la cocción normal y el poco tiempo durante el que los alimentos están sometidos a esta técnica asegura que estos conserven la mayor parte de sus nutrientes. Tan solo pueden producirse pérdidas de vitamina C, sobre todo en el caso de las verduras si estas se quedan más tiempo del necesario en contacto con el agua de la cocción. Para evitarlo, se aconseja poner la olla sobre una superficie fría una vez finalizada la cocción y enfriar enseguida la tapadera con agua fría para bajar la presión y poder abrir la olla sin peligro.

**Al vapor**: Se trata de un método de cocción que solo emplea el vapor de agua u otro líquido (caldo, principalmente). Básicamente, la técnica consiste en cocinar los alimentos en un cesto con orificios, exponiéndolos al vapor del agua o del líquido contenido en una olla o similar que se encuentra por debajo, pero sin que llegue a tocarlos. De esta manera, se cuecen absorbiendo la humedad del líquido a través del vapor que desprende, pero sin perder en el agua parte de sus nutrientes.

Otra ventaja que ofrece la cocción al vapor es que los pigmentos de los vegetales (muchos de ellos con propiedades antioxidantes) no se diluyen en el agua, como ocurre en el hervido, y, por lo tanto, no se pierden, de ahí que las frutas y hortalizas cocinadas de esta forma conserven su color original.

Frente al resto de los métodos de cocción, la cantidad de grasas y aceites que necesita es inexistente. La cocción al vapor hace que la fibra alimentaria no se reblandezca, con lo que esta resulta mucho más digestiva. El método más tradicional de cocción al vapor es colocar una cesta-colador en el interior de una olla o una vaporera, con varios pisos, para permitir cocinar varios alimentos a la vez. Hoy en día, hay vaporeras eléctricas que son más rápidas (a diferencia del método tradicional, no hay que esperar a que hierva el agua) y resultan más prácticas (suelen ocupar poco espacio) y, su uso es más intuitivo, ya que en muchos modelos las cestas van numeradas de forma ascendente, lo que resulta muy útil sobre todo cuando se cuecen varios alimentos a la vez. Además, estas vaporeras constan de un selector de tiempo, con información orientativa para evitar que la cocción se pase. Otra opción son los estuches o recipientes de silicona o sistemas diseñados para la cocción al vapor en microondas.

Además de los vegetales, que son los alimentos idóneos para cocerse al vapor, también pueden cocerse las carnes y los pescados, que de esta forma conservan todos sus jugos prácticamente intactos.

Otra opción para preparar los alimentos con esta técnica son los hornos a vapor, indispensables en la cocina profesional pero que cada vez están más presentes en el ámbito doméstico. Cuentan con una regulación eléctrica del vapor de agua que evita que los alimentos se cocinen en exceso, asegurando tanto su contenido nutricional como la preservación de la hidratación natural. Además de proporcionar el porcentaje óptimo de humedad, estos hornos permiten la cocción al vapor a distintos grados, con o sin presión, y hacen posibles las cocciones combinadas.

**Al microondas**: Los hornos microondas emiten ondas electromagnéticas dentro del aparato y actúan sobre las moléculas de agua que contienen los alimentos, provocando vibraciones y generando calor mediante la fricción de estas. Además de calentar rápidamente los alimentos, el microondas permite realizar varias técnicas de cocción, pero no es posible hornear ni freír. Una ventaja del microondas es que en él pueden prepararse prácticamente todos los alimentos de forma sana y ligera, ya que es un método que requiere poco aceite.

También permite una cocción muy rápida y con la menor temperatura posible (no supera los 100 °C), lo que, debido a un tiempo de cocción muy breve, favorece una mayor conservación de las vitaminas y minerales. Ofrece la posibilidad de cocinar las verduras sin agua, preservando así su aporte en micronutrientes.

Tal y como explica el documento elaborado por la OMS, los alimentos cocinados en un microondas son tan seguros y tienen el mismo valor nutritivo que los que se elaboran en un horno convencional.

La cocción en este tipo de horno resulta muy recomendable en el caso de alimentos como las verduras y hortalizas. Asimismo, el hecho de permitir descongelar en pocos minutos los alimentos congelados presenta grandes ventajas desde el punto de vista de la higiene, sobre todo en lo que se refiere a la proliferación de bacterias.

Los tiempos de cocción varían según el tipo y la cantidad de los alimentos. La clave está en comprobar el grado de cocción poco antes de que se cumpla el tiempo establecido para añadir unos minutos más si fuera necesario.

Teniendo en cuenta que en esta forma de cocción es necesario que las ondas lleguen adecuadamente al alimento para poder cocinarlo o calentarlo, el tipo de recipiente y material empleados son determinantes. Así, no deben utilizarse recipientes de metal, ya que reflejan las ondas y la energía por lo que, además de evitar que las ondas lleguen al alimento, pueden estropear el aparato. Hay que evitar los recientes de hierro, acero, aluminio, cobre o plata; las piezas de porcelana decoradas con oro o plata; las tapas metálicas y el papel de aluminio. También se desaconseja, los objetos de madera (pueden quemarse) y los plásticos ligeros, ya que existe el riesgo de que se deformen y liberen sustancias tóxicas.

Los materiales más indicados son aquellos eléctricamente neutros, esto es, transparentes a las radiaciones, aquellos que son atravesados por las ondas, permitiendo la cocción del alimento sin que se caliente el recipiente. Por ejemplo, el cristal templado; el vidrio ordinario (solo soporta hasta los 100°C); la porcelana (permite cocciones largas y no se calientan por las ondas); los recipientes plásticos y el plástico alimenticio (solo aquellos especialmente diseñados para ser utilizados en el microondas), y el papel (parafinado, absorbente…).

Los recipientes adecuados son los que tienen forma redonda para que el alimento se cueza de un modo uniforme.

**Fritura**: Se trata del proceso de cocción de un alimento en un medio graso (aceite) a una temperatura elevada (160-200°C). Es una de las formas más rápidas de cocinar y, también, la más calórica, debido a la cantidad de aceite que necesita. Siempre hay que introducir los alimentos en aceite bien caliente (sin que humee) para que así se forme una costra exterior e impedir que se impregne el interior del alimento.

Se trata de un proceso en el que se produce una serie de reacciones químicas que modifican las características organolépticas: afecta a las proteínas, a los lípidos, a los carbohidratos y a otros componentes. Este proceso también da lugar a la pérdida de nutrientes, sobre todo las vitaminas, debido fundamentalmente a las altas temperaturas a las que se someten los alimentos. La fritura también favorece la evaporación del agua contenida en los alimentos (de ahí el efecto crujiente, característico de los fritos). Por otro lado, esta técnica aumenta notablemente la intensidad del sabor.

Se pueden freír prácticamente todos los alimentos. En el caso de los pescados, lo mejor es utilizar los cortes o porciones de menor grosor, como filetes, ventrescas o rodajas finas.

En cuanto a las carnes, es preciso emplear un corte no excesivamente delgado, ya que de esta forma se conservan mucho mejor sus jugos y nutrientes. Es importante freírla con la cantidad mínima de aceite y siempre con la sartén bien caliente.

Las verduras pueden cocinarse crudas o previamente cocinadas (si se busca un efecto crujiente final). Lo más recomendable es empanarlas o rebozarlas antes para que así se forme una costra que impida que el interior absorba el aceite y el alimento quede demasiado blando.

Es conveniente utilizar aceite de oliva, ya que, además de ser más sano, soporta temperaturas más altas (nunca debe mezclarse el aceite de oliva con otro tipo de aceites) e impregna menos los alimentos, haciéndolos por tanto menos calóricos que cuando se fríen con otro tipo de aceite. Para eliminar el exceso de grasa, lo mejor es dejar reposar los alimentos una vez fritos sobre papel absorbente.

En cuanto a la opción de utilizar una freidora, el proceso es exactamente el mismo. Las freidoras eléctricas presentan la ventaja de que están provistas de un termostato con el que puede elegirse la temperatura de la fritura, aunque lo aconsejable es no superar nunca los 180°C. Es muy importante limpiar el aceite (o, mejor, sustituirlo) después de cada uso de la freidora, ya que es habitual que algunos restos se depositen en el fondo.

### Técnicas basadas en la fritura

- **Empanado**: Consiste en recubrir el alimento (carnes y pescados generalmente) con huevo y pan rallado antes de freírlo. Estas son las cantidades aproximadas de ingredientes del empanado por ración de alimento (100-125 g): 20 g de pan rallado, 12 g de huevo y 25 g de aceite.

- **Rebozado**: En esta técnica, el alimento se recubre con una capa de huevo y harina o con una pasta específica para freír (tempura, por ejemplo). Las cantidades de ingredientes necesarias por ración de alimento son: 20 g de harina, 12 g de huevo y 15 g de aceite.

**Guisado-estofado**: Es una cocción mixta en la que intervienen tanto el agua como la grasa. Los alimentos se cuecen en su propio jugo, por lo que se produce una concentración de minerales que se conservan en su totalidad, y la pérdida del resto de nutrientes se reduce al mínimo. Tan solo se ven afectadas las vitaminas hidrosolubles (vitamina C y del grupo B) que, debido a la acción del calor, se pierden en un 10-20 %.

El guiso es similar al estofado. La diferencia es que mientras este se realiza en los propios jugos que desprenden los ingredientes y generalmente se tapa, para conservar dentro de la cocción los vapores emitidos por estos, al guiso se le suelen añadir algunos líquidos que lo hacen más acuoso (caldo, vino) y se puede cocer con el recipiente destapado.

**Horneado**: El horneado se basa en la preparación del alimento dentro del horno, sometiéndolo al calor que se transmite por radiación y convección y a una temperatura elevada (200 °C). Antes de introducir el alimento es preciso precalentar el horno a 180-220 °C, según la receta. Al igual que ocurre en el asado, la costra que se forma en la superficie de los alimentos horneados produce una alteración de las proteínas, haciéndolos más digeribles. En el caso de los asados de carne, si se comienza la cocción a fuego fuerte, la costra se forma más rápido, lo que permite conservar mejor los nutrientes y asegura que la receta quede más blanda y jugosa.

Cuando se hornea pan, aumenta el contenido en vitamina B de este alimento, debido a la fermentación de las levaduras con las que se elabora. En cuanto a las verduras, los pimientos, los tomates, las berenjenas, el calabacín, la cebolla y el puerro son los más indicados para hornear. Se aconseja cocinarlos enteros (se resecan menos) y a una temperatura elevada (200-220 °C) de forma que la superficie quede crujiente y el interior jugoso.

### Técnicas basadas en el horneado

- **Baño María**: Se trata de la cocción en un recipiente que a su vez se pone dentro de otro de mayor tamaño con agua hirviendo. Es un método que funciona por conducción, rehidratando el alimento, por lo que es muy adecuado para las preparaciones que no soportan un calor intenso (flanes, pudines). Se puede realizar en el horno o en el fuego (cocido).

**A la plancha**: Se trata de la cocción a temperatura elevada de un alimento sobre una placa caliente, que transfiere el calor por conducción. Los alimentos se colocan directamente sobre la plancha –el aceite, si se utiliza, debe verterse en el alimento, no sobre la plancha–, una vez que esta esté ya muy caliente. En el caso de alimentos que tienden a pegarse, pueden añadirse unas gotas de aceite y distribuirlas en la plancha con la ayuda de un dispensador en spray. Las planchas profesionales suelen incorporar un autorregulador de la temperatura, pero la pauta general es cocinar a temperaturas muy elevadas las piezas pequeñas y las grandes cocerlas con un calor más moderado. Los alimentos deben hacerse por ambos lados; para ello, se utiliza una espátula.

Las altas temperaturas provocan que las proteínas de los alimentos se coagulen, creándose una capa crujiente que permite que estos queden jugosos, pero también pueden provocar la pérdida de nutrientes, como las vitaminas y el agua. Cuanto más caliente está la plancha, menor es esta pérdida. También es preciso no pinchar los alimentos durante la cocción para comprobar si están hechos por dentro, ya que de esta forma se escapan los jugos y quedan muy secos.

Los alimentos más indicados para hacer a la plancha son las carnes, los pescados y las verduras. Se pueden hacer a la plancha todo tipo de carnes, incluidas las chuletas de cordero. Para que se hagan bien, no hay que ponerla directamente de la nevera, sino que tiene que estar a temperatura ambiente. Es importante no pasarse de tiempo, ya que podría quedar dura. Lo ideal es que esté tostada por fuera y dorada por dentro.

Los mejores pescados para hacer a la plancha son los de carne dura (rape, salmón, sepia…). Es preciso cocerlos a temperatura alta y para saber si está en su punto es preciso observar el cambio de color de la superficie (más o menos tostado).

En cuanto a las verduras, las más adecuadas son las carnosas (calabacín, berenjena), las alcachofas, las setas y champiñones, la cebolla, el puerro, los tomates y los pimientos. Otras, como los espárragos, deben escaldarse o hervirse previamente y terminar de hacerse a la plancha después. Siempre hay que elegir las piezas de verdura más tiernas para que la cocción sea homogénea. Se cortan en tiras o rodajas pequeñas, se untan de aceite y se colocan en la plancha no demasiado caliente. Para que se cocinen más rápidamente por dentro, se pueden hacer unos cortes transversales.

**Wok**: Hoy en día, el wok se ha convertido en sinónimo de alimentación sana y baja en grasas. Originario de China, no es una técnica de cocción en sí misma, sino que recibe su nombre del utensilio en el que se cocina: una especie de sartén honda (lo que hace posible alcanzar temperaturas mucho más elevadas que en una sartén convencional), ligera y con mango, que incluye tapa y una rejilla en la que puede realizarse un buen número de preparaciones con una escasa presencia de grasas.

Este tipo de cocción preserva las propiedades de los nutrientes, ya que se realiza a temperaturas muy elevadas durante un corto periodo de tiempo, lo que mantiene el sabor y el color de los alimentos. Su base circular y las paredes altas permiten que el calor se distribuya de forma uniforme durante la cocción. Además, el contacto del alimento con las altas temperatura favorece que el agua que este contiene se evapore en unos segundos, permitiendo que el exterior se dore y su interior se caliente, pero sin terminar de cocerse por completo, lo que hace que conserve sus nutrientes.

Antes de incorporar los alimentos, primero debe calentarse el wok, sin aceite y a fuego intenso. Después, se vierte el aceite (unas dos cucharadas, aproximadamente), se distribuye por todas las paredes y se baja la temperatura. Cuando el aceite está bien caliente, pero sin humear, se incorporan los ingredientes.

Es conveniente tener los ingredientes ya listos cuando el recipiente esté a punto: las verduras lavadas y cortadas en tiras, las gambas peladas, el pollo o la carne troceados.

El orden de incorporación es fundamental, para evitar que los alimentos pierdan sus nutrientes debido a la temperatura. Primero deben añadirse los ingredientes que tardan más en cocerse (generalmente las verduras) y dejar para el final aquellos que se cocinan con mayor rapidez.

Remover los alimentos mientras se cocinan es clave para evitar que se peguen. Para ello, es preciso utilizar utensilios de madera. Nunca se debe retirar el wok del fuego durante la cocción, ya que es imprescindible que la temperatura se mantenga constante.

Las opciones de uso del wok son múltiples, veamos a continuación algunas de las más comunes:

- **Salteado**: Es la técnica más utilizada en cocina y se realiza siguiendo a rajatabla una serie de pautas: calentar primero el wok, incorporar el aceite y, cuando esté caliente, añadir los alimentos cortados en trozos pequeños y uniformes. Permite saltear todo tipo de alimentos: vegetales, gambas, pollo.... Una vez cocidos, se dejan reposar en el centro del recipiente de forma que queden crujientes y se sirven de inmediato.

- **Fritura**: Requiere mucha más cantidad de aceite que el salteado. Se lleva el aceite a fuego vivo y entonces se añaden los ingredientes, reduciendo un poco la intensidad del fuego. Cuando empiecen a dorarse, se retiran con una espumadera y se colocan sobre papel absorbente para eliminar el exceso de grasa.

- **Guisar, cocer y preparar al vapor**: El wok puede usarse también como una cacerola común para cocinar los alimentos a fuego lento o al vapor, utilizando para ello cestos de bambú que se colocan encima.

# PAUTAS ESPECÍFICAS DE USO Y PREPARACIÓN DE ALIMENTOS

## Las frutas

La forma habitual de consumirlas es en crudo (ya que, de esta manera, las vitaminas que aportan, sobre todo la vitamina C, se mantienen intactas), lavadas previamente con agua fría, como postre o tentempié, si bien todas son aptas para preparar recetas que requieran su cocción, como la mermelada, pero también son muy adecuadas como ingredientes de salsas, sobre todo determinados tipos como las peras, manzanas y frutas con hueso (ciruela, melocotón, albaricoque).

Las frutas son normalmente ricas en agua y carbohidratos, por lo que al cocinarlas el agua tiende a evaporarse y se conserva la pulpa del azúcar concentrada, lo que se traduce en un aumento del índice glicémico (que determina la capacidad de un alimento de hacer subir la glucosa en sangre). Además, al cocer las frutas, estas se asimilan de forma diferente, ya que no intervienen las mismas enzimas que si se ingiere el alimento entero, aunque suelen ser más digestivas si se consumen cocinadas que crudas, al igual que ocurre con las verduras.

Respecto a los zumos de fruta, la recomendación es consumirlos recién hechos y, además, siempre son preferibles las opciones elaboradas en casa con respecto al zumo industrial, más rico en azúcares.

Las frutas también pueden consumirse en ensaladas (en este caso, es importante que no estén muy maduras), lo que ofrece múltiples combinaciones con otros alimentos.

## Las verduras y las hortalizas

A la hora de cocer las hortalizas es necesario que conserven todos sus nutrientes y luzcan un aspecto óptimo. En el caso de las hortalizas blancas (apio, endibias, coliflor...), es importante añadir al agua de la cocción la cantidad de sal suficiente para minimizar la pérdida de este mineral, así como cocerlas enteras. Otra pauta a tener en cuenta, tanto para preservar el contenido nutricional como para evitar que se «ennegrezcan» (como resultado de la oxidación) es añadir al agua de cocción un poco de vinagre o zumo de limón. Un truco que asegura los nutrientes como el color saludable es incorporar al agua hirviendo una cucharadita de harina, ya que forma una película protectora en el alimento que impide la oxidación y, por tanto, asegura su tonalidad natural.

Cuando se trata de hortalizas verdes (acelgas, espinacas, judías...), estas no deben cocerse en un medio ácido, ya que de esta forma se destruye su característico pigmento, la clorofila. Lo mejor es agregar solo sal y realizar la cocción con un hervor fuerte y durante el menor tiempo posible.

Independientemente de su color, se aconseja pasar las verduras por agua fría después de cocidas, para evitar así temperaturas intermedias que favorecen nuevas oxidaciones en la superficie de los vegetales.

Veamos a continuación los periodos de tiempo aproximados de cocción para conseguir que las verduras estén al punto y conserven todos sus nutrientes:

- Acelgas: 20-25 minutos.
- Alcachofas: 20-30 minutos.
- Apio: 30-40 minutos.
- Calabacines: 20-30 minutos.
- Calabaza: 30-40 minutos.
- Cebollas:25-30 minutos.
- Coles de Bruselas: 20-25 minutos.
- Coliflor: 15-20 minutos.
- Espárragos: 25-35 minutos.
- Espinacas: 30-40 minutos.
- Nabos:15-20 minutos.
- Patatas: 40-50 minutos.
- Puerro: 20-30 minutos.
- Remolacha: 45-50 minutos.
- Zanahoria: 25-30 minutos.

Es necesario tener en cuenta, además, una serie de recomendaciones a la hora de preparar y cocinar algunos de estos alimentos:

**Alcachofa**: Es recomendable usar guantes a la hora de limpiarlas para evitar que la piel se tiña. Además, hay que tener en cuenta que se oxidan y se ennegrecen rápidamente al estar en contacto con el aire. Para evitarlo, se pueden frotar las manos con medio limón o lavarlas con vinagre.

Es recomendable cocer las alcachofas en un recipiente de acero inoxidable o de barro, ya que en los recipientes de aluminio tienden a oscurecerse. La cocción que conserva todos sus nutrientes es al vapor; para ello, hay que colocar los corazones de alcachofas dentro del cestillo de la olla a vapor. En caso de que se desee hervirlas, hay que hacerlo con muy poca agua (la cantidad justa para cubrirlas) y si se asan (al horno o a la plancha) no deben cortarse las puntas de las hojas, ya que estas mantienen la humedad interna durante el asado. Las alcachofas cocinadas pueden conservarse en el frigorífico durante 24 horas. También es posible congelarlas.

**Setas**: La técnica que supone una menor pérdida de nutrientes es la cocción al vapor. Si se consumen asadas se realza notablemente su sabor. Otras técnicas muy apropiadas son a la plancha (previamente hay que sazonarlas y untarlas con aceite), al horno (hay que introducirlas enteras para evitar que se resequen) y hervidas (usando la menor cantidad de agua posible, introducirlas cuando esta hierva).

**Las patatas**: Hay que evitar ponerlas en remojo demasiado tiempo y hervirlas más de la cuenta y con demasiada agua. La cocción más recomendable, tanto para que resulten más ligeras como para conservar el máximo de sus nutrientes es cocidas o asadas con su piel. El sabor y las propiedades pueden potenciarse según el tipo de preparación elegido:

- Fritas: Partirlas todas del mismo tamaño y freírlas en abundante aceite de oliva hasta que estén doradas.

- Puré: Es recomendable no elegir patatas nuevas para hacer puré, ya que en ellas la fécula aún no ha madurado lo suficiente y pueden resultar bastante indigestas.

- Cocidas: El uso de la olla exprés es la mejor opción para que las patatas cocidas queden con la textura justa y pierdan el menor número de nutrientes posible.

- Como ingredientes de un guiso: Lo mejor es elegir patatas de color amarillo, con pulpa firme y lisa, de forma que concentre todo el sabor de los demás ingredientes.

## Las legumbres

La mayoría de las legumbres precisan de un tiempo de remojo previo a la cocción para que se reblandezcan lo suficiente, que en el caso de las judías o los garbanzos suele ser de unas 12 horas. Se suelen dejar la noche anterior. Otra de las ventajas del remojo es que permite descartar aquellos granos que no estén en condiciones de ser consumidos, ya que el hecho de que floten significa precisamente que no son aptos para el consumo. Para acortar este periodo de remojo puede hervirse una cantidad de agua cuatro veces superior a la cantidad de legumbres que se vaya a cocinar. Hay que echar las legumbres al agua hirviendo y hervirlas durante dos minutos. Después, tapar la olla, apagar el fuego y dejar reposar durante una hora más.

Cocinar las legumbres en la misma agua en la que han estado en remojo es una buena estrategia para preservar su contenido mineral. Tan solo en el caso de las judías pintas se debe desechar el agua y cubrirlas con agua fresca, ya que desprenden una sustancia tóxica durante el proceso de remojo.

A la hora de la cocción, dejarlas hervir 10 minutos a fuego fuerte, tras los cuales se tapa la olla y se reduce el fuego. El tiempo medio de cocción varía según el tipo de legumbre. Es importante removerlas de vez en cuando con cuidado para evitar que se abran las pieles. Para que queden tiernas no debe añadirse sal hasta el final de la cocción. Si hay que echar más agua durante la cocción, esta debe ser caliente. Una costumbre contraproducente es añadir bicarbonato al agua de la cocción (una práctica errónea muy extendida), ya que con ello no solo no se consiguen unas legumbres más blandas sino que se echan a perder las vitaminas del grupo B.

Veamos el tiempo de cocción aproximado para cada tipo de legumbre:

- Alubias secas: 120 minutos.
- Garbanzos: 180 minutos.
- Guisantes: 30-40 minutos.

- Habas frescas: 20-30 minutos.
- Judías verdes: 20-30 minutos.
- Lentejas: 120 minutos.

Una opción muy difundida hoy en día, debido a la rapidez y facilidad que implica, es adquirir las legumbres ya cocidas a granel, o envasadas en lata o cristal.

## Los cereales

Las pautas de manejo y preparación de los cereales varían notablemente según el tipo de cereal y la modalidad del mismo:

**Harina**: Es aconsejable tamizarla (pasarla por un colador para airearla) antes de utilizarla, ya que de esta forma los productos elaborados con ella (especialmente los panes y repostería) quedan más esponjosos. También es recomendable añadirla poco a poco, en dos o tres tandas, para que sea más fácil integrarla con el resto de los ingredientes en las masas u otro tipo de recetas.

**Arroz**: En Europa y Lationamérica la forma tradicional de preparar el arroz es mediante absorción, es decir, que se cocina a fuego lento con dos o tres partes de agua por cada parte de arroz, hasta que el agua se absorbe. Con este método se conservan la mayor parte de los nutrientes, ya que estos no se pierden en el agua de la cocción. Otra opción es el sancochado, esto es, realizar una breve cocción previa en cuatro partes de agua durante 5 minutos; eliminar el agua y añadir agua fresca (en una proporción de dos partes de agua por cada parte de arroz), cocinándolo después a fuego medio hasta que el agua se absorba. En la India (país en el que el arroz es un alimento básico para el 65 % de la población) se aconseja dejarlo siempre en remojo antes de cocinarlo para eliminar los posibles restos de ácido fítico, una sustancia que puede impedir la correcta absorción de minerales como el zinc y el hierro.

Para que el arroz quede suelto y en su punto, es preciso mantener el fuego fuerte durante los primeros 5-7 minutos, reduciéndolo luego a moderado hasta el final de la cocción. Si se trata de un arroz no caldoso, es preciso taparlo con un trapo ligeramente humedecido durante 5 minutos antes de servir.

Una ración habitual es de 80 a 100 g por persona, según se tome solo o con otros alimentos, como el caso de la paella. Si se emplea como guarnición de una carne o pescado, la ración habitual es de 50-60 g.

**Variedades de arroz**: Existen muchas variedades, cada una de las cuales presenta una serie de peculiaridades tanto de preparado como de cocción. Veamos a continuación algunas de ellas:

- De grano largo (tipo Basmati): El tiempo de cocción es menor que el de grano medio, y queda suelto y entero, de ahí que sea la modalidad a elegir cuando se preparan ensaladas y guarniciones.

- De grano medio: Es el que se utiliza para la paella y los arroces al horno. Tarda más en cocer que el grano redondo, pero una vez cocido queda suelto y entero.

- Vaporizado o parboiled: Al estar tratado con un proceso de vaporización, no se pasa ni se pega, aunque tarda más en cocerse.

- De grano redondo: Se cuece antes que las otras modalidades. Se trata de la mejor opción para elaborar los risottos, los arroces cremosos y el arroz con leche, ya que es el que tiene mayor poder de absorción de los caldos y otros ingredientes con los que se prepara.

- Salvaje: Se mantiene entero tras la cocción. Es ideal para guarniciones de carnes, pescados y ensaladas.

- Integral: Tarda más en cocerse que las otras modalidades. La mejor cocción es al vapor. Se suele acompañar de legumbres y verduras, y también como ensaladas.

Pasta: La mejor forma de consumir la pasta es *al dente* (esto significa que al ingerirla, el exterior debe estar blando y el interior duro). De esta forma, la pasta resulta no solo mucho más sabrosa sino también más saludable, porque aumenta su viscosidad y favorece la acción de las amilasas, unas enzimas segregadas por el páncreas que son fundamentales para disfrutar de una digestión óptima. Por el contrario, las pastas demasiado cocidas pierden consistencia, su sabor no se fusiona tan fácilmente con las salsas y complementos que se le añaden y su digestión resulta más lenta.

Otro aspecto a tener en cuenta es el tiempo transcurrido entre la preparación de la pasta y su consumo. La recomendación es: cuanto antes, mejor, ya que si se cocina y se guarda después en la nevera, al recalentarla pierde una cantidad importante de hidratos de carbono.

Una de las formas más nutritivas de consumirla es con un sofrito al que se añaden vegetales como ajo, zanahoria, cebolla, puerros, apio y tomate. Otro condimento recomendable son las hierbas, ya que casi todas ellas contienen betacarotenos (poderosos antioxidantes), especialmente el perejil, la albahaca y el orégano.

La pasta es pobre en determinados aminoácidos (los azufrados), lo que puede subsanarse añadiendo a la preparación setas, guisantes, alubias, berenjenas o pimientos.

El aceite de oliva es otro ingrediente clave en la preparación de la pasta, tanto el chorrito que se añade al agua de cocción para evitar que se pegue como en salsas y sofritos.

**Tipos de pasta:**

- Espaguetis: Resultan muy sencillos de preparar (entre 8-10 minutos de cocción), tan solo hay que tener cuidado de que no se partan y procurar que la olla sea lo suficientemente ancha para que se cocinen todos por igual.

- Macarrones: El hueco interior que los caracteriza puede suponer un reducto en el que pueden esconderse distintos sabores, de ahí que sean muy adecuados para preparar con guisos y salsas densas. Su tiempo aproximado de cocción es de 7-9 minutos.

- Lasaña: Las placas con las que se prepara pueden ser de huevo o de espinacas, pero en ambos casos la preparación es la misma: cocer unos 10-12 minutos en agua con algunas gotas de aceite para que no se peguen y extender las placas sobre una superficie limpia y seca. También se puede comprar la lasaña precocinada, en cuyo caso basta con introducirla en el horno el tiempo que se indique en el paquete.

- Ravioli y tortellini: Su tiempo de cocción es de aproximadamente 8 minutos y se suelen preparar con salsas ligeras, con el fin de que no enmascaren el sabor del relleno.

**Otros cereales**: El mijo es un cereal de cocción rápida: después de lavarlo, se tuesta ligeramente en una sartén para después cocerlo hasta que hierva a fuego lento unos 20 minutos. Tiene un sabor muy suave y combina muy bien con ensaladas y legumbres, pero sobre todo con los dulces.

En la cocción, el mijo se hincha mucho, por lo que un puñado es suficiente para una ración. Es importante que esté cocido en su punto (ni muy duro ni excesivamente pastoso). Combina muy bien con verduras, cocido y mezclado con frutos secos, añadido a caldos y sopas, en ensaladas...

La espelta es otro cereal que hay que destacar. Lo habitual es consumirla en forma de pasta (el tiempo de cocción es menor al de las pastas elaboradas con trigo duro), en copos hinchados para el desayuno o como componente de panes y galletas.

## Los huevos

Es un alimento muy versátil en la cocina. Para sacar todo el partido a sus propiedades nutricionales es preciso tener algunas pautas en cuanto a su manipulación y utilización:

- La yema no debe cocinarse en exceso, ya que si está excesivamente cocida se forma una sal específica (sulfuro de hierro) que puede llegar a ser tóxica e indigesta.

- **Proceso de coagulación**: Es preferible consumir los huevos una vez se hayan coagulado por completo. La temperatura de coagulación depende de si se cocina solo o con una mezcla de ingredientes:

  ○ Clara de huevo: Empieza a coagularse a 57 °C y a espesarse a partir de los 63 °C. A 70 °C la clara se coagula totalmente.

  ○ Yema de huevo: Sus proteínas se espesan a 65 °C y se coagulan a 70 °C.

o Huevo entero: Los huevos normales (sin agitarse) empiezan a coagularse a temperaturas bajas, coagulándose totalmente alrededor de los 73 °C.

o Huevos con nata, azúcar o leche: Estos ingredientes diluyen las proteínas del huevo, que quedan rodeadas de agua. En estas preparaciones, la coagulación es más delicada: el huevo empezará a espesar a los 70 °C hasta llegar a coagularse a los 78-80 °C.

o Huevos con sal o ácido: Se coagulan a temperaturas más bajas, obteniendo una textura blanca (y no amarilla, como en el resto de los casos).

- **Procesos de cocinado de los huevos**: Los huevos pueden cocerse de múltiples maneras. Veamos a continuación cuáles son las más comunes:

o Huevos cocidos: Pueden prepararse introduciéndolos en agua fría, recién sacados de la nevera, y cubrirlos de agua hasta la mitad (puede añadirse sal para evitar que la cáscara se rompa). Tapar y calentar hasta alcanzar la ebullición y a partir de ahí reducir el fuego y cocerlos a fuego muy suave durante aproximadamente 4 minutos.

Si se cuecen con agua hirviendo, se recomienda pinchar previamente el extremo redondeado del huevo con una aguja y, con la ayuda de una cuchara, introducirlo dentro del agua con suavidad. Bajar el fuego hasta que vuelva a hervir, tapar y cocerlos durante 11 minutos. Una vez cocidos, para poder pelarlos con facilidad es preciso pasarlos por agua fría.

Si se quieren conservar durante unos días, es preciso guardarlos en la nevera, donde pueden conservarse una semana, siempre y cuando se mantenga su cáscara; en el caso de los huevos pelados, es preciso consumirlos el mismo día.

o Huevos pasados por agua: Hervir los huevos en un cazo, cubiertos de agua y a fuego no muy fuerte. Cuando llegue a ebullición, bajar el fuego, de modo que la cocción sea muy suave durante 3 minutos.

o Huevos escalfados: Romper el huevo en un cuenco y reservar. Poner agua en una cazuela y añadir una o dos cucharaditas de vinagre de vino blanco, llevando la mezcla al punto de cocción (hirviendo a fuego lento). Remover entonces el agua con una cuchara, para que forme un remolino, y volcar suavemente el huevo encima del agua (repetir la operación con cada uno de los huevos que se vayan a escalfar). Cuando la clara esté cuajada y la yema tenga tan solo una película exterior de un color más tenue del que tiene en crudo, sacarlo con una espumadera para, a continuación, meterlo y sacarlo rápidamente en agua fría con el fin de la cocción y eliminar el agua avinagrada. También pueden cocerse en agua hirviendo (cuatro huevos como máximo), apagar el fuego a continuación, tapar el recipiente y esperar 3 minutos hasta que se cuajen al gusto.

○ Huevos fritos: Deben freírse de uno en uno, en una sartén pequeña con un poco de aceite caliente, echando por encima, con ayuda de una espumadera, un poco de aceite para que la yema se cuaje, pero sin que pierda su consistencia líquida.

○ Huevos revueltos: Pueden cocinarse solos o mezclados con otros ingredientes. Una vez batidos y salpimentados, deben cocinarse a fuego lento, removiéndolos continuamente con una cuchara de madera para se hagan de forma uniforme. Deben tener una textura cremosa, sin que cuajen del todo.

○ Claras a punto de nieve: Se utilizan en muchas recetas, tanto solas (horneadas, son la base de los merengues) o formando parte de platos dulces o salados. Cuanto más frescas sean las claras, mejor se montan (es importante que no tengan ningún resto de yema). Hay que batirlas con unas varillas hasta que adquieran una textura espumosa.

## Los aceites

Aunque son bastante similares, las pautas de utilización culinaria de este alimento varían según el tipo de aceite:

• Aceite de oliva: Es el que menos se altera durante el tratamiento culinario, conservando sus propiedades durante más tiempo y a más altas temperaturas. Se trata de la opción más recomendable tanto para cocinar como para aliñar. Su perfil lipídico, rico en AGM y bajo en AGP, lo convierte en la mejor opción para la fritura en baño de aceite, una técnica culinaria propia de la dieta mediterránea, con muchas ventajas tanto para la elaboración del alimento como de las propiedades organolépticas y del valor nutritivo final de la receta en cuestión.

• Aceite de colza: Se trata de un aceite que puede usarse para aliño, en crudo, y también para cocinar, ya que resiste altas temperaturas. Sin embargo, al ser más rico en ácidos grasos polinsaturados que el aceite de oliva, lo recomendable es consumirlo en crudo, de forma que esos valiosos ácidos grasos no pierdan ninguna de sus propiedades.

• Aceite de maíz: Su uso permite realzar el sabor de determinados alimentos y preparaciones: ensaladas, platos al horno, guisos… También es muy adecuado para la elaboración de salsas (mayonesa) y postres. Es menos estable que los aceites refinados. Si se emplea en frituras, es conveniente hacerlo en pequeñas cantidades y no reutilizarlo, para evitar así que desarrolle sustancias tóxicas para el organismo.

En todas las preparaciones en general y en la fritura en particular, no se recomienda mezclar distintos tipos de aceite, porque la temperatura óptima de cocción de cada uno es distinta. Tampoco se aconseja la reutilización excesiva de los aceites procedentes de la fritura (el de oliva es el que puede reutilizarse más veces), pero en ese caso, es preciso colarlo rápidamente al terminar la cocción, para impedir que las pequeñas partículas de alimentos se queden depositadas en él (se eliminan más fácilmente con el aceite aún caliente), después guardarlo en un recipiente opaco y cerrado. Una vez se reutilice es aconsejable depositarlo en un recipiente y llevarlo a reciclar a los puntos de recogida específicos.

## Las carnes

Es fundamental someter la carne a un proceso de cocinado para mejorar su digestibilidad y su textura. La cocción, a su vez, desencadena una serie de procesos y reacciones que optimizan las propiedades de este alimento. Veamos cuáles son:

- El efecto del calor deshace parcialmente la estructura de las proteínas que contiene, aumentado la digestibilidad de las mismas.
- La desnaturalización de la carne también es importante para lograr una textura adecuada, un aspecto en el que también interviene la gelatinización del tejido conectivo (colágeno) que se produce como consecuencia del calor y que favorece que la carne se ablande.
- Al igual que ocurre con otros alimentos, el tratamiento térmico que supone la cocción es necesario para prolongar la vida útil de la carne y eliminar los posibles microorganismos y toxinas contaminantes.

Las modificaciones y, por tanto, el aspecto y sabor final de la carne tras la cocción dependen de la temperatura, el tiempo de cocinado, la técnica empleada, la composición de la carne (las carnes más grasas y las piezas más pequeñas pierden más peso en el cocinado que la carne magra) y la sal que se añada en la receta (este aderezo disminuye la capacidad de exudación de la carne, esto es, que elimine sus jugos naturales).

Los errores en la cocción pueden alterar la composición de la carne: una cocción a temperatura muy elevada o durante mucho tiempo puede destruir algunos aminoácidos y vitaminas (especialmente las del grupo B), un efecto que provoca una disminución tanto de su digestibilidad como de su valor nutritivo.

**Técnicas de cocción más adecuadas para la carne:**

- Plancha y parrilla: Técnicas de calor seco que crean una costra superficial capaz de retener las sustancias nutritivas y proporcionar a la carne una textura, color y sabor característicos.

- Al horno: A diferencia de la plancha y la parrilla, las piezas que se cocinan suelen ser más grandes y la temperatura es menor. No se produce la costra superficial, por lo que pierden más jugos y, con ellos, valor nutricional. Es importante comprobar que la parte más profunda de la pieza se ha cocinado adecuadamente.

- Hervido: Es la forma de cocción más rápida y uniforme, y con la que se coagulan las proteínas superficiales más rápidamente. Si se realiza el hervido partiendo de agua fría (en vez de introducir la carne en caldo hirviendo) se favorece una exudación mayor de jugos y gelatina, obteniendo una carne más seca. En este caso es importante aprovechar el caldo de la cocción, ya que es rico en nutrientes (vitaminas sobre todo) y puede utilizarse para elaborar sopas, caldos o salsas.

- Al vapor: Cocina la carne de forma similar a la del hervido, pero más rápidamente.

- Fritura: Al freír la carne, las altas temperaturas producen rápidamente una costra que la «sella», evitando la pérdida de jugos y vitaminas, ya que en el interior de la carne se mantienen temperaturas inferiores a la del aceite de la fritura. Este método de cocción produce lo que se conoce como «mejora del perfil de ácidos grasos» que consiste en lo siguiente: el aceite de la fritura penetra en el alimento, a la vez que la grasa que contiene la carne en su composición sale al exterior, lo que ocasiona un enriquecimiento en ácidos grasos insaturados (ácido graso oleico, en caso de que la fritura se haga en aceite de oliva). Este proceso también aumenta el valor calórico de la carne (pues penetra en ella el aceite de la fritura), sobre todo en las carnes magras.

- Guisado y estofado: La carne se cuece con agua y grasa, a temperatura moderada y durante un tiempo prolongado, en un recipiente cerrado. Aunque la pérdida de jugos es mayor, la ventaja frente al hervido es que estos jugos se conservan en la propia receta, proporcionando al alimento más sabor y haciendo que la carne resulte más tierna.

**Preparación de los distintos tipos de carne:**

- **Carne de vacuno:** El lomo se prepara frito, a la parrilla o la plancha; asado, es la base del *roast-beef*. El solomillo (la pieza más tierna y, también, la de mayor precio en el mercado) puede prepararse de muchas formas: a la parrilla, frito o a la plancha (en filetes gruesos) y asado. También se utiliza en crudo y picado, *steak-tartare*. La cadera se consume habitualmente en forma de filetes fritos o asados y también en tacos, en guisos y *fondues*. La contra se suele emplear en mechados, asados y en filetes empanadas tipo *cordon bleu*. El morcillo, debido a su alto contenido en colágeno, es muy adecuado para las recetas de guisos, estofados, caldos y potajes. El morcillo trasero puede encontrarse en forma de rodajas gruesas con hueso (osobuco). La aguja es una de las piezas más versátiles: ideal para guisar o en forma de chuletas (chuletas de aguja), fileteada, picada... La falda también es versátil, y se emplea para guisos, asados o como carne picada. La espaldilla tiene una estructura fibrosa, por lo que se recomienda emplearla para guisos, especialmente la carne que procede de la parte de la punta. La tapa es ideal para consumir en filetes, fritos, a la plancha o a la brasa (desprende bastante jugo al cocinarla debido a su elevado contenido en agua). La aleta se utiliza para guisos, asados, estofados, etc., y, también, por su forma aplanada, para hacer rellenos.

Las hamburguesas son preparaciones a base de carne picada procedente de una o varias piezas, de forma circular y a las que puede añadirse algún elemento de ligazón o condimento. El tamaño, peso y grosor es variable. Se suelen preparar a la plancha o a la parrilla.

- **Carne de cerdo**: Además de ser la opción más saludable, la carne magra (es la pieza que aporta menos grasa) tiene la ventaja de su versatilidad: es muy adecuada para guisos y asados y también, como carne picada, para la elaboración de albóndigas y hamburguesas. Las chuletas de aguja y de riñonada se preparan asadas, fritas o a la brasa. El bacon o panceta se comercializa salado, ahumado o adobado, generalmente partido en trozos o lonchas más o menos gruesas. Se consume frito o a la brasa, en filetes finos o dados; solo o como parte parte de guisos, estofados y otro tipo de recetas.

- **Carne de cordero**: La pierna se cocina entera (asada) y también deshuesada, en filetes, etc., formando parte de guisos, frituras o a la parrilla. La paletilla puede prepararse entera o troceada; resulta muy adecuada también como ingrediente de guisos, asados, menestras y estofados. Las chuletas de palo y las de riñonadas se utilizan para asar, freír o hacer a la plancha.

- **Carnes de ave (pollo, pavo)**: El pollo es muy versátil. Se comercializa entero o en sus distintos cortes: contramuslo, muslo, alas, cuello, pechuga. Todas admiten cualquier tipo de preparación: asado, guisado, cocido, a la brasa, frito, como ingrediente de caldos... Las pechugas se presentan enteras o fileteadas, y son óptimas para empanados o rebozados, aunque es la plancha o a la brasa como se saca más partido a su sabor.

En cuanto al pavo, puede consumirse entero (generalmente asado y, en muchas recetas, relleno) o en forma de chuleta, de filetes, etc., que pueden prepararse a la plancha, fritos o a la brasa.

## Los pescados y mariscos

**Pescado**: Admite una amplia variedad de preparaciones y cocciones. La cocción al vapor favorece que la carne esté jugosa. Es un método especialmente recomendado para los pescados blancos. En cuanto a la cocción en agua, se aconseja hacerlo a baja temperatura (89-90 °C), sin permitir que el agua hierva. Temperaturas altas y cocciones prolongadas hacen que se rompa la piel (e incluso la carne) y que se pierdan jugos y sabores.

En los cocidos, rehogados y guisos, hay que tener en cuenta que si la carne se deshace o se rompe al sacarla del recipiente significa que el pescado se ha cocido demasiado. Para comprobar el punto de cocción, se recomienda presionar la carne con un tenedor: si la huella se mantiene, significa que está a punto; si, por el contrario, la marca del tenedor desaparece rápidamente, es necesario prolongar un poco más la cocción.

Si bien la cocción al horno es óptima para todo tipo de pescados, es la más adecuada para los pescados azules.

En la fritura es importante vigilar que haya equilibrio entre la temperatura del aceite y el tiempo de fritura. De esta forma se consigue una superficie seca y crujiente y un interior jugoso y húmedo. La recomendación es freír el pescado en aceite de oliva, que se quema en muy poco tiempo (al alcanzar los 180 -190 °C). Para ello, es necesario que el aceite cubra holgadamente el pescado. La plancha funciona muy bien con los pescados azules y grasos.

**Mariscos**: Aunque la cocción es el método por excelencia, los mariscos pueden degustarse de muchas maneras: se comen crudos las ostras, los berberechos, la almeja fina y el erizo. La gamba, el langostino, el camarón, la cigala, le nécora, el mejillón, el centollo, el buey, el bogavante y la langosta se toman cocidos y fríos, mientras que el percebe, el pulpo, el berberecho y la gamba se suelen comer cocidos y calientes. Los que mejor admiten la plancha son la gamba, la cigala, el bogavante, la langosta, la navaja y el carabinero; y otros, como la gamba, están especialmente sabrosos si se fríen.

Antes de prepararlos es preciso limpiarlos adecuadamente. En el caso de los crustáceos, al estar protegidos por el caparazón, basta con pasarlos por agua limpia. Los moluscos que viven enterrados en la arena o en el fango del fondo del mar suelen contener tierra en su interior; para quitarla, es necesario sumergirlos en agua con sal durante varias horas. Si el agua se ensucia, hay que renovarla las veces que haga falta.

Cada especie requiere un tiempo de cocción concreto. Estos son algunos ejemplos: bogavante mediano, 20 minutos; buey mediano, 18 minutos; cangrejo, 6 minutos; centollo mediano, 15 minutos; cigala mediana, 1,30 segundos; langosta, 20 minutos; nécora grande: 7 minutos.

## Otros alimentos

**Vinagre**: Tiene muchos usos en la cocina: aderezos, encurtidos y salsas como la vinagreta, que es el aliño más empleado. Se trata de una emulsión de un ácido (vinagre) con una materia grasa (generalmente aceite de oliva). El vinagre también se usa para diluir salsas muy densas, ya que su ácido rompe la cadena de almidón que espesan la salsa en trozos más pequeños.

**Hierbas y especias**: Además de su papel como aderezo y potenciadoras del sabor, las especias resultan la mejor opción para sustituir la sal cuando hay que seguir una dieta baja en sodio. Para sacarle partido a las especias es preciso utilizar la cantidad justa, ya que el objetivo es realzar el sabor del alimento, no enmascararlo. Estos son algunos de sus usos culinarios más adecuados:

- Con el pescado: Una de las más recomendadas es el eneldo (salmón marinado). El hinojo es ideal para los pescados blancos, mientras que el pimentón picante es habitual en las recetas con pulpo.
- Con los escabeches: Tomillo.
- Con los guisos: Nuez moscada, salvia, clavo, laurel…
- Con las verduras: Son recomendables las combinaciones como tomate, orégano, eneldopepino o romero, ajo y aceite de oliva.
- Con las sopas: Las propiedades aromáticas del tomillo y la albahaca potencian su sabor, especialmente el de aquellas que contienen tomate.
- Con la pasta: Orégano y salvia.
- Con la caza: Romero y tomillo (aligeran el sabor).
- Con las lentejas: Clavo y laurel.
- Con los adobos: Pimienta negra, enebro, orégano…
- Con los quesos: Comino.
- Con el cordero: Menta y romero.
- Con los arroces: Azafrán y cilantro.
- Con las salsas: Albahaca (pesto), estragón (vinagretas, bearnesa y holandesa).
- Con los postres: Anís, vainilla, canela, hierbabuena.

**Conservas**: Los alimentos en conserva pueden constituir un excelente ingrediente base o complementario para muchas recetas. Con arroces, verduras o añadidas a cualquier guiso, aportan sabor y, sobre todo, suponen un refuerzo de nutrientes. Cuando se cocinen con otros ingredientes siempre deben añadirse al final, ya que requieren menos tiempo de elaboración que los productos frescos. De esta forma se evita sobrecalentarlas y que pierdan parte de sus nutrientes.

El líquido de las conservas (que muchas veces se desecha) tiene importantes propiedades alimenticias, ya que contiene una parte importante de las vitaminas y minerales hidrosolubles. Si la receta no incluye ese líquido, puede emplearse para preparar salsas, caldos o arroces.

Si se calienta la conserva en el microondas, es preciso controlar la temperatura, evitando que alcance el punto de ebullición, para evitar la pérdida de nutrientes.

**Germinados**: Resultan sencillos de preparar, ya que se comen crudos o junto con platos cocinados. Algunos, como la soja, saben mejor una vez cocidos, ya que sus proteínas son más fáciles de asimilar. La variedad de usos culinarios es muy amplia: en ensaladas, tortillas y revueltos, sopas de verduras, purés, guarniciones, como relleno de sándwiches, como complemento al arroz o a la salsa de tomate... Si se consumen cocinados, lo mejor es añadirlos al final, para preservar así sus propiedades.

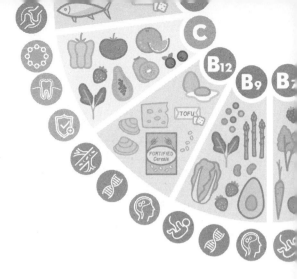

# EL REFRIGERADO Y LA CONGELACIÓN

La temperatura a la que debe estar la nevera o refrigerador es de 4°C. Veamos a continuación cuáles son las pautas que debemos tener en cuenta a la hora de refrigerar los alimentos.

## PAUTAS GENERALES PARA REFRIGERAR ALIMENTOS

- Es importante colocar los alimentos de forma ordenada en la nevera, y no llenarla en exceso.

- Los alimentos perecederos, como los productos agrícolas (frutas, verduras, cereales), las carnes, los huevos, los lácteos y las sobras deben refrigerarse en las dos horas posteriores a su compra, o una hora cuando la temperatura exterior supera los 30-32°C.

- En el caso de las sobras o los alimentos preparados que no se vayan a consumir en las horas siguientes, lo mejor es distribuirlos en pequeños recipientes antes de refrigerarlos para garantizar su seguridad.

- Por lo general, la parte superior del frigorífico es la más fría, mientras que disminuye la temperatura hasta llegar a los cajones inferiores (habitualmente destinados a las frutas y verduras).

- En la nevera, es preciso dejar espacio entre los alimentos para favorecer la circulación del aire.

- Las frutas y verduras deben colocarse en los cajones más separadas de la carne, el pescado, los mariscos y los huevos crudos, evitando la posibilidad de contaminaciones cruzadas.

- Limpiar la nevera con regularidad, eliminando inmediatamente cualquier derrame. Para limpiar los estantes y las paredes interiores, utilizar agua caliente y detergente líquido suave (no concentrado) o un producto específico para neveras, enjuagando después.

- Una vez por semana, verificar las fechas de caducidad y las de los productos etiquetados como «Consumir antes de», desechando aquellos ya caducados o que presenten un aspecto sospechoso.

## ALIMENTOS QUE NO TOLERAN BIEN LA REFRIGERACIÓN

Hay alimentos que no necesitan del frío para mantenerse frescos (salvo que estén expuestos a una temperatura ambiente muy elevada). Se trata sobre todo de determinadas frutas y verduras:

- Cebollas: Es preferible conservarlas a temperatura ambiente.
- Patatas: Al guardarlas en la nevera tienden a adquirir un sabor dulce.
- Tomates: Si bien el frío da más firmeza a su piel, disminuye notablemente su sabor.
- Naranjas y limones: La nevera aumenta su conservación, pero sus propiedades se mantienen mejor a temperatura ambiente.
- Plátanos: La razón es más estética que nutricional: en la nevera su piel se oscurece, pero no altera su sabor ni textura.

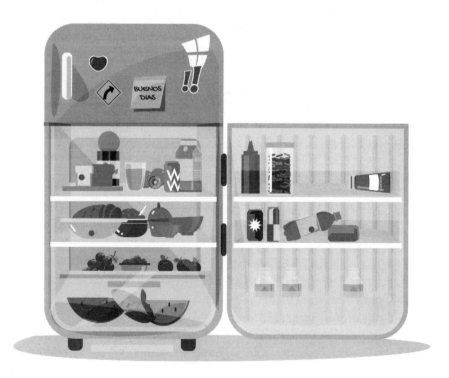

# TIEMPO DE CONSERVACIÓN DE LOS PRODUCTOS EN LA NEVERA

Veamos a continuación los tiempos que los alimentos pueden conservarse refrigerados según el Departamento de Agricultura de EE.UU. (USDA) y la Administración de Medicamentos y Alimentos (FDA), y que sirven de orientación general:

*Tiempo de conservación en la nevera temperatura de 4°C

| Huevos | |
|---|---|
| Frescos y con cáscara: | 3-5 semanas. |
| Yemas y claras crudas: | 2-4 días. |
| Huevos duros: | 1 semana. |

| Fiambre | |
|---|---|
| Paquete sin abrir: | 2 semanas. |
| Paquete abierto: | 3-5 días. |

**Carnes frías y productos envasados al vacío:** 3-5 días.

**Ensaladas de huevo, pollo, jamón, atún, pasta:** 3-5 días.

| Tocino y embutidos | |
|---|---|
| Tocino: | 7 días. |
| Embutidos crudos de pollo, pavo, cerdo o ternera: | 1-2 días. |
| Salchichas crudas: | 1-2 días; después de cocinarlas: 3-4 días. |

| Hamburguesas, carnes molida y carnes para guiso (crudas) | |
|---|---|
| Hamburguesas y carne para guiso: | 1-2 días. |
| Carne molida (de pavo, ternera, cerdo, cordero): | 1-2 días. |

| Carne de ave fresca | |
|---|---|
| Pollo o pavo entero: | 1-2 días. |
| Pollo o pavo en trozos: | 1-2 días. |

| Carne fresca de vacuno, cordero y cerdo | |
|---|---|
| Filetes/bistec: | 3-5 días. |
| Chuletas: | 3-5 días. |
| Carnes asadas: | 3-5 días. |

| Pescados | |
|---|---|
| Pescado graso (azul): | 1-3 días. |
| Pescado blanco/magro: | 1-3 días. |
| Pescado cocido: | 3-4 días. |
| Pescado ahumado: | 14 días. |
| Pescados enlatados (después de abrir): | 3-4 días. |

| Sobras | |
|---|---|
| Carnes rojas o blancas cocidas: | 3-4 días. |
| Croquetas o medallones de pollo: | 3-4 días. |
| Pizza: | 3-4 días. |

| Mariscos | |
|---|---|
| Carne de cangrejo fresco: | 2-4 días. |
| Langosta fresca: | 2-4 días. |
| Almejas, mejillones, ostras, vieiras: | 5-10 días. |
| Camarones, cangrejos de río: | 3-5 días. |
| Calamar: | 1-3 días. |

**Sopas/guisos con verduras o carnes añadidas:** 3-4 días.

# CONGELACIÓN Y DESCONGELACIÓN

La congelación es un método de conservación de los alimentos que permite alargar su vida útil y supone una excelente opción para evitar el desperdicio alimentario y optimizar el tiempo que se dedica a su preparación. Se trata además de un procedimiento bastante seguro, ya que a temperaturas de -18 °C se detiene el crecimiento microbiano.

Básicamente consiste en la aplicación intensa de frío para detener los procesos bacteriológicos y enzimáticos que pueden destruir los alimentos. En cuanto a la forma en la que afecta a la estructura de los alimentos, sobre todo a su contenido en agua y también en proteínas y sales minerales, la aplicación de frío (-18°C en el caso de la congelación y hasta -40°C en los ultracongelados, un proceso empleado sobre todo a nivel industrial) permite que el agua de las células se hielen, formando pequeños cristales de forma redondeada que evitan la rotura de las paredes celulares, por lo que al descongelarse, el alimento mantiene íntegros sus nutrientes y sus propiedades organolépticas.

## A tener en cuenta

- Tal y como recomiendan organismos como la Agencia de Seguridad Alimentaria del Reino Unido (FSA por sus siglas en inglés), si bien no es cierta la creencia, muy extendida, de que los alimentos deben congelarse en cuanto se compran, lo cierto es que hay que someterlos a este procedimiento tan pronto se sepa que no van a consumirse y, por supuesto, siempre que no hayan alcanzado su fecha de caducidad.

- Los productos congelados bien conservados son muy seguros.

- Es muy importante que la temperatura del congelador se mantenga estable, evitando las oscilaciones.

- Para asegurar las propiedades organolépticas, deben respetarse los tiempos máximos de duración de los productos congelados, que suelen incluirse en el manual del congelador.

- Por regla general, no hay riesgo para la salud si se almacenan los productos congelados más tiempo del señalado, pero hay que tener en cuenta que el sabor y la calidad se deterioran gradualmente.

- Aunque la congelación permite detener el crecimiento microbiano, no elimina los potenciales microorganismos (algo que sí hace, por ejemplo, el proceso de esterilización). Esto significa que cuando el alimento se descongela, sobre todo si se mantiene sin refrigerar (a temperatura ambiente), los microorganismos pueden volver a reproducirse dando lugar a intoxicaciones alimentarias.

# Pautas de congelación de los alimentos

Estas son algunas de las premisas que garantizan una congelación adecuada de los alimentos:

- Envasar los productos/alimentos en porciones pequeñas. De esta manera, la congelación es más rápida, lo que supone un menor riesgo alimentario.

- Al colocar los alimentos en el congelador, se debe utilizar lo que se conoce como el criterio «first in, first out», que significa que lo primero que entra en el congelador es lo primero que debe salir, de ahí la importancia de etiquetar o anotar la fecha de congelación en los envases ya que ayuda a saber qué productos hay que consumir primero.

- El tiempo de los alimentos en el congelador viene determinado por las estrellas y las características del electrodoméstico en cuestión (está especificado en los manuales del fabricante).

- Si se congelan alimentos después de cocinarlos, es preciso dejarlos enfriar antes de introducirlos en el congelador. Hacerlo cuando la preparación está aún caliente puede afectar negativamente la temperatura de los otros alimentos ya congelados.

- Al preparar los alimentos cocinados para la congelación, es necesario evitar la entrada de aire en el recipiente, sobre todo en el caso del pescado congelado, ya que el aire favorece que el alimento absorba de forma rápida la humedad, lo que altera su textura (ablandándola) y su calidad.

- Por regla general, no se debe volver a congelar los productos descongelados: las sucesivas congelaciones restan calidad a los alimentos y facilitan que se contaminen. En el caso de las carnes crudas (incluida la de pollo), si se descongelan, no se deben volver a congelar si no se cocinan previamente.

# Manipulación de los productos a congelar

## Tipos de envases

El envasado es necesario para proteger los alimentos contra la desecación, evitar el escarchado e impedir que se pongan rancios. El envase utilizado es determinante en el proceso de congelación. Por ello, hay que tener en cuenta una serie de cuestiones respecto a la elección y uso de estos elementos:

- Inspeccionar previamente el estado del recipiente: un envase roto o que no cierre bien, por ejemplo, puede provocar que un alimento no sea apto para el consumo tras la descongelación.

- Es importante comprobar que no existe ninguna grieta o fisura por la que pueda entrar el aire frío del congelador, ya que esto podría «quemar» los alimentos, alterando su estado y calidad.

- Los envases idóneos son los más rígidos, sobre todo para conservar alimentos o preparaciones líquidas (sopas, guisos, potajes).

- Para alimentos preparados y listos para consumir es fundamental que se trate de un envase de cierre hermético y apto para microondas, por si es necesario descongelarlos utilizando este electrodoméstico.

- Las bolsas de plástico herméticas para congelar son muy útiles. Deben utilizarse una sola vez, quitando la mayor cantidad de aire posible y dejando un poco de espacio alrededor del alimento (la congelación expande los alimentos).

- En caso de envolver el alimento en papel de aluminio, hay que asegurarse de que no quede ninguna fuga y que el paquete resultante sea estanco y opaco.

## Preparación de los alimentos antes de congelarlos

**Carne**: Se debe congelar troceada, deshuesada y libre de grasa y tendones. Los trozos deben ser del tamaño de su posterior utilización. En el caso de la carne de ave, si se adquiere troceada, envasar y congelar las piezas tal cual. Si se trata de una pieza entera (pavo, pollo para asar) se recomienda separar la grasa y congelar por separado los despojos (en el caso de que se haya vaciado). Si se congela en el envase original durante más de 2 meses, se recomienda cubrirlo con papel de aluminio resistente, un envoltorio de plástico o meterlo en una bolsa de congelación.

**Pescados y mariscos**: Se recomienda congelar los pescados enteros, limpios de tripas y agallas, descamados y sin cabeza, metiéndolos en bolsas de plástico herméticamente cerradas. Los filetes, lomos y supremas deben congelarse sin piel en bolsas o recipientes aptos para la congelación. Los mariscos, principalmente los grandes, como la langosta o el bogavante, si bien pueden congelarse en crudo, se conservan mucho mejor después de cocerlos en abundante agua con sal y hierbas aromáticas. Una vez fríos, congelarlos rápidamente en bolsas herméticamente cerradas.

**Hortalizas**: No son los alimentos que mejor toleran la congelación (la mayoría necesitan ser escaldadas antes), pero hay algunas que son más aptas que otras: guisantes, judías verdes, espinacas, coles de Bruselas, coliflor, cardos y acelgas. Por el contrario, los pepinos, tomates, pimientos, lechugas, escarolas, berros y hortalizas para ensaladas no deben congelarse ya que por su elevado contenido en agua pierden su aroma y textura al descongelarse.

**Frutas**: Para congelarlas deben estar en su punto justo de maduración, desechando las que tengan manchas o golpes y las que están demasiado verdes. Las cerezas, frambuesas, fresas, moras, uvas, etc. pueden congelarse enteras cubiertas de azúcar. Las de hueso (melocotones, ciruelas, albaricoques…) deben deshuesarse y congelarse cubiertas de almíbar (450 g de azúcar por cada litro de agua). En el caso de las peras y manzanas, lo mejor es congelarlas como compota o puré.

**Huevos**: La clara y la yema deben congelarse por separado (el mejor envase son las bolsitas). A las yemas se les puede añadir un poco de sal o azúcar, según el uso que se les vaya a dar una vez descongeladas.

**Platos cocinados en casa**: Los guisos, estofados y similares deben congelarse en sus propios jugos y salsas, evitando añadir al envase aquellos ingredientes que tengan muchas féculas (es decir, harinas, patatas, etc.). Los productos picados y los rellenos son muy delicados (ya que sus peculiaridades favorecen la acción de los microorganismos nocivos), así que la pauta de seguridad es conservarlos congelados poco tiempo y empaquetarlos separados de los alimentos con los que se van a rellenar (pollo, pavo...).

## Alimentos que no toleran bien la congelación

- **Frutas, verduras y hortalizas crudas**: Por lo general estos alimentos tienen un gran contenido en agua, razón por la que al congelarse se forman cristales de hielo de gran tamaño, las cuales rompen las paredes celulares de los vegetales, produciéndose la pérdida de la estructura del alimento. Por ello se recomienda consumir verduras ya congeladas comercialmente. Los vegetales cocinados toleran mejor la congelación. Por regla general, los expertos aconsejan no congelar las hortalizas que se consumen sin cocción previa: lechuga, repollo, apio, tomate...

- **Mariscos**: No se recomienda congelar el cangrejo, la langosta, los mejillones, las ostras y las vieiras. La mejor opción, si no se consumen frescos, es comprarlos ya ultracongelados.

- **Mayonesas y otras salsas**: La mayonesa, el alioli y otras salsas de ese tipo se elaboran mediante una emulsión que se rompe al descongelarla, por lo tanto, la salsa pierde totalmente su textura, adoptando la forma de una masa sólida, compacta e insípida.

- **Patatas**: El almidón que contiene se deshace con la congelación, provocando una textura harinosa y granulada, alterando también su sabor.

- **Fritos**: La mayoría de las frituras no se congelan bien, porque pierden su textura crujiente y se reblandecen, además de alterarse sus propiedades organolépticas.

- **Pasta y arroz**: El frío extremo deteriora tanto el sabor como la consistencia de ambos tipos de cereales, de ahí que se recomiende consumirlos siempre recién cocinados.

- **Huevo cocido**: Los huevos (sin cocinar) pueden congelarse siempre que estén desprovistos de cáscara. La clara es la parte que mejor responde el proceso de congelado. En cuanto a los huevos cocidos, su textura tiende a deteriorarse con la congelación.

- **Lácteos**: Aunque se puede congelar, la leche no responde bien a este procedimiento, ya que al descongelarla presenta una apariencia granulosa. Lo mismo ocurre con los quesos blandos y cremosos: la pasta que los forma se desmenuza al descongelarlos, perdiendo la textura, la untuosidad y sus cualidades organolépticas. Los quesos duros, en cambio, sí se conservan bien al ser congelados (no más de 6 meses) siempre que se guarden en el interior de una bolsa de congelación.

## Peculiaridades de la congelación de algunos alimentos

- **Pan**: Lo ideal es que el pan esté en perfectas condiciones (crujiente y con la miga tierna). Envolverlo en papel de aluminio y guardarlo en una bolsa de plástico antes de meterlo en el congelador para evitar la pérdida de humedad. En el caso de los panes grandes, lo mejor es cortarlos en rebanadas y congelarlas por separado (esto permite descongelar solo las que se vayan a consumir en un momento determinado). No se recomienda tener el pan en el congelador más de 2 semanas, ya que, pasado este tiempo, la pérdida de humedad hace que la miga más cercana a la corteza vaya secándose, lo que hace que al descongelarlo pierda su textura y parte de su sabor original.

- **Verduras y hortalizas**: Como hemos dichos, los vegetales crudos no toleran bien la congelación. Mejores resultados se obtienen al congelarlos una vez cocinados, sobre todo si se someten a un proceso de escaldado, que consiste en meter el alimento en agua hirviendo durante 2 minutos, escurriendo después el vegetal, dejándolo 12 horas a temperatura ambiente y congelarlo luego en una bolsa de congelación. De esta forma, la mayoría de las verduras y hortalizas pueden conservarse congeladas hasta 12 meses.

- **Frutas**: Las que se consumen en crudo (la mayoría) admiten la congelación sin necesidad de escaldado. En algunos casos, y para favorecer que conserven su sabor y textura, se recomienda añadir algunos ingredientes antes de proceder a la congelación, como azúcar o unas gotas de zumo de limón (la vitamina C es antioxidante).

- **Legumbres**: En general todas se congelan muy bien, pero si forman parte de una receta que incluya patata, lo mejor es retirar este alimento antes de congelarlas.

- **Aceite**: Aunque no es una práctica muy extendida, el aceite de oliva puede congelarse como estrategia para evitar su oxidación cuando se prevé que vaya a estar almacenado mucho tiempo o no se puedan asegurar las condiciones adecuadas de conservación. En este caso, la forma de hacerlo es depositarlo en una cubitera. El resultado son cubitos que no son homogéneos, ya que el aceite de oliva está formado por triglicéridos y estos, a su vez, por ácidos grasos (palmítico, esteárico, oleico y linoleico), que cristalizan a distintas temperaturas haciendo que se formen perlas hasta que se congela completamente. El proceso de descongelado ha de realizarse a temperatura ambiente, sin utilizar el microondas.

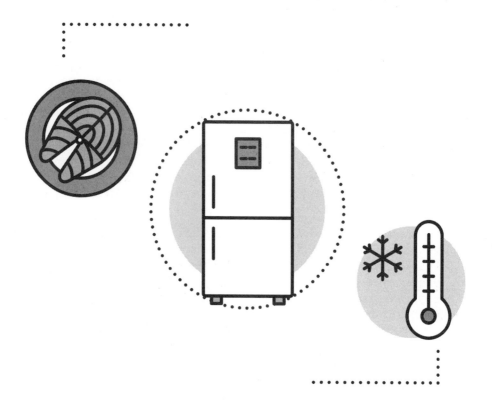

La congelación puede dañar a algunos alimentos debido a que la formación de cristales de hielo rompe las membranas celulares. No tiene efectos negativos para la seguridad alimentaria, pero el alimento queda menos crujiente o firme. Estos daños se minimizan cuando la congelación se produce de manera muy rápida y el alimento se conserva por debajo de los -18°C (ultracongelación). De esta manera, los cristales de hielo que se forman son mucho más pequeños y se reduce notablemente el daño ocasionado sobre las membranas celulares.

Entre los alimentos que no resisten la congelación se encuentran las verduras para ensaladas, los champiñones y las bayas. Alimentos con gran contenido en grasa, como la nata y algunas salsas, tienden a cortarse cuando se congelan.

# Tiempo de conservación de los alimentos congelados

Los alimentos se conservan a -18°C en buenas condiciones. De hecho, el congelamiento mantiene los alimentos seguros de manera indefinida, por lo que los periodos de almacenamiento recomendados se refieren solo al tiempo aproximado durante el cual conservan sus propiedades organolépticas. Los manuales de uso de los congeladores suelen incluir recomendaciones en este sentido según las características del electrodoméstico. Veamos a continuación una tabla orientativa de conservación de los alimentos:

| Carnes | |
|---|---|
| Vacuno: | Hasta 12 meses. |
| Cordero: | Hasta 8 meses. |
| Cerdo: | Hasta 6 meses. |
| Picada/salchichas: | 2-4 meses. |

| Aves y caza | |
|---|---|
| Pollo/pavo: | Hasta 10 meses. |
| Carne de caza: | Hasta 6 meses. |

| Pescados y mariscos | |
|---|---|
| Pescado blanco/magro: | Hasta 6 meses. |
| Pescado azul/graso: | Hasta 3 meses. |
| Mariscos: | 2-4 meses. |

**Verduras y hortalizas:** Hasta 12 meses (sometidas previamente a escaldado).

**Fruta:** De 8 a 10 meses.

| Platos preparados | |
|---|---|
| Sopas/cremas: | Hasta 4 meses. |
| Estofados, guisos y platos preparados sin mucha grasa: | Hasta 3 meses. |
| Sobras/preparaciones caseras tipo croquetas o nuggets: | 1-3 meses. |

**Productos congelados industrialmente:** Seguir el consejo del fabricante en cuanto al periodo recomendado de congelación.

# Descongelación

La forma de descongelación depende sobre todo del tipo de alimento y del uso que se le vaya a dar (consumirlo inmediatamente o incorporarlo como ingrediente a una receta). Es muy importante realizar siempre este procedimiento de forma adecuada para que el alimento recupere todas las características que presentaba antes de su congelación y asegurarse de que conserva sus nutrientes y sus propiedades organolépticas:

- Introducir los alimentos congelados en la nevera, en la parte inferior del frigorífico, hasta que estén totalmente descongelados.

- En el interior de la nevera, los alimentos que están en proceso de descongelación deben colocarse en un recipiente limpio e impermeable para evitar que el líquido que desprenden entre en contacto con otros alimentos.

- No se recomienda descongelar los alimentos a temperatura ambiente, y nunca debe hacerse colocándolos sobre una superficie caliente, sobre la encimera o cerca de la calefacción, pues además de exponer al alimento a la acción de las bacterias, puede afectar a su sabor, textura y valor nutricional.

- También puede sumergirse el alimento en agua fría, cambiando el agua cada media hora para mantener la temperatura, o en el microondas en caso de que los alimentos se vayan a consumir de inmediato.

- Un producto descongelado siempre debe consumirse o procesarse (cocinarse) después y lo más rápidamente posible.

## Pautas de descongelación de alimentos concretos

**Carnes (de todo tipo)**: Tienen que descongelarse antes de cocinarlas. Las piezas grandes pueden comenzar a descongelarse fuera de la nevera, siempre que se haga en un lugar fresco y aireado y sobre un recipiente que recoja los jugos que desprenden. Una vez que la parte más externa esté descongelada, debe terminarse el proceso de descongelación en el frigorífico. En cuanto al tiempo de descongelado, hay que calcular 23 horas por cada medio kilo si se hace a temperatura ambiente y 56 horas por cada 500 g si se hace en la nevera (siempre es la opción más recomendable).

**Pescados y mariscos**: Siempre deben descongelarse previamente (en el frigorífico), salvo si se van a cocer al vapor: en este caso, pueden introducirse en la vaporera directamente. Una vez descongelados, es preciso cocinarlos y consumirlos cuanto antes.

**Verduras y hortalizas**: Las que se compran congeladas se pueden cocinar directamente sin descongelar, y también aquellas procedentes de la congelación casera. En ambos casos, lo indicado es introducirlas en agua hirviendo salada, separándolas con la ayuda de un tenedor cuando comienzan a hervir de nuevo. Es preciso saber que en ese caso las hortalizas tardan menos tiempo en cocerse que si fueran frescas (debido al escaldado previo).

**Frutas**: Si es para consumo como pieza entera (para postre o merienda), deben descongelarse lentamente, dentro de un envase descubierto y en el interior del frigorífico (tarda de 8 a 24 horas, según el tipo de fruta). La fruta para hacer compota o puré hay que descongelarla parcialmente antes de cocinarla.

**Huevos**: Deben descongelarse en envases descubiertos y cocinarlos rápidamente.

**Platos preparados/sobras**: Los platos preparados (listos para consumir) deben recalentarse lentamente, en recipientes tapados en el horno o en el microondas. Las salsas, sopas y estofados pueden calentarse directamente en estado de congelación en el horno, en el microondas o en una olla. En este último caso, hay que hacerlo a fuego suave, removiendo frecuentemente.

**Pan**: La calidad del pan descongelado depende de la que tenía antes de la congelación y del tiempo que ha estado congelado. Hay varias opciones: la más rápida es dejarlo descongelar a temperatura ambiente durante un mínimo de 30 minutos. Luego, desenvolverlo y ponerlo unos minutos en la tostadora o en el horno para que la corteza quede crujiente. El pan cortado en rebanadas puede tostarse o freír cuando aún está congelado.

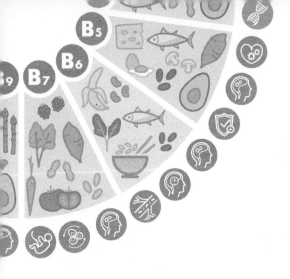

# SITUACIONES ESPECIALES DE SEGURIDAD ALIMENTARIA

Organismos como el USDA o los Centros para el Control y la Prevención de Enfermedades (CDC, por sus siglas en inglés) de EE.UU. establecen una serie de pautas para mantener la seguridad y el buen estado de los alimentos en situaciones especiales como pueden ser un corte de electricidad o una inundación.

En cualquier situación de emergencia, hay que adoptar una serie de medidas básicas para prevenir el desarrollo de enfermedades transmitidas por alimentos no seguros: desprenderse de todos los alimentos perecederos que no hayan sido refrigerados o congelados de manera adecuada debido a cortes de electricidad, alimentos que hayan podido estar en contacto con el agua de una tormenta o inundación y alimentos que presenten un olor, color o textura inusual.

Otra recomendación importante es que después de un apagón nunca hay que probar los alimentos para constatar su seguridad y siempre, ante la duda, desecharlo, aunque no presente signos de haberse estropeado.

## SEGURIDAD ALIMENTARIA TRAS UN CORTE DE ELECTRICIDAD

### Alimentos refrigerados

Generalmente, los refrigeradores aseguran una conservación adecuada de los alimentos hasta 4 horas durante un apagón o corte de electricidad, siempre que se mantenga la puerta cerrada.

Si el corte de electricidad dura 4 horas o más, es preciso desprenderse de todos los alimentos perecederos: carnes, aves, pescados, huevos y sobras.

También hay que desechar la leche, pizzas de cualquier variedad, todo tipo de fiambres, carnes y pescados enlatados (abiertos); guisos, sopas, caldos y estofados; ensaladas; pasteles de crema y otros productos de repostería; la pasta, el arroz y las patatas cocidas, y las verduras cortadas y cocidas.

Algunos alimentos pueden conservarse, siempre que tenga la seguridad de que han estado a una temperatura de 4°C durante más de 2 horas. De todas formas, esta pauta es orientativa y hay que evaluar cada alimento por separado:

- Algunos tipos de quesos: Los duros (cheddar, suizo, parmesano), los procesados y los rallados parmesanos (en lata o frasco).
- Mantequilla y margarina.
- Fruta fresca sin cortar, frutos secos y frutas enlatadas (abiertas).
- Aderezos a base de vinagre (desechar los elaborados a base de crema).
- Salsas y aperitivos: La mostaza, la salsa de tomate, las aceitunas y los pepinillos pueden conservarse. La mayonesa, la salsa tártara y otras salsas abiertas pueden conservarse siempre y cuando no hayan estado a temperaturas superiores a 10°C más de 8 horas.
- Frutas y verduras frescas sin cortar.
- Pan, panecillos, tortas, muffins y tortillas.

## Alimentos congelados

En cuanto al congelador, si está lleno mantendrá una temperatura segura durante cerca de 48 horas (24 horas si está medio lleno), manteniendo la puerta cerrada. Los alimentos pueden volver a congelarse de manera segura si aún contienen cristales de hielo o mantiene una temperatura de 4°C o menos, aunque hay que tener en cuenta que, incluso si se cumplen estas condiciones, la calidad del alimento puede verse afectada. Así, aunque contengan cristales de hielo y se mantengan la temperatura adecuada y, por tanto, se puedan volver a congelar, hay alimentos más propicios a presentar alteraciones, principalmente organolépticas:

- Leche y quesos duros y semiduros: Generalmente experimentan pérdida de textura en mayor o menor grado.
- Zumos envasados (comercial o casero): Cambia su textura y su sabor.
- Verduras: Pueden perder un poco de textura y sabor.
- Masas y pan (comercial o casero): Puede perder un poco de calidad.

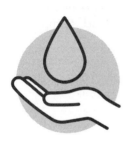 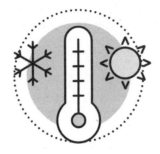 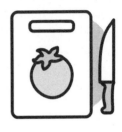

# SEGURIDAD ALIMENTARIA EN CASO DE INUNDACIÓN

Estas son las recomendaciones de los CDC para garantizar la seguridad alimentaria en esta circunstancia y otras similares:

**Alimentos:** Es preciso rechazar los siguientes productos o envases para alimentos:

- Los alimentos que presenten un olor, color o textura inusual.

- Los que estén en envases que no sean resistentes al agua.

- Los que estén en envases de cartón, incluidos los jugos, la leche y los preparados para bebés.

- Alimentos contenidos en envases con tapas de rosca o media rosca, tapas a presión, tapas dentadas, tapas abatibles y tapas que se abren con botón.

- Conservas envasadas en casa.

- Alimentos enlatados o envases que estén abombados, abiertos o dañados.

- Las latas y envases de alimentos que desprendan líquido o espuma al abrirlos, y en caso de que el alimento contenido en su interior haya cambiado de color, presente moho o huela mal.

**Espacios y utensilios:** Es preciso limpiar y desinfectar todas las superficies que hayan estado en contacto con los alimentos que han sido afectados por la inundación. Veamos a continuación las medidas que hay que tener en cuenta:

- Deshacerse de las tablas de madera para cortar, las tetinas de los biberones y los chupetes si han entrado en contacto con el agua de la inundación.

- Limpiar y desinfectar platos, utensilios y otros elementos de menaje y superficies que estén en contacto con los alimentos, como los cajones y compartimentos de la nevera o las mesas de la cocina. Lavarlos con agua caliente y jabonosa; enjuagarlos y desinfectarlos (con productos específicos o una solución a base de agua y lejía); secarlos al aire libre.

**Recuperación de productos:** Las latas y otros envases (como las bolsas flexibles metálicas) de los alimentos preparados comercialmente que cumplan las condiciones para no ser desechados deben limpiarse bien, con un trapo o cepillo; quitarles la etiqueta (si no está en buen estado o se ha mojado) y anotar la fecha de caducidad del producto; después, lavarlos con agua jabonosa caliente y desinfectarlos con una solución de cloro y lejía o sumergiéndolos en una olla con agua, llevándola a ebullición y dejando que hierva durante dos minutos. Volver a etiquetar las latas y envases (indicando su contenido y caducidad) e intentar consumir estos productos lo antes posible.

# BIBLIOGRAFÍA

ADA (American Dietetic Association & Dietitians of Canada): «Manual of Clinical Dietetics». Toronto, Ontario, 2000.

AESAN (Agencia Española de Seguridad Alimentaria y Nutrición): «Conservas caseras. Cómo aprovechar los alimentos de forma segura». Madrid, 2022. www.aesan.gob.es.

ARACETA, J.: «Guía práctica sobre hábitos de alimentación y salud». Instituto Omega 3. Sociedad Española de Nutrición Comunitaria (SENC). Granada, 2012.

ASPCAT (Agencia de Salud Pública de Cataluña): «Pequeños cambios para comer mejor». Barcelona. 2019.

BEDCA (Base de Datos Española de Composición de Alimentos): www.bedca.net/

CAE (Código Alimentario Español): www.boe.es/buscar/act.php?id=BOEA202015872#dd

CARBAJAL, Azcona, A.: «Manual de Nutrición y Dietética». Departamento de Nutrición. Facultad de Farmacia. Universidad Complutense de Madrid, septiembre, 2013.

CDC (Centros para el Control y Prevención de Enfermedades) EE.UU. División de Nutrición, Actividad Física y Obesidad: www.cdc.gov/spanish/especialesCDC/, Atlanta.

CORIO, Andújar, R. y L., Arbonés, Fincias: «Nutrición y salud». Formación Continuada. Actualización en Medicina de Familia. Medicina de Familia. SEMERGEN. Vol. 35. Núm. 9, pp. 443-449, Madrid, noviembre, 2009.

DGA. *Dietary Guidelines for Americans* (Guías alimentarias dietéticas para estadounidenses), 2020-2025. USDA (Departamento de Agricultura y Departamento de Salud y Servicios Humanos de EE.UU.). 9ª. Edición, diciembre de 2020. DietaryGuidelines.gov.

DIRECCIÓN GENERAL DE SALUD PÚBLICA y Alimentación de la Comunidad de Madrid.

ESTRATEGIA ALIMENTOS DE ESPAÑA. Ministerio de Agricultura, Pesca y Alimentación de España: «Embutidos y productos cárnicos». Madrid, 2015.

FAO (Food and Agriculture Organization of The United Nations): «*Fats and fatty acids in human nutrition. Report of an expert consultation*». Nutrition Paper. Roma, 2010.

FDA (Food and Drug Administration EE.UU): FoodSafety.gov. www.fda.gov.nutritioneducation

FEC (Fundación Española del Corazón): «Guía de compras para una alimentación saludable», Madrid, 2021.
 —«Mitos y errores en alimentación en la población española». Madrid, 2016.
 —«Programa de Alimentación y Salud». Madrid, 2018.

FEN (Fundación Española de la Nutrición): «Importancia de los lácteos para una adecuada hidratación». Madrid, 2022.
 —«Ingesta dietética de azúcares (añadidos e intrínsecos) y fuentes alimentarias en la población española: resultado del estudio científico ANIBES». Madrid, 2017.

FROM (Fondo de Regulación y Ordenación del Mercado de los Productos de la Pesca y Cultivos Marinos de España): «Manual Práctico sobre Pescados y Mariscos Frescos». Ministerio de Medio Ambiente y Medio Rural y Marino de España. Madrid, 2009.

HARVARD, Universidad de. Fuente de Nutrición, Departamento de Nutrición, Escuela de Salud Pública de Harvard (EE.UU.). www.thenutritionsource.org. Publicaciones de Salud de Harvard. health.harvard.edu.

INSTITUTO DE ESTUDIOS DEL HUEVO: *El Gran Libro del Huevo*. Editorial Everest. León, 2009.

INSTITUTO NACIONAL DE CONSUMO DE ESPAÑA: «ABC del frío y la congelación». Madrid, 1985.
   —«ABC de los aditivos». Madrid. 1990.

KÁTEDRA Kellogg's: «Manual Práctico de Nutrición y Salud. Alimentación para la prevención y manejo de enfermedades prevalentes». Kellogg's España. Madrid, 2012.

LINUS PAULING INSTITUTE (Universidad Estatal de Oregón, EE.UU.), Micronutrient Information Center. www.lpi.oregonstate.edu/mic

MARTÍNEZ Navarrete, N., M., Camacho Vidal, Martínez Lahuerta, J: «Los compuestos bioactivos de las frutas y sus efectos en la salud». Actividad Dietética. Vol. 2. Número 2, pp. 64-68, Editorial Elsevier. Barcelona, 2008.

MARTÍNEZ Zazo A. B. y C. Pedrón Giner: «Conceptos básicos de Nutrición». Sociedad española de Gastroentorología, Hepatología y Nutrición Pediátrica. Madrid, 2016.

MONTEIRO, C., G. Cannon, J. Moubarac, R. Levy, M. Louzada y P. Jaime: «*The UN Decade of Nutrition, the NOVA food classification and the trouble with ultraprocessing*». Public Health Nutrition, 21 (1), 517. doi:10.1017/S1368980017000234, Rockville, Washington, 2018.

NHS (National Health Service in England): «*Rough Guide. Fruit & Vegetable Portion Sizes*». Londres, 2020. www.nhs.uk/livewell/5aday/documents

NIH (National Institutes of Health). Office of Dietary Supplements. https://ods.od.nih.gov/

NLM (Biblioteca Nacional de Medicina) EE.UU. MedlinePlus. Nutrición.

PAHO (Pan American Health Organization): «Alimentos y bebidas ultraprocesados en América Latina: ventas, fuentes, perfiles de nutrientes e implicaciones». Washington, 2019.

PENNINGTON J. y A. Fishe: «*Classification of fruits and vegetables*». *Journal of Food Composition and Analysis*. Vol. 22, pp. 23-31. Editorial Elsevier. Reino Unido, diciembre, 2019.

PREDIMED: *Prevención con Dieta Mediterránea*, www.predimed.es

REGLAMENTO (UE) 1169/2011 sobre la información alimentaria facilitada al consumidor: www.eurlex.europa.eu/legalcontent/EN/TXT/?uri=CELEX%3A32011R1169R%2801%29&qid=1667754421970
   —432/2012 sobre la lista de declaraciones autorizadas de propiedades saludables de los alimentos distintas de las relativas a la reducción del riesgo de enfermedad y al desarrollo. www.eurlex.europa.eu/legalcontent/ES/TXT/?uri=CELEX%3A32012R0432.

ROPERO, A.B. «¿Azúcar o azúcares? La importancia del apellido». Dirección del proyecto Badali (web de nutrición). Universidad Miguel Hernández de Elche, 2019.

SENBA (Sociedad Española de Nutrición Básica y Aplicada): «Alimentos Precocinados». Madrid, 2007.

SENC. Sociedad Española de Nutrición Comunitaria. Instituto Omega 3 (Puleva Food): «Guía de Alimentos Funcionales». Granada, 2003.
   —«Guía de la Alimentación Saludable para Atención Primaria y Colectivos Ciudadanos». Granada, 2018.

VALERO, T., Rodríguez, P., Ruiz, E., Ávila, J.M, Varela, G. «La Alimentación Española. Características nutricionales de los principales alimentos de nuestra dieta». Fundación Española de la Nutrición (FEN). Madrid, 2018.
   —Del Pozo, S. Ruiz, E, Ávila, J.M., Varela, G. «Guía Nutricional de la Carne». Fundación Española de la Nutrición. Federación Madrileña de Detallistas de la Carne (FEDECARNE).